面向 21 世纪高等医药院校精品课程教材

高等院校数字化融媒体特色教材

浙江省高等教育重点教材

心电图学教程

（第二版）

主　编　潘大明　潘医歌

U0221403

ZHEJIANG UNIVERSITY PRESS

浙江大学出版社

·杭州·

图书在版编目（CIP）数据

心电图学教程 / 潘大明，潘医歌主编. -- 2版. --
杭州：浙江大学出版社，2025.1
面向21世纪高等医药院校精品课程教材
ISBN 978-7-308-24830-3

Ⅰ. ①心… Ⅱ. ①潘… ②潘… Ⅲ. ①心电图—医学
院校—教材 Ⅳ. ①R540.4

中国国家版本馆 CIP 数据核字（2024）第 075334 号

心电图学教程（第二版）

潘大明　潘医歌　主编

丛书策划	阮海潮
责任编辑	阮海潮
责任校对	王元新
封面设计	周　灵
出版发行	浙江大学出版社
	（杭州市天目山路 148 号　邮政编码 310007）
	（网址：http://www.zjupress.com）
排　　版	杭州青翊图文设计有限公司
印　　刷	杭州捷派印务有限公司
开　　本	787mm×1092mm　1/16
印　　张	27
字　　数	674 千
版 印 次	2025 年 1 月第 2 版　2025 年 1 月第 1 次印刷
书　　号	ISBN 978-7-308-24830-3
定　　价	75.00 元

第二版前言

心电图在临床上应用甚广,诊断价值也高,尤其是用于心律失常的诊断时。心电图知识是我国执业医师资格考试必考内容之一。2013年,世界著名心脏病学专家、美国哈佛大学医学院 Eugene Braunwald 教授在欧洲心脏病学学会年会上总结心脏病学领域的十大历史事件,把心电图排在第一位,把心脏科医生定义为能解读心电图的医生,并认为现代心脏病学诞生于心电图的出现。

为培养高学历的心电学人才,杭州师范学院(现杭州师范大学)于1994年在全国率先创办了心电学专业并成立了心电学教研室,1995年开始招收三年制心电学专业学生。2003年,为适应社会需求,我们在临床医学专业中开设了心电学辅修专业,培养具有本科学历的心电学人才。2008年,我们又在临床医学专业中开设了心电学模块课程。因此,心电学的本科教学是我校的一大特色。2008年,我们编写了第一版《心电图学教程》。本书作为浙江省教育厅立项的省高等教育重点教材,由浙江大学出版社出版发行,并作为心电学理论课教材在本科学生中使用。本教材于2010年起作为我校参加浙江省大学生医学竞赛(省赛及国赛)的心电图培训教材。2010年编写的第一版《心电图学教学图谱》作为《心电图学教程》的补充教材用于本科学生的心电学实验教学。至今第一版《心电图学教程》已经出版16年,其间心电学理论和临床研究有了较大的进展,为了紧跟时代发展,我们对本书进行了更新。

《心电图学教程》从基础知识讲起,由浅入深,以普及的内容为主,兼顾提高。因此,本书既适合系统的心电学本科教学使用,也适合全国各级医疗卫生机构的医护人员自学使用。由于学生在校学时有限,本书力求做到简明扼要,对一些心电现象的发生机制也尽可能讲解清楚。

本书仍分为三篇:第一篇是心电图学基础部分,为理论课必讲内容;第二篇是心电图学提高部分,部分章节为理论课必讲内容,部分章节为自学内容;第三篇是心电向量图学,是理论课必讲内容。附录中有心电图机的操作,供学生上实验课时参考。此外,附录中还有心电图模拟考试题并附有参考答案,供学生考试前学习参考。基本概念及诊断标准仍然是本书的重点内容。本书第二版由杭州师范大学临床医学院潘大明和浙江中医药大学附属第一医院潘医歌编著。

　　《心电图学教程》第一版自 2008 年出版以来需求量不断增加。使用过本书的医学本科生在心电图学方面具有显著的特长,在临床实习、就业、考取研究生、参加大学生医学竞赛、执业医师资格考试等方面都显示出了明显的优势。

　　此次《心电图学教程》的更新再版,要感谢赵易教授的指导。感谢为本教材的出版提供帮助的同事及学生。

　　由于时间仓促和水平有限,书中难免存在错误及不足,期望读者予以指正。

潘大明　潘医歌

第一版前言

1994 年前,国内外尚无一所高等医学院校开设心电学专业,大部分心电工作者由护士转行担任,但他们基本未经过正规培训,通常是采用师傅带徒弟的方式学习掌握一些基础的心电学知识,理论和实际水平与工作要求极不相符。因此,为解决这一问题,在我国心电学前辈赵易教授的建议及支持下,杭州师范学院开始筹办心电学专业。1994 年 10 月,经浙江省教委批准,全国首个心电学专业在我校成立;同年,心电学教研室成立,赵易教授被聘为心电学教研室名誉主任。在以后的心电学教学中,赵易教授给予了我们极大的帮助。2006 年,赵易教授被临床医学院聘为终身名誉教授。

我校于 1995 年开始招收三年制心电学专业学生。心电学专业的教学是在既无合适的教材可用又无成熟的教学方法可循的情况下开展的。当时,我们采用自编讲义与专著相结合的方式为学生授课,边教学边总结经验,使教学方法逐渐得到了完善。1998 年,全国首批具有大专学历的心电学专业学生从我校毕业并走上了工作岗位,这些学生很快受到了用人单位的认可,这为以后心电学专业的发展奠定了基础。

随着一届届学生的毕业,我们的教学经验也日益丰富。2002 年在北京举办的全国心电图临床应用百年纪念大会上,赵易教授与我同时被授予"心电学教育奖"。

2003 年,我们开始在临床医学专业大学四年级开设心电学辅修专业。2005 年,首批学生毕业,他们具有本科学历及学士学位,还取得了心电学辅修证书,因此他们既可以从事临床医疗工作,也可以从事心电学工作,增加了就业机会。

但是,心电学教学终归要有合适的教材。2005 年,《心电图学教程》一书被浙江省教育厅立项为浙江省高等教育重点教材。这本书是我们用 2 年时间在讲义的基础上参考国内外文献编撰而成的。本书从心电图的基本知识讲起,难度由浅入深,因此既适合系统的心电教学使用,也适合自学。由于学生在校学时有限,为了能让学生在较短的时间内掌握更多的心电学知识,本书尽可能做到简明扼要,又根据学生善于提问的特点,对机制方面的阐述尽可能讲解清楚。

对于一些经典的学说或理论,虽然不太符合实际情况,但易学易记,故本书仍然采用,如艾氏三角及由此推出的六轴系统等。为减少版面,在不影响诊断的前提下,本书尽量不使用全导联心电图。

本书共分三篇:第一篇是心电图学基础部分,是理论课必讲内容;第二篇是心电图学提高部分,部分章节是理论课必讲内容,还有部分章节是学生自学内容;第三篇是心电向量图学,是理论课必讲内容。在附录中有心电图机的操作,供学生实验课时参考。此外,还有心电图模拟考试题并附有参考答案(内容均在本书范围之内),供学生考前学习参考。若使用本书者具有一定的心电图知识,可以先做一遍试题,以便了解差距所在。基本概念及诊断标准是本书的重点内容。

心电学理论日新月异,发展迅速,因此也期望使用本书者对书中的错误及不足之处予以指正。在本书付梓之际,感谢临床医学院综合实验室袁萍老师在绘图及资料整理方面给予的诸多帮助,感谢河南省漯河市医学会心脏起搏与电生理专业委员会副主任委员、漯河市中医院心电图室潘二明医师提供了心电向量图。

潘大明

于杭州师范大学

临床医学院心电学教研室

微课视频二维码

目　　录

第一篇　心电图学(基础部分)

心电图学教程

第二篇　心电图学（提高部分）

第三篇　心电向量图学

附　　录

第一篇　心电图学

（基础部分）

第一章　心电图基本知识

心肌细胞产生的电活动经过电流放大仪(心电图机)放大并记录获得的连续曲线即心电图(electrocardiogram,ECG)。

1901 年,荷兰生理学家 Einthoven 发明了弦线型心电流计(原始心电图机)(图 1-1-1)并利用它从体表记录到了清晰的心电图,1903 年心电图开始在临床应用。研究发现,心肌细胞具有自律性、兴奋性和传导性,这些电生理变化产生的电流经过 0.07s 才引起心脏收缩。

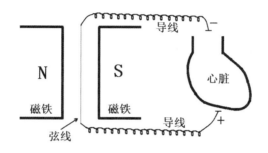

图 1-1-1　弦线型心电流计示意图

心脏周期性地除极及复极而产生电流(电位),电流大小也呈周期性变化,这种变化的电流通过导线流经位于磁铁间极细的弦线(镀银石英丝),导致弦线呈周期性摆动,这种摆动轨迹经透镜放大后投射到以 25mm/s 的速度运行的胶片上即为心电图。

第一节　心电产生原理

一、心肌细胞膜电位的形成

膜电位的形成基于细胞膜的特殊功能。细胞膜上的蛋白质形成针对某些离子的通道并周期性地开放,使特定的离子通过,形成离子的运动。细胞的内液与外液存在大量的离子,由于细胞膜的特殊功能,可以选择性地使某些离子通过,使得膜内外离子浓度有很大差异。细胞内的钾离子(K^+)浓度明显高于细胞外,而细胞外的钠离子(Na^+)及钙离子(Ca^{2+})浓度却明显高于细胞内。在静息状态下,细胞膜对 K^+ 的通透性很好,使得 K^+ 不断渗出细胞外,逐渐使细胞膜外聚集一层正离子,而膜内多了一层同等数量的负离子。由于负离子的吸引作用,使得 K^+ 外渗逐渐减少。当细胞内电位达到 $-90mV$ 时,负离子的吸引力使 K^+ 外渗停止。以细胞膜外的电位为 0mV,则细胞内的电位稳定在 $-90mV$ 左右(图 1-1-2),这种静息状态下细胞膜

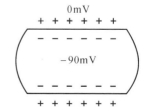

图 1-1-2　心肌细胞的静息电位

内外的电位差称为静息电位。在静息状态下,心肌细胞膜外带正电荷,膜内带负电荷,这种离子分布状态即为极化状态(polarization)。

心肌细胞处于极化状态时,在体表记录不到电位的变化,只有在动作电位发生时,才能自体表记录到电位变化。

二、动作电位的形成及时相

处于极化状态的非自律性心肌细胞(工作细胞)受到起搏细胞传来的电刺激时,细胞膜对离子的通透性突然改变,膜上的钠通道开放,使细胞外高浓度的 Na^+ 急速进入细胞内,此时细胞膜对 K^+ 的通透性显著减低,细胞膜内的电位由负迅速变为正(由$-90mV$变为$+20\sim+30mV$),称为极化状态逆转。心肌细胞激动时产生的细胞内电位变化过程称为动作电位(action potential)。

心肌细胞激动后,膜外变为负电位,膜内变为正电位,这种极化状态的消除称为除极(depolarization)。除极后接着即发生恢复极化状态的过程称为复极(repolarization)。复极时细胞内由正电位变为负电位($-90mV$,静息电位)。

心肌细胞的除极与复极就是细胞膜电位的消失与恢复。一次动作电位,包括一次除极及一次复极过程。心肌细胞的动作电位有五个时相(简称相,图1-1-3)。

0 相:除极相,历时 $1\sim2ms$,Na^+ 进入细胞。

1 相:快速复极早期,历时 10ms,K^+ 出细胞。

2 相:平台期(缓慢复极期),历时 100ms,K^+ 出细胞、Ca^{2+} 进入细胞并达到平衡。

3 相:快速复极末期,历时 $100\sim150ms$,K^+ 出细胞。

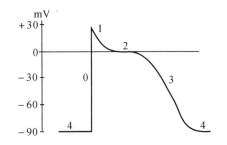

图 1-1-3　心室肌细胞动作电位图

在 $0\sim3$ 相,离子由高浓度向低浓度转运,不消耗能量,称为被动转运。

4 相:静息期(电舒张期),在这一时期,细胞膜上的生物泵运转,促进 Na^+-K^+ 交换及 Na^+-Ca^{2+} 交换,将动作电位发生时进入细胞的 Na^+ 及 Ca^{2+} 排出细胞外,将外出的 K^+ 摄入细胞内,以恢复细胞内外离子的正常浓度梯度。这一过程的离子运动是由低浓度向高浓度进行的,需要消耗能量,属于主动转运。从 0 相开始到 4 相起点为动作电位时限。

动作电位是心电图产生的基础,没有动作电位的出现,也就没有心电图的产生,但是动作电位不是心电图。动作电位是用微电极在单个细胞内记录到的细胞除极及复极时的电位变化(单个细胞的除极为 $1\sim2ms$),而心电图是用普通电极在体表记录到的众多细胞除极及复极时的综合电位变化。心室肌的除极开始于室间隔中部,继之左右心室除极,最后左心室基底部除极,总时限 $60\sim100ms$,这是形成 QRS 波群的时限。在这个时限内,先除极与后除极的心肌细胞的动作电位时相处于不同步状态,但是以处于 0 相的动作电位占优势,此时其他时相的动作电位被掩盖。ST 段及 T 波内也包含心肌细胞动作电位的不同时相,以 2 相占优势时形成 ST 段。正常人 2 相优势可以不太明显,因为 2 相电位为零,基本上呈一水平线,易受其他心肌细胞动作电位 3 相的影响,使 ST 段倾斜向上并与 T 波分界不清。以 3 相占优势时形成 T 波。

三、心肌的自律性

自律性有赖于心脏的起搏细胞,具有起搏功能的细胞是窦房结、房室交接区及浦肯野细胞。它们的动作电位不同于非自律性心肌细胞,无稳定的 4 相静息电位,有 4 相自动除极化。4 相自动除极化使膜内原来的负电位逐渐升高,当达到阈电位时即引起一次除极。本次除极产生的电流沿着心脏的特殊传导束传到心肌细胞而引起心肌除极。

1.窦房结细胞 窦房结细胞属于慢反应自律细胞,其动作电位表现为:0 相(除极相)是 Ca^{2+} 内流;3 相(复极相)是 Ca^{2+} 内流减少,K^+ 外流增加,无明显的 1 相和 2 相;4 相是舒张期自动除极化。自动除极化最重要的离子基础是 K^+ 外流的进行性衰减,而少量的 Ca^{2+} 内流是 4 相自动除极化后期的一个组成成分。窦房结细胞的最大舒张电位为 − 70mV,阈电位为 −40mV(图 1-1-4)。由慢 Ca^{2+} 通道开放引起缓慢除极化的心肌细胞称为慢反应细胞,如窦房结细胞和房室交接区细胞,它们的动作电位称为慢反应动作电位。

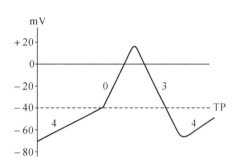

图 1-1-4 窦房结细胞的动作电位图
TP.阈电位

2.浦肯野细胞 浦肯野细胞(Purkinje cell)属于快反应自律细胞,其动作电位表现为:0 相、1 相、2 相、3 相和 4 相。除 4 相外,其动作电位的形态和离子基础与快反应非自律性心室肌细胞相似。4 相自动除极化主要是 Na^+ 内流逐渐增多以及 K^+ 外流逐渐减少,而 K^+ 外流逐渐减少所起的作用较小。

影响自律性的三个因素:①4 相除极速度(即 4 相的坡度),除极速度越快,自律性就越高(图 1-1-5A);②最大舒张电位,电位越高(负值越小),越接近阈电位,自律性就越高(图 1-1-5B);③阈电位越低(负值越大),自律性就越高(图 1-1-5C),反之则自律性降低。

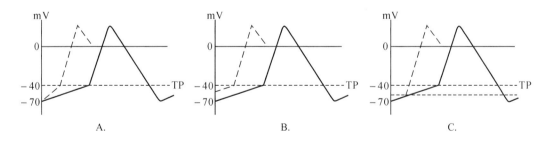

图 1-1-5 影响自律性的三个因素

自律细胞主要根据动作电位形态、0 相除极速度等电生理特性分为两类,即快反应自律细胞和慢反应自律细胞。快反应自律细胞主要的活动离子为 Na^+,4 相时 Na^+ 缓慢内流,细胞内电位逐渐升高,当达到阈电位时,即引起 Na^+ 通道开放,发生除极活动。慢反应自律细胞主要的活动离子是 Ca^{2+}。

快反应自律细胞分布于心房肌、心室肌、浦肯野纤维及旁路,慢反应自律细胞分布于窦房结、房室交接区等。

四、心肌的兴奋性

心肌每次兴奋后,其兴奋性会出现周期性变化。以心室肌为例,其周期性变化如下。

1.有效不应期　有效不应期(effective refractory period,ERP)包括绝对不应期(absolute refractory period,ARP)和局部反应期(local response period,LRP)。

(1)绝对不应期:从动作电位0相开始到3相复极化达-55mV左右的时期,在此期内,任何刺激均引不起反应。

(2)局部反应期(临界期):动作电位3相复极化至-60～-55mV的时期,强刺激可引起局部反应,但不能形成新的动作电位,可影响下一激动的正常传导。

心室肌的有效不应期时限大致从心电图的QRS波群开始至接近T波顶峰。

2.相对不应期　相对不应期(relative refractory period,RRP)是在动作电位3相复极化至-80～-60mV的时期,强刺激可使激动扩展,但除极速度及振幅小于正常。时限从T波顶峰至T波接近结束。

3.超常期　超常期(supernormal period)是动作电位3相复极化至-80～-90mV(复极完毕)的时期,此时阈下刺激也能引起兴奋,但动作电位的幅度仍小于正常。此期短暂,相当于T波降支的末段。

4.正常应激期　膜电位恢复至-90mV。

五、电偶及容积导电的概念

1.电偶及电偶的移动　一对电源(+)及电穴(-)组成电偶。心肌细胞的除极及复极过程是电偶的移动过程。

当处于极化状态的心肌细胞一端受到刺激,细胞即从该端开始除极。已除极部位的细胞膜内为正电位,膜外为负电位,未除极的部分与之相反。因此,在除极过程中,除极与未除极的交界处形成了电偶,呈现电源在前、电穴在后(-+)。随着除极的进行,电偶的位置不断向前移动,使细胞膜内及膜外均出现了电位差,故有电流流动,直至除极结束电偶消失,细胞膜呈内正外负的极化状态逆转,接着是复极开始。

单个心肌细胞是先除极处先复极,已复极的细胞膜外为正电位(电源),未复极处为负电位(电穴)。因此,复极与未复极的交界处形成了电偶,呈现电穴在前、电源在后(+-)。随着复极的进行,电偶的位置不断向前移动并形成与除极时相反的电流流动方向,复极完毕电偶消失,细胞重新回到极化状态(图1-1-6)。

当心肌细胞处于极化状态时,在其左、右两端分别放置正、负两个电极,此时细胞膜外均为正电荷,正、负两个电极之间电位相等,无电流流动,故描记出一条等电位线。在心肌细胞的除极及复极过程中,如果除极是由右端向左端进行的,则左端的正极面对除极方向。在整个除极过程中,正极始终处于正电位,故描记出正向的波。参与除极的细胞数越多,正向波亦越高。除极结束时,细胞膜外均为负电荷(呈极化状态逆转),正、负两个电极之间电位相等,无电流流动,故再次描记出一条等电位线。接着是细胞的复极,仍从右端开始并向左端进行,此时正极面对复极方向。在整个复极过程中,正极始终处于负电位,故描记出负向的波,参与复极的细胞数越多,负向波亦越深。复极结束时,细胞膜外均为正电荷且两端

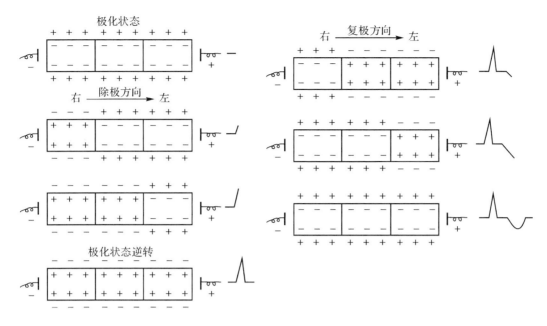

图 1-1-6 心肌细胞的除极、复极过程及心电图波形的产生

电位相等,无电流流动,故描记出一条等电位线(图 1-1-6)。同理,当正极背离除极方向时,描记出负向的波,正极背离复极方向时则描记出正向的波。若在一束心肌纤维的不同位置放置三个探查电极(正极),当这束心肌细胞自右端向左端除极时,三个电极对向除极方向的心肌依次增多,它们记录到的正向电位也依次增高。背向除极方向的心肌则依次减少,它们记录到的负向电位也依次减低(图 1-1-7)。

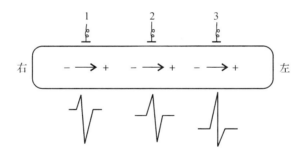

图 1-1-7 探查电极位置与心肌细胞除极方向对心电图波形的影响

图示每个探查电极的右侧为除极方向对向该电极的心肌纤维长度,而每个探查电极的左侧为除极方向背离该电极的心肌纤维长度。心肌细胞的除极自右向左先后经过 1、2、3 个电极,因此记录到的心电图波形依次为 rS、RS 及 Rs 型。

2.容积导电 具有一定体积的整块导电体称为容积导体。心脏位于胸腔内并与其他器官相邻。由于人体的器官内含有大量的水及离子,因此都是容积导体。器官与器官之间又紧密相贴,因此,人体又被认为是一个均匀的容积导体。电流通过容积导体的传导过程称为容积导电(volumetric electrical conductivity)。心脏位于容积导体的中央,其产生的电流就是通过这样的容积导体而遍布身体各处。若将心脏的电活动看成一个综合电偶,则参与除极的细胞数量越多,产生的电偶强度(E)就越大。假设除极方向自右向左是水平的,在其周围均匀放置多个探查电极,每个探查电极所记录到的电位变化与其和心肌除极方向所成的角度有关,夹角越大,电位在导联上的投影越小,记录到的电位越小。角度为 90°或 270°时,心肌细胞的除极方向与该导联垂直,电位在导联上的投影为零,记录不到电位。同理,角度越小,记录到的电位越大。角度为 0°时,心肌细胞的除极方向与该导联平行,电位在该导联上的投影最大,电位为最大正值。角度为 180°时,电位则为最大负值。探查电极距离电偶中心越远,记录到的电位越小。因此,探查点电位大小与该点到电偶中心的距离成反比(图 1-1-8)。

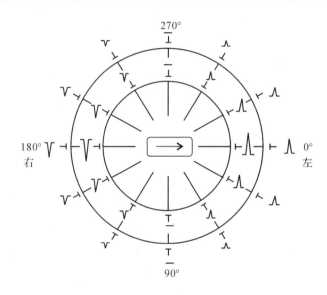

图 1-1-8　探查电极位置与心肌细胞除极方向所成的角度对心电图波形的影响

六、综合心电向量

既有大小又有方向的量称为向量(vector)。心肌细胞除极与复极时产生的电动力不仅有大小,而且有方向,故称为心电向量(electrocardial vector)。向量通常用箭状符号表示,箭杆的长度表示向量的大小,箭头表示向量的方向,头为正,尾为负。因此,向量的方向始终指向正电位。一个心肌细胞激动产生一个小的心电向量,多个心肌细胞同时激动时,其向量可以综合成一个心电向量,称为综合心电向量(resultant vector)。

（一）心电向量的综合

向量 a 及向量 b 综合成向量 c 有以下几种情况:①向量方向相同时,两个向量相加,使综合向量增大(图 1-1-9A);②向量方向相反时,两个向量相减,使综合向量减小(图 1-1-9B);③两个向量方向成一定角度时,综合向量用平行四边形法求得,角度越小,综合向量越大(图 1-1-9C)。

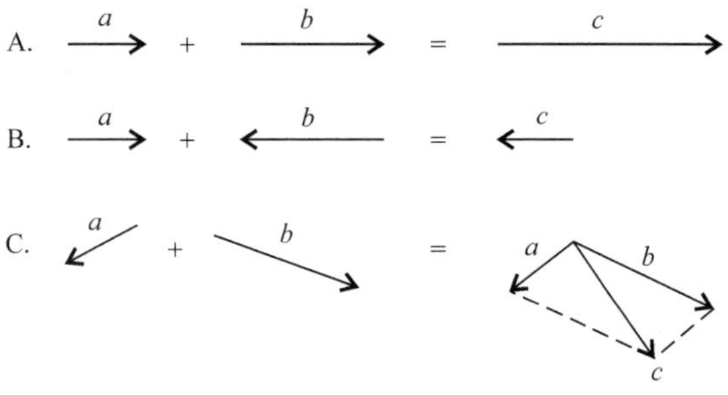

图 1-1-9　心电向量的综合

（二）心脏的除极与复极

心脏是由众多的心肌细胞构成的不规则的空心圆锥体,其除极与复极不同于单个心肌细胞。由于心肌传导束(左、右束支)的分支在心室的心内膜面交织成浦肯野纤维网并与心肌细胞相连,故除极是由心内膜面向心外膜面进行的,并且左、右心室的除极是同步的。开始除极就有众多的心肌细胞参与,这些细胞的排列方向不同,因此除极产生的向量亦不同。由于右心室位于右前,左心室位于左后,它们的除极是自上而下的,故右心室除极时形成的向量指向右前下,左心室除极时形成的向量指向左后下。在解剖上,左心室壁明显较右心室壁厚,故它们的综合向量取决于左心室除极的向量而指向左后下。右心室除极结束后左心室尚在除极,此时左心室除极向量失去了右心室除极向量的综合效应而指向左侧,最后左心室基底部除极,向量指向上。

心室肌的复极不同于单个心肌细胞,是先除极的部位后复极,故复极由心外膜面向心内膜面进行。因此,复极时产生的 T 波是直立的。其产生机制认为与以下因素有关:①心外膜面的心肌细胞动作电位时间短于心内膜,该处心肌细胞一旦复极,则很快结束并向内膜面推进;②心肌收缩时心外膜面承受的压力低,促进了复极的进行;③心肌收缩时产生大量的热,血液流动可带走热量,使心内膜面温度降低,心外膜面较内膜面温度高 1.5℃,温度高促进复极。

第二节 心脏的传导系统

心脏的传导系统又称起搏传导系统,由特殊分化的心肌细胞聚集而成为结状和束状,使得心脏具有了传导性。正常激动产生于窦房结并经窦房结传至结间束而引起心房除极,然后激动再依次通过房室结、希氏(His)束、束支、分支及浦肯野纤维,最后引起心室除极(图 1-1-10)。

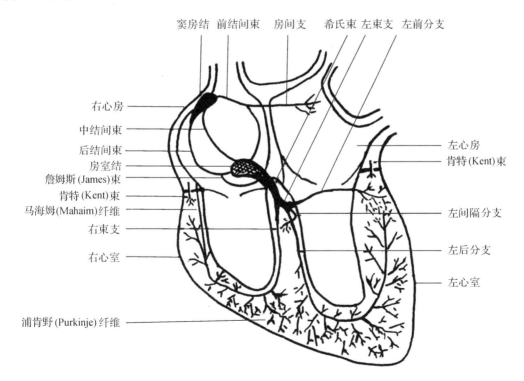

图 1-1-10 心脏起搏传导系统示意图

一、窦房结

窦房结位于上腔静脉入口与右心房交界处的心外膜下,分为头、体、尾三部分,长约15mm,宽约5mm,厚约1.5mm。由一支穿过窦房结中央的动脉(窦房结动脉)供血,这支动脉65%的人来自右冠状动脉,35%的人来自左冠状动脉的回旋支;由两条神经支配,即交感及副交感神经;由三种细胞组成,即①P细胞:起搏细胞(pace cells);②过渡细胞(移行细胞):分布于窦房结的周围;③浦肯野细胞:具有潜在的自律性。P细胞发出的激动由过渡细胞传至浦肯野细胞,再由浦肯野细胞传至窦房交接区及心房肌。

二、结间束

结间束连接窦房结与房室结,共有三条,由浦肯野细胞和普通心房肌细胞组成,其间夹有少量P细胞。结间束的电生理特性是:①传导速度快;②具有潜在的自律性;③抗高血钾(与心房肌相比)。

三条结间束是:①前结间束,由窦房结头部发出,先向左行,继而分为两支,一支到左房,称为巴赫曼纤维(Bachmann纤维,又称上房间束),另一支沿房间隔下行终止于房室结顶部;②中结间束,由窦房结后上缘发出,绕过上腔静脉右侧,进入房室结顶部;③后结间束,由窦房结尾部发出,沿右房右侧的终末嵴(又称界嵴,是右房腔静脉间的区域)及尤氏嵴(下腔静脉瓣)进入房室结的右上缘,此束最长,其纤维可与房室结下端相接,若直接连于希氏束则称为詹姆斯(James)束。

三、房室结

房室结位于冠状静脉口及心室间隔膜部之间,长约6mm,宽约3mm,厚约1mm,由四种细胞组成:①P细胞;②过渡细胞;③浦肯野细胞;④正常心肌细胞。其上部与三条结间束相连,尾部向下延续成希氏束。血液供应来源于右冠状动脉后降支的两个分支。房室结与希氏束构成房室交接区。房室结可分为房结区(AN)、结区(N)及结希区(NH)三部分。三区均含有P细胞,故具有起搏功能。

房室结是房室间唯一的正常传导通路,是一种网状组织,呈迷路样结构。由于在迷路样结构中,纵行纤维的传导速度远比横向纤维的快,当房室结的传导性和不应期不一致时,可形成两条或多条纵行分离的传导通路,这是形成"折返激动"的基础。迷路样结构又使窦性或房性激动在此处延缓50~100ms才能到达心室,起到了生理延迟作用,以保证心房的血最大限度地排入心室。当房性激动过快(如房性心动过速、心房扑动及心房颤动)时,有部分激动在房室结被阻滞,以使下传心室的激动不至于过快,起到了功能过滤器的作用。当窦房结由于某些因素不能发出激动或激动不能传出时,房室结可作为二级起搏点每分钟发出40~60次的激动控制心室,以避免心脏长时间停搏。因此,房室结具有三项生理功能:①生理延迟;②房室间功能过滤器;③二级起搏点。

四、房室束

房室束又称为希氏束,是房室结的延续部分,连接房室结及束支,长约15mm,直径约3mm。房室束由许多平行的浦肯野细胞组成,故有潜在的起搏功能。血液供应主要来源于房室结血管丛和左冠状动脉前降支的间隔分支。

五、束支及分支

希氏束在膜部室间隔的下缘(肌部室间隔顶部)分为左、右两束支,主要由浦肯野细胞组成。

1.左束支　左束支扁、宽、短,长约15mm,宽3～6mm,有三个分支。

(1)左前分支:左前分支细长,呈扇形分开,向上向前延伸到左心室前乳头肌基底部。

(2)左后分支:左后分支较粗短,呈扇形分开,向下向后延伸到左心室后乳头肌基底部。

(3)左间隔分支:左间隔分支可从左前及左后分支的夹角处呈水平发出,也可从左前或左后分支呈水平发出,在室间隔的中下部交织成网状,除支配室间隔外,还支配少部分左心室游离壁。

2.右束支　右束支是希氏束的延伸部分,开始分支很少,沿室间隔右侧面呈弓形向前下方延伸,直达右心室前乳头肌基底部才分为三支,其分支分布于室间隔右侧面及右心室游离壁,由于分支晚,心电图不能作出右束支三分支阻滞的诊断,故仍以单支概念对待右束支。

六、浦肯野纤维

浦肯野纤维是左、右束支及其分支的末梢纤维,在心内膜下和心室肌内呈网状分布,末端与普通心肌细胞相连。浦肯野纤维末梢分叉后形成的倒"丫"形结构与心室肌细胞相连接是形成微折返的基础,可导致室性期前收缩及室性心动过速的形成。浦肯野纤维由浦肯野细胞组成,浦肯野细胞体积大(直径30μm)、传导速度快(4000mm/s)、具有潜在的起搏功能。

第二章　心电图导联及心电图波形产生原理

第一节　心电图导联

　　将心脏产生的电流引导至心电图机的连接线路称为导联(lead)。导联分为直接导联(电极直接与心脏接触)、半直接导联(电极靠近心脏,如胸导联)及间接导联(电极远离心脏,如肢体导联)。导联的极性规定为,与心电图机正极相接者为正,与心电图机负极相接者为负。将导联线放置在体表能形成电位差的任意两点,均能记录出心电图。因此这些连线

2-1 心电图导联

方式也均称为导联,故心电图可有无数个导联。由于众多的导联不规范,也无其正常值可参照,不便于交流,所以绝大多数导联均未被采用。目前临床上应用的导联仅为极少数,包括常规十二导联及一些常用的附加导联。常规心电图必须有完整的常规十二导联,否则属于不合格心电图。少数心电现象可以出现在常规心电图之外(常规心电图的盲区),此时必须采用某些附加导联,以避免误诊及漏诊。

一、常用导联

　　1.肢体导联(limb leads)

　　(1)标准肢体导联(标准导联):反映两个肢体之间的电位差。Einthoven 发明心电图机时首先创用的只有Ⅰ、Ⅱ、Ⅲ导联这三个导联,后人称之为标准导联(图 1-2-1)。

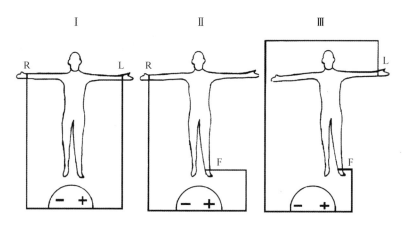

图 1-2-1　标准肢体导联连接方式

　　Ⅰ导联:左上肢电极板与心电图机正极相连,右上肢电极板与心电图机负极相连,反映左上肢与右上肢的电位差。当左上肢的电位高于右上肢时描记出正向波,反之描记出负向波。

Ⅱ导联：左下肢电极板与心电图机正极相连，右上肢电极板与心电图机负极相连，反映左下肢与右上肢的电位差。当左下肢的电位高于右上肢时描记出正向波，反之描记出负向波。

Ⅲ导联：左下肢电极板与心电图机正极相连，左上肢电极板与心电图机负极相连，反映左下肢与左上肢的电位差。当左下肢的电位高于左上肢时描记出正向波，反之描记出负向波。

（2）加压肢体导联：标准导联反映体表两点间电位差的变化，不能探测某一点的电位变化。Wilson 把右上肢、左上肢、左下肢的三个电极上各通过一个 5000Ω 电阻，用导线将它们连接于一点称为中心电端，其电位在整个心脏激动过程中的每一瞬间始终接近于零，因此，又被看作是一个无干电极。将心电图机的负极与中心电端相接，探查电极（正极）放在肢体上，这种导联体系被称为 V 导联（V leads），也曾称为单极肢体导联（unipolar limb lead，图 1-2-2），即 VR、VL、VF 导联。由于中心电端的电位变化为零，故探查电极的电位变化与其的差值不变，显示出了单极性，但其本质仍属于双极导联（有正、负极之分）。

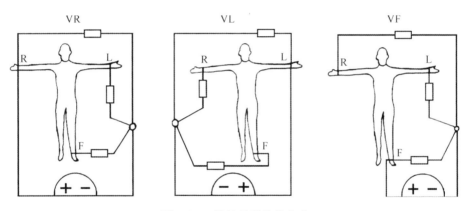

图 1-2-2　肢体导联连接方式

由于肢体导联的探查电极距心脏较远，所以 VR、VL、VF 各导联心电图波形的振幅较小，不便于观测。为使振幅增大，Goldberger 在描记某一肢体导联心电图时，便将该肢体与中心电端的高电阻的连线断开，这样可使心电图波幅增加 50％，而波形保持原样不变，这种导联连接方式称为加压肢体导联（augmented limb leads），分别以 aVR、aVL、aVF 表示（a 为 augmented 的缩写）。目前的心电图机均采用了这种连接方式（图 1-2-3）。

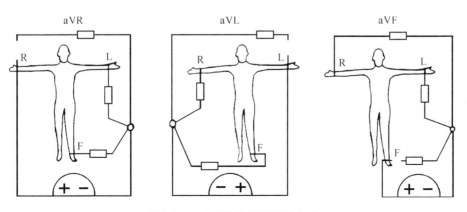

图 1-2-3　加压肢体导联连接方式

2.胸导联(chest leads) 连接方法是负极与中心电端连接,探查电极置于胸壁的特定部位,以 V 表示(图 1-2-4 和图 1-2-5)。

V_1 导联:胸骨右缘第 4 肋间;V_2 导联:胸骨左缘第 4 肋间;V_3 导联:V_2 与 V_4 的连线中点;V_4 导联:左锁骨中线第 5 肋间;V_5 导联:左腋前线与 V_4 同一水平;V_6 导联:左腋中线与 V_4、V_5 同一水平。以上为 6 个常规胸导联,特殊情况下加做下列导联。

V_7 导联:左腋后线与 $V_4 \sim V_6$ 同一水平;V_8 导联:左肩胛线与 $V_4 \sim V_7$ 同一水平,操作时放于 V_7 和 V_9 之间;V_9 导联:脊柱左缘与 $V_4 \sim V_8$ 同一水平;V_3R 导联:胸壁右侧与 V_3 导联的对应部位;V_4R 导联:胸壁右侧与 V_4 导联的对应部位;V_5R 导联:胸壁右侧与 V_5 导联的对应部位;V_6R 导联:胸壁右侧与 V_6 导联的对应部位;$V'_1 \sim V'_6$ 导联:$V_1 \sim V_6$ 上一肋;$V'_1 \sim V'_6$ 导联:$V_1 \sim V_6$ 下一肋。胸导联电极安放部位相差 1cm,波形将会出现明显改变,因此胸导联电极位置放置不准确会给心电图的前后对照分析带来困难。

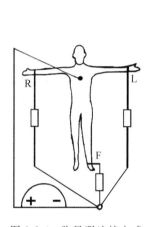 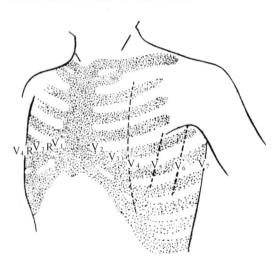

图 1-2-4 胸导联连接方式　　　　图 1-2-5 胸导联电极安放部位

二、其他导联

1.S_5 导联 又称胸骨旁导联,主要用于心电监护。在常规导联 P 波显示不清楚时,采用此导联可以使部分患者 P 波显示较清晰。连接方法是将 I 导联的正极置于胸骨右缘第 5 肋间,负极置于胸骨柄,左右下肢导联不动,导联选择键选定 I 导联。

2.食管导联(esophageal lead) 将食管电极从鼻腔或口腔送入食管内,使电极靠近左心房水平,用这种方式记录的心电图称为食管导联心电图。食管导联心电图的 P 波大而清晰,即使与 QRS 波群重叠时也能显示出来,因此在诊断心律失常方面具有重要价值,还广泛应用于无创伤心脏标测。根据连接方式不同,食管导联可分为以下两种。

(1)食管导联与胸导联连接(单极食管导联):食管电极尾端与胸导联相连接。与胸导联的连接可以从 $V_1 \sim V_6$ 任意选择,若选用 V_1,则导联选择键选定 V_1,肢体导联电极按常规放置。食管电极用 E 表示,将食管电极距鼻孔或门齿的距离(cm)标记在 E 的右下方。如食管电极距鼻孔 35cm,则标记为 E_{35}。一般情况下食管电极进入 35~40cm 或达到按身高(cm)计算数值[(身高+200)÷10]时,电极基本位于左心房水平,再根据心电图特征适当调整电极位置。根据食管电极在食管内的深度不同,分为四个区域(图 1-2-6)。①心房上部:心房及心室除极均背离电极,故 P 波及 QRS 波群以负向波为主;②心房中部:心房除极先对向电极,最后背离电极,P 波呈正负大致相等的双向波,QRS 波群仍以负向波为主;③心房下部:心房除极对向电极,形成高大尖锐的正向 P 波,QRS 波群以正向波为主;④心室上部(左心室上部):P 波正向圆钝,振幅减小,QRS 波群以正向波为主。

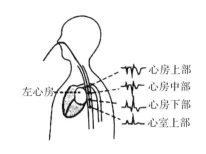

图 1-2-6　不同的食管电极位置与相应的心电图波形特点

(2)食管导联与标准肢体导联连接(双极食管导联):用一对食管电极的尾端与标准肢体导联(Ⅰ或Ⅱ或Ⅲ导联)相连接。如选用Ⅰ导联,则分别将右上肢电极(负)及左上肢电极(正)与食管导联的两个电极尾端相连接或只将左上肢电极(正)与食管导联的某个电极相连接,导联选择键选定Ⅰ导联(不与食管导联相连接的肢体导联按常规位置放置)。

3.头胸导联(head-chest lead)　又称 HC 导联。连接方法是负极(参比电极)与地电极置于右前额,相距 2~5mm,正极(探查电极)置于左、右胸导联的常用位置,也可置于腹部。头胸导联能较好地显示右心病变(如右心室心肌梗死、右心房扩大、右心室肥厚),也能较好地显示 P 波。

三、导联轴

某一导联正、负电极之间假想的连线称为该导联的导联轴(lead axis)。导联轴的极性规定为:与心电图机正极连接的为正,与负极连接的为负。

2-2 导联轴及常规导联的划分

1.标准肢体导联的导联轴　标准肢体导联的三个导联轴可连成一个等边三角形(艾氏三角),心脏则位于三角形的中心。三角形的三个顶点 R、L、F 分别代表右上肢、左上肢、左下肢。R 与 L 连线代表Ⅰ导联,RL 中点的 R 侧为负,L 侧为正。同理,RF 是Ⅱ导联的导联轴,LF 是Ⅲ导联的导联轴(图 1-2-7)。这三个导联间的关系是:Ⅱ＝Ⅰ＋Ⅲ,即在任何同一瞬间,Ⅱ导联的电压为Ⅰ导联与Ⅲ导联电压的代数和(艾氏定律)。

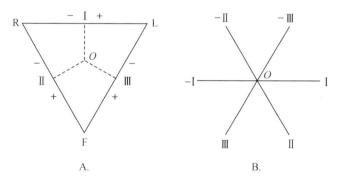

图 1-2-7　标准肢体导联的导联轴

A.由导联轴构成的等边三角形;B.三个导联轴平行移动至 O 点时,每个相邻的导联轴以 60°角分开。

已知 Ⅰ＝VL－VR，Ⅱ＝VF－VR，Ⅲ＝VF－VL，Ⅰ＋Ⅲ＝VL－VR＋VF－VL＝VF－VR＝Ⅱ。（V 代表电压数值）

2.加压肢体导联的导联轴　根据加压肢体导联正、负极的连接方法，等边三角形的三条角平分线即为三个加压肢体导联的导联轴。等边三角形的中心 O 为零电位点（中心电端），以此将每个导联轴分为正、负两段（图 1-2-8），它们之间的关系是：aVR＋aVL＋aVF＝0。因为等边三角形的三条角平分线正极（或负极）之间是相隔 120°均匀分开的，每个导联轴的长度又相等，因此在这三个加压肢体导联中，任何两个导联记录的心电波幅之和与另一个导联记录的心电波幅是大小相等、方向相反，其合力为零。

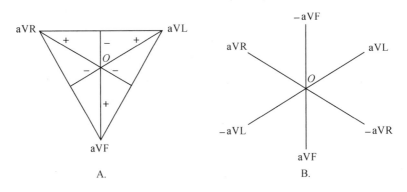

图 1-2-8　加压肢体导联的导联轴

A.等边三角形内是三个加压肢体导联的导联轴；B.去掉等边三角形后显示出三个加压肢体导联的导联轴，每个相邻的导联轴以 60°角分开，三个加压肢体导联的导联轴正极相隔 120°。

标准肢体导联与加压肢体导联的导联轴都位于同一平面（额面），有上下及左右，没有前后。将三个标准肢体导联的导联轴与三个加压肢体导联的导联轴叠加后，得到一个辐射状的几何图形，每个相邻的导联轴以 30°角分开，即为额面六轴系统，也称为肢体导联的六轴系统（图 1-2-9）。六轴系统用于测定额面心电轴及帮助判断肢体导联心电图的

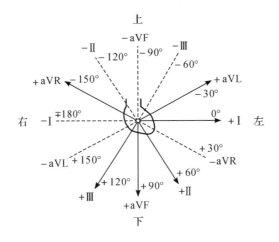

图 1-2-9　额面六轴系统

导联轴正侧以实线表示，负侧以虚线表示。以 Ⅰ 导联（0°）为标准，顺时针至－Ⅰ 为＋180°，逆时针至－Ⅰ 为－180°。

波形。在额面六轴系统中，3 对导联轴是互相垂直的（图 1-2-10）。如果心电波形在某个导联是最大的，那么与其垂直的导联则是最小的。

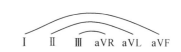

图 1-2-10　曲线连接的是互相垂直的导联

3. 胸导联的导联轴　胸导联反映的是水平面（横面）的电位变化，有前后及左右，没有上下，由常规六个胸导联的导联轴构成，即为水平面六轴系统，也称为胸导联的六轴系统（图 1-2-11）。

四、常规导联的划分

从额面及水平面导联轴的位置将常规导联分为：①右心导联，如Ⅲ、aVR（右心肢体导联）及 V_1、V_2（右心胸导联），这些导联位于心脏的右侧，面对右心，因此右心的病变可以在这些导联中表现出特征性的变化；②左心导联，如Ⅰ、aVL（左心肢体导联）及 V_4、V_5、V_6（左心胸导联），这些导联位于心脏的左侧，面对左心，左心的病变可以在这些导联中表现出特征性的变化；③下壁导联，如Ⅱ、Ⅲ及 aVF，它们位于心脏的下面，面对心脏下壁，心脏下

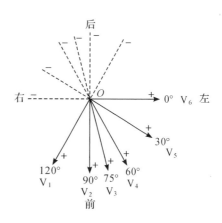

图 1-2-11　水平面六轴系统

壁的病变可以在这些导联中表现出特征性的变化；④过渡导联，如 V_3，介于右心及左心之间。这些导联从不同平面及不同方向面对着心脏，心脏的大部分病变可以从这些导联上反映出来。

第二节　心电图波形产生原理

心脏是一个圆锥形的立体器官，激动时产生立体的 P、QRS 及 T 向量环，投影在导联轴上形成心电图，出现相应的 P 波、QRS 波群及 T 波。

一、立体心电向量环的投影

立体心电向量环经过两次投影而形成心电图。

（一）立体心电向量环在平面上的投影

一个立体心电向量环在三个平面上的投影形成三个平面的心电向量环（即心电向量图）。①主视为额面（F），有上下、左右；②俯视为横面（水平面，H），有前后、左右；③右侧视（右侧面，RS），有上下、前后（图 1-2-12）。

（二）平面心电向量环在导联轴上的投影

平面心电向量环投影在导联轴上形成心电图。额面向量环在Ⅰ、Ⅱ、Ⅲ、aVR、aVL、aVF 导联上的投影形成标准肢体导联、加压肢体导联的心电图；水平面向量环在 $V_{1\sim9}$ 导联上的投影形成胸导联的心电图。现以 QRS 波群形成为例说明，如图 1-2-13 所示。

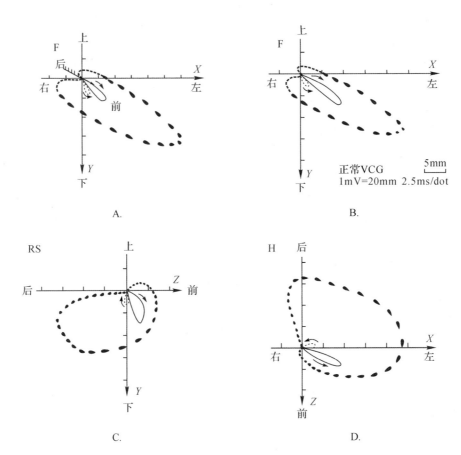

图 1-2-12　立体心电向量环在平面上的投影形成心电向量图

A. 立体心电向量环；B. 额面(F)；C. 右侧面(RS)；D. 横面(H)的心电向量图。每个面上可见大(QRS 环)、中(T 环)及小(P 环)三个环,箭头表示 P 及 T 环的运转方向,泪点的大头为 QRS 环的运转方向。

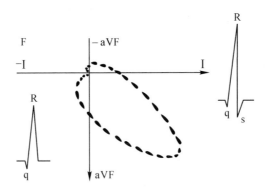

图 1-2-13　平面心电向量环在导联轴上的投影形成心电图

　　图示额面心电向量环主要位于左下象限,环体呈顺钟向运转(泪点大头为环体运转方向),以两个互相垂直的导联Ⅰ、aVF 为例说明。Ⅰ导联心电图的形成:环的起始部投影在Ⅰ导联的负侧(三个泪点)形成 q 波,环的中间部投影在Ⅰ导联的正侧形成 R 波,环的终末部投影在Ⅰ导联的负侧(六个泪点)形成 s 波,呈 qRs 型。aVF 导联心电图的形成:环的起始部投影在 aVF 导联的负侧(六个泪点)形成 q 波,环的中间及终末部均投影在 aVF 导联的正侧形成 R 波,呈 qR 型。

二、平均心电轴

（一）基本概念

心房及心室的除极或心室的复极过程中产生的各瞬间综合心电向量均称为心电轴,分别称为 P 电轴、QRS 电轴及 T 电轴。平均心电轴指整个心室除极过程中各瞬间额面 QRS 综合向量的总和,以角度表示。

（二）正常值

正常 0°～＋90°;右偏 ＋90°～＋120°(轻、中度),＋120°～＋180°(显著);左偏 0°～ －30°(轻、中度),－30°～－90°(显著);极右偏(无人区)－90°～－180°。

（三）平均心电轴的测定

1. 振幅法　计算Ⅰ与Ⅲ导联的 QRS 波群振幅。先测出Ⅰ导联 QRS 波群的振幅,R 为正,Q 与 S 为负,然后算出 QRS 波群代数和,并以同样方法算出Ⅲ导联 QRS 波群振幅的代数和。再用作图法或查表法(附录二),得出心电轴的度数(图 1-2-14)。

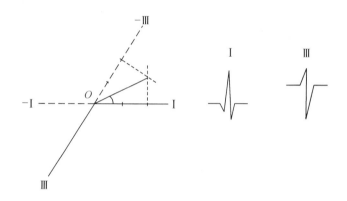

图 1-2-14　作图法测定心电轴的度数

首先在Ⅰ、Ⅲ导联上添加刻度,刻度的大小可随意调整,但两个导联上必须相等。Ⅰ导联呈 qRs 型,若 q 为 －1mm,R 为 5mm,s 为－2mm,它们的代数和为 2mm;Ⅲ导联呈 rS 型,r 为 2mm,S 为－4mm,它们的代数和为 －2mm。然后分别在Ⅰ导联正侧及Ⅲ导联负侧的两刻度处作垂线,其交点与 O 点所形成的直线为额面心电轴,该直线与Ⅰ导联的夹角为－30°,即为 QRS 波群电轴的度数。

2. 目测法　此法简单,采用Ⅰ与 aVF 导联判定。

方法:心电图导联的排列从左至右为Ⅰ至 aVF。左手指向Ⅰ(代表左),右手指向 aVF (代表右),哪只手所指的 QRS 波群的主波朝上即为电轴的偏移方向(图 1-2-15)。Ⅰ与 aVF 导联目测电轴优于Ⅰ与Ⅲ导联,因为Ⅰ与 aVF 导联互相垂直,把额面六轴系统平均分为四等份,即四个象限,按照传统方法电轴正常在Ⅰ象限、电轴右偏在Ⅱ象限、电轴极右偏(无人区)在Ⅲ象限、电轴左偏在Ⅳ象限(图 1-2-16)。心电轴测量盘的应用见附录六。

（四）临床意义

虽然 QRS 波群额面电轴的正常范围在 0°～＋90°,但个别正常人可以超出这个范围。随着年龄的增长,电轴有逐渐左偏的趋势,可以从＋90°左右演变为 0°左右。30 岁以下者电轴不应小于 0°,40 岁以上者电轴不应大于＋90°。电轴显著左偏常见于左前分支阻滞,电轴右偏常见于右心室肥大。电轴轻、中度左偏可见于正常人,临床意义不大。

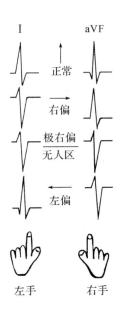

图 1-2-15　Ⅰ 与 aVF 导联目测心电轴

　　第一行两手所指的 QRS 波群主波均向上,箭头向上,电轴正常;第二行右手所指的 QRS 波群主波向上,箭头向右,电轴右偏;第三行两手所指的 QRS 波群主波均无向上的,无箭头指向,电轴极右偏(无人区);第四行左手所指的 QRS 波群主波向上,箭头向左,电轴左偏。若电轴左偏时伴Ⅱ导联 QRS 波群主波负向,则为显著左偏。

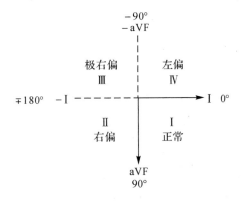

图 1-2-16　Ⅰ 与 aVF 导联将额面六轴系统分为四个象限

　　电轴在Ⅰ象限时投影在Ⅰ与 aVF 导联的正侧,使 QRS 波群主波均向上,电轴正常;电轴在Ⅱ象限时投影在Ⅰ导联的负侧(使其 QRS 波群主波向下)与 aVF 导联的正侧(使其 QRS 波群主波向上),电轴右偏;电轴在Ⅲ象限时投影在Ⅰ与 aVF 导联的负侧,QRS 波群主波均向下,电轴极右偏;电轴在Ⅳ象限时投影在Ⅰ导联的正侧(使其 QRS 波群主波向上)与 aVF 导联的负侧(使其 QRS 波群主波向下),电轴左偏。

三、钟向转位

　　在心脏心室水平的横切面上,从心尖向心底看,右室在心脏的右前方,左室在心脏的左后方。右室壁薄,产生的电量小,左室壁厚,产生的电量大。$V_1 \sim V_2$ 面向右室,描记出的波形以负向为主,呈 rS 型;$V_4 \sim V_6$ 面向左室,描记出的波形以正向为主,呈 Rs(或 qRs)型;V_3 为两者的过渡波形,呈 RS 型,R 与 S 之比等于或接近于 1,此时无钟向转位(图 1-2-17A)。

如果 V$_3$ 的过渡波形逆时针转至 V$_1$～V$_2$,使 V$_1$ 或 V$_2$ 呈 RS 型,称为逆钟向转位(图 1-2-17B)。
如果 V$_3$ 的过渡波形顺时针转至 V$_4$～V$_6$,使 V$_4$ 或 V$_5$ 或 V$_6$ 呈 RS 型,称为顺钟向转位
(图 1-2-17C)。钟向转位的实质是在某些因素作用下左心室或右心室肥大,左、右心室电
量比例失衡而使其电位发生变化,可伴有心脏解剖位置的轻度转位,但在临床上心脏的解
剖位置难以发生较大的转位。钟向转位可用于心室肥大的辅助诊断,逆钟向转位可见于左
室肥大,顺钟向转位可见于慢性肺部疾病及右室肥大。钟向转位测量见附录六。

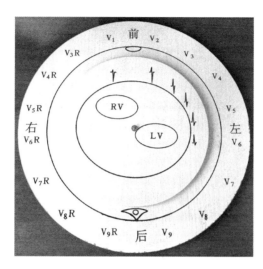

图 1-2-17A　无钟向转位

QRS 波群呈 rS 型者对向 V$_1$～V$_2$,QRS 波群呈 Rs 型者对向 V$_4$～ V$_6$,QRS 波群呈 RS 型者对
向 V$_3$。RV:右心室;LV:左心室。

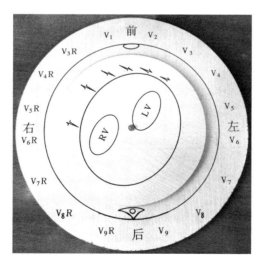

图 1-2-17B　逆钟向转位

该图对向 V$_3$ 的 RS 型波群逆钟向转至 V$_3$R 与 V$_1$ 之间(也可以转至 V$_2$ 或 V$_1$ 或更右)。

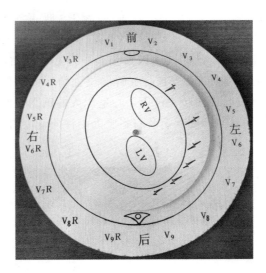

图 1-2-17C　顺钟向转位

该图对向 V_3 的 RS 型波群顺钟向转至 V_6（也可以转至 V_4 或 V_5 或 V_7 等）。

第三章　正常心电图

正常心脏的激动起源于窦房结,这种激动通过正常传导系统先后引起心房及心室的除极及复极,其电活动记录下来就是正常心电图。心电图必须记录在带有刻度的纸上才便于分析(图 1-3-1)。

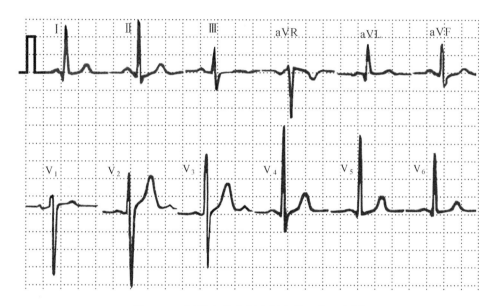

图 1-3-1　记录在带有刻度纸上的正常心电图

走纸速度为 25mm/s,定标电压为 10mm/mV。

第一节　心电图的测量方法

一、心电图记录纸的组成

心电图记录纸是由许多边长 1mm(毫米)的正方形小格组成(图 1-3-1 和图 1-3-2)的。横向代表时间。当走纸速度为标准的 25mm/s 时,1mm 的宽度代表 0.04s(40ms),5 个小格(1 个大格)代表 0.2s。走纸速度根据需要可以减慢或加快,而 1mm 宽度代表的时间数也相应增加或减少。纵

3-1 心电图的
测量方法

向代表电压。当定标电压为标准的 1mV(毫伏)等于 10mm 时,1mm 的高度代表 0.1mV。如果记录的心电图波幅过高,可以调节灵敏度(增益),使定标电压 1mV 等于 5mm,此时 1mm 的高度代表 0.2mV。波幅过低时,使定标电压 1mV 等于 20mm,此时 1mm 的高度等于 0.05mV。如果采用非标准的走纸速度或非标准的定标电压,记录心电图时必须标明。

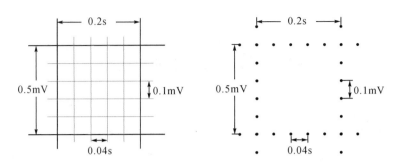

图 1-3-2　心电图记录纸的组成

二、心率的测量

（一）计算法

1.规则的心率　用 PP 或 RR 间期(s)来计算心率数,可以算出心房率或心室率。计算公式:心率(次/分)＝60/PP(RR)间期,也可以查表得出(见附录三)。

2.不规则的心率　以一个 P 波或 R 波为起点,连续计算 3s 或 6s 内所包含的 PP 或 RR 间期数,若最后一个间期是不完整的,则需保留一位小数,乘以 20 或 10,即得出心率数(图 1-3-3)。

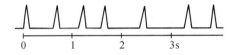

图 1-3-3　心率不规则时的测量

图示在 3s 内有 4.7 个 RR 间期,故平均心室率为 4.7×20 ＝94 次/分。

（二）目测法

记住下面 8 个心率固定数值:当 RR 或 PP 间期为 1 个大格(0.2s)时,心率为 300 次(60/0.2),依次类推。心率在 150 次以下时,每 1 个大格前后所表示的心率差值可平均到 5 个小格中去,如 150～100 次之间差值为 50,平均到 5 个小格,每个小格为 10 次,即每少 1 小格,心率就增加 10 次。心率在 300～150 次时,每少 1 小格就在前一心率的基础上加 10 次,每少 2 小格加 20 次,依次类推(图 1-3-4)。目测的心率与实测心率有一些误差,心率越快,误差越大,最大误差为 7 次。

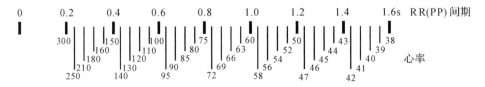

图 1-3-4　心率的目测法

粗线下面为 8 个心率固定数值。

三、各波段时间与电压的测量

心电图各波段测量时首先要选择一平直的基线即等电位线。等电位线通常是指 TP 间期或 UP 段(图 1-3-5)。如果心率过快使 TP 间期看不清及 PR 段下斜时,可采用相邻的两个 QRS 波群起点的连线作为基线。间期是指其间有波出现;段是指其间无波出现。

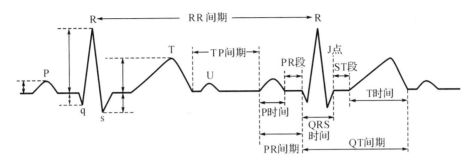

图 1-3-5　心电图各波段时间与电压的测量

(一)时间的测量

1.各波时间的测量　自波形起点的内缘测至波形终点的内缘。

2.十二导联同步心电图仪记录的心电图各波段时间的测量

(1)P 波:从最早的 P 波起点测量至最晚的 P 波终点;

(2)QRS 波群:从最早的 QRS 波群起点测量至最晚的 QRS 波群终点;

(3)PR 间期:从最早的 P 波起点测量至最早的 QRS 波群起点;

(4)QT 间期:从最早的 QRS 波群起点测量至最晚的 T 波终点。

3.十二导联非同步(单导联)心电图仪记录的心电图各波段时间的测量(图 1-3-5)

(1)P 波及 QRS 波群:选择最宽的 P 波及 QRS 波群,分别从它们的起点测量至终点;

(2)PR 间期:选择 P 波宽大且有 Q 波的导联,从 P 波的起点测量至 QRS 波群的起点;

(3)QT 间期:选择最长的 QT 间期,从 QRS 波群的起点测量至 T 波的终点。

(二)振幅的测量

正向波波幅应以基线的上缘至波形顶点之间的垂直距离为准,负向波幅应以基线的下缘至波形底端的垂直距离为准(图 1-3-5)。

第二节　心电图各波段的命名及正常范围

一、P 波

P 波为心电图的第一个波,为右、左心房的除极波。右心房上部除极在前,形成 P 波的起始部分。由于前结间束分出的房间支存在,使得右心房下部与左心房同时除极,形成 P 波的中间部分,左心房最晚除极的部分形成 P 波的终末部分(图 1-3-6)。

1.P 波形态　正常 P 波呈圆钝形,有时可有轻度切迹而呈双峰样,峰距<0.04s。P 波额面电轴 0°～+75°。平均电轴常与 II 导联平行,故 I、II、aVF、V_4～V_6 导联直立,aVR 导联倒置。V_1～V_2 导联常呈正负双向,这是由于先激动的右心房除极方向向前而对向 V_1～

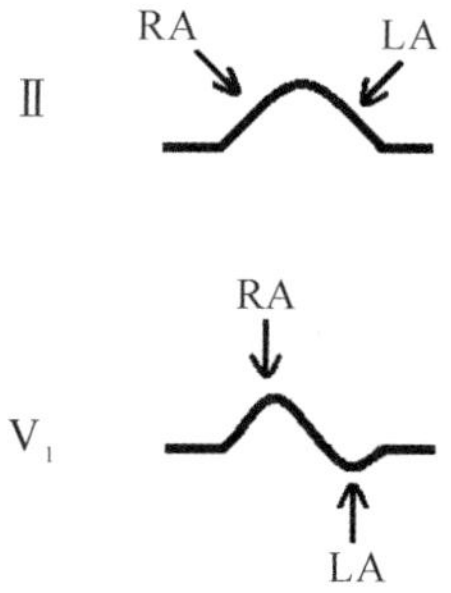

Ⅱ

V₁

RA：右心房除极；LA：左心房除极

图 1-3-6　正常 P 波示意图

V_2,后激动的左心房除极方向向后而背向 $V_1 \sim V_2$,这种正负双向的 P 波其中正向或负向的
振幅较低时,可表现为完全负向或完全正向的 P 波。Ⅲ 及 aVL 导联距 P 波电轴远,故 P 波
多变,可以直立、双向或倒置。

2.P 波时间　小于 0.11s。

3.P 波电压(振幅)　肢体导联的 P 波振幅为 0.05 ～ 0.25mV;胸导联直立的 P 波为
0.05 ～ 0.15mV,呈双向时其电压算术和小于 0.2mV。P 波电压小于 0.05mV 为电压过低,
见于心包积液等。肢体导联 P 波电压大于 0.25mV、胸导联直立 P 波大于 0.15mV 时,见于
右心房扩大等。

$PtfV_1$(PV_1 terminal force)即 V_1 导联 P 波的
终末电势。当 V_1 导联 P 波呈正负双向时,计算
方法为其负向部分的电压(－mm)和时间(s)的
乘积(图 1-3-7)。正常值 ＞ － 0.03mm·s,若
≤－0.04mm·s(负值增加),则见于左心房扩大
或左心房负荷增加。

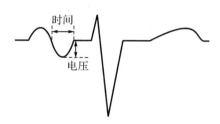

图 1-3-7　V_1 导联 P 波终末电势
的时间与电压测量

二、PR 间期

PR 间期是 P 波的起点至 QRS 波群起点的时
间,代表自心房开始除极至心室开始除极的时间,成人 PR 间期正常范围为 0.12 ～ 0.20s。
儿童及心动过速时可相应缩短,老年人及心动过缓时可相应延长(见附录一)。

三、PR 段

PR 段也称 PQ 段,是 P 波终点至 QRS 波群起点的平段,代表心房除极结束后激动经房
室交接区传导至心室的时间,也代表心房的 ST 段(STa)。P 波时间与 PR 段的比值为
1.0 ～ 1.6,大于 1.6 见于左心房扩大等。PR 段压低不超过 0.08mV,抬高不超过 0.05mV,
超过者考虑心房梗死。当 P 波振幅高时,心房复极波(Ta 波)负值增大,也可引起 PR 段
的压低。

四、QRS 波群

QRS 波群是心电图的第二个波,通常由 2~3 个波组成,故称为 QRS 波群,代表心室肌除极的电位变化。

（一）QRS 波群的形态及命名

QRS 波群起始第一个负向波称为 Q 波,第一个正向波称为 R 波,R 波之后的负向波称为 S 波,第二个正向波称为 R′波,R′波之后的负向波称为 S′波（图 1-3-8）。

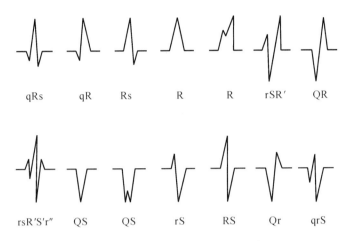

图 1-3-8 QRS 波群的各种形态及命名

QRS 波群中的各波根据其大小用英文字母的大小写表示。正向波或负向波（绝对值）大于或等于 0.5mV 时用大写字母,否则用小写字母。但波的大小也可以通过波与波的比较得出,而不按具体的数字标准判断。

（二）正常值

1. QRS 波群时间 通常在 0.06~0.10s,少数正常人可宽至 0.11s。

2. R 峰时间 R 峰时间（R peak time）又称室壁激动时间（ventricular activation time, VAT）,是从 QRS 波群起点到 R 波顶点垂线的距离。当 R 波出现切迹或 R′波时,以最后的 R 波峰为准,它代表激动从心内膜到心外膜下的时间（图 1-3-9）。正常值:右心室 R 峰时间 0.01~0.03s,左心室 R 峰时间 0.02~0.05s,超出者见于心室肥大、室内阻滞等。

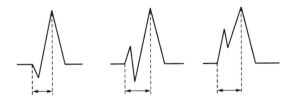

图 1-3-9 不同 QRS 波群形态时 R 峰时间的测量

3. QRS 波群电压（振幅） 越靠近心室除极方向的导联其电压就越高,与除极方向平行的导联电压最高。由于心电向量图与心电图导联体系不同,使两者图形之间的关系并不完全符合,而心电向量图导联体系比心电图更加符合实际情况。在额面,心室的除极是从右上向左下进行的,其电轴平均值位于 II 导联正侧附近,因此位于左下的肢体导联以 R 波为主,并且电压以 II 导联最高,在 II 导联两侧的导联则依次降低(图 1-3-10)。由于电轴平均值投影在 aVR 导联的负侧,故 aVR 导联以负向波(Q 或 S 波)为主。III 与 aVL 导联不在左下,距电轴平均值远,故随着电轴在正常范围内的变化,其波形可正向,也可负向。在水平面,心室除极的综合向量是向左及稍向后的(由左心室的解剖位置决定的),这就使得右心导联($V_1 \sim V_2$)主波负向,左心导联($V_4 \sim V_6$)主波正向。因此,QRS 波群的方向为:I、II、aVF、$V_4 \sim V_6$ 导联主波正向,aVR、$V_1 \sim V_2$ 导联主波负向,III 与 aVL 导联波形多变。

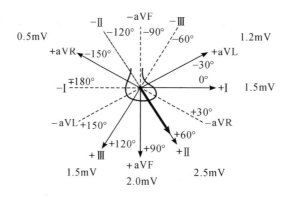

图 1-3-10 六个肢体导联 R 波的正常最高振幅

电轴平均值(粗箭头)位于 II 导联正侧。

R 波在各导联的正常值为:$R_I < 1.5mV$,$R_{II} < 2.5mV$,$R_{III} < 1.5mV$,$R_{aVR} < 0.5mV$,$R_{aVL} < 1.2mV$,$R_{aVF} < 2.0mV$,$R_{V_1} < 1.0mV$,$R_{V_5} < 2.5mV$,$R_{V_6} < 2.5mV$,$R_{V_1} + S_{V_5} < 1.2mV$,$R_{V_5} + S_{V_1} < 4.0mV$(男性)或 3.5mV(女性)。$V_1$ 的 R/S<1,V_5 及 V_6 的 R/S>1。

室间隔及左右心室的顺序除极形成 QRS 波群。由于左束支的分支—间隔支分布在室间隔中部,并且此处首先除极,其除极方向是自室间隔中部的左室面(左后)向右室面(右前)进行的,形成了起始向量。由于参与的细胞数量少,故形成的电量也小。这一向量对向 $V_1 \sim V_2$ 导联,故在 $V_1 \sim V_2$ 导联形成一小的 r 波。同时这一向量又背向 $V_4 \sim V_6$ 导联,故在 $V_4 \sim V_6$ 导联形成一小的 q 波。由于 $V_1 \sim V_2$ 导联比 $V_4 \sim V_6$ 导联距室间隔近,因此 $V_1 \sim V_2$ 导联的 r 波往往大于 $V_4 \sim V_6$ 导联的 q 波。少数正常人由于起始向量太小而在 $V_1 \sim V_2$ 导联上看不到 r 波及 $V_4 \sim V_6$ 导联上看不到 q 波。接下去是左右心室从心内膜向心外膜的同步除极,形成 QRS 波群的最大综合向量。由于左心室心肌比右心室厚,故除极产生的综合向量偏向左心室侧,使 $V_1 \sim V_2$ 导联形成 S 波,$V_4 \sim V_6$ 导联形成 R 波。最后是左心室基底部及右心室肺动脉圆锥部的除极形成的终末向量,表现为向上及向前或向后的向量。若终末向量向前,则形成 $V_1 \sim V_2$ 导联的 r' 波及 $V_5 \sim V_6$ 导联的 s 波,但 r' 波与 s 波并不总是同时存在,s 波较 r' 波常见;若终末向量向后,则 $V_1 \sim V_2$ 导联的 r' 波及 $V_5 \sim V_6$ 导联的 s 波消失。V_4 靠近过渡导联,其 s 波的形成受终末向量的影响较小。因此,正常 QRS 波群形态在胸导联表现为:$V_1 \sim V_2$ 呈 rS 型,$V_4 \sim V_6$ 呈 qR、qRs 或 Rs 型,右及左心室的过渡导联 V_3 呈 RS 型。$V_1 \sim V_4$ 导联 r 波逐渐增高转为 R 波,$V_4 \sim V_6$ 导联 R 波又逐渐减低。S 波通常以 V_2 最深,$V_2 \sim V_6$ 导联 S 波逐渐减小(图 1-3-1)。QRS 波群电压(正向波与负向波的绝对

值相加)至少在一个肢体导联中≥0.5mV,否则为肢体导联低电压;至少在一个胸导联≥
1.0mV,否则为胸导联低电压。

4.Q波　　正常Q波很小,振幅小于同导联R波的1/4,时间小于0.03s(不包括Ⅲ和
aVR导联)。V_1～V_3导联不应出现q波(为无q波导联),但可呈QS型。

五、J点

QRS波群的终末与ST段起始的交接点称为J点,代表着心室除极结束及复极开始。J
点抬高及压低不超过0.1mV。

六、ST段

QRS波群终点至T波起点间的线段称ST段,代表心室缓慢复极过程。ST段时间正
常小于0.15s。各导联ST段压低不超过0.05mV;ST段抬高在V_1～V_3导联不超过
0.3mV、在V_4～V_6及肢体导联不超过0.1mV。ST段抬高的测量从基线上缘至ST段上
缘;ST段压低的测量从基线下缘至ST段下缘。

七、T波

T波是心电图中的第3个波,代表心室快速复极时的电位变化。

1.形态　　T波是在ST段后出现的圆钝较大且占时较长的波,升支较缓,降支较陡,呈
现出两支不对称且底部宽阔的特征。

2.方向　　正常T波方向与QRS波群主波方向一致,但在V_1～V_3导联可以直立、双向
及倒置。若V_1导联T波直立,V_2～V_6导联T波不应倒置;若V_3导联T波倒置,V_1～V_2
导联T波不应直立。倒置的T波两支亦应不对称。

3.振幅　　T波振幅应大于同导联R波的1/10,T波在胸导联可高达1.2～1.5mV。但
T波高耸应注意排除早期心肌梗死的心电图改变。V_1导联直立的T波应小于V_5～V_6导
联直立的T波。

八、QT间期

从QRS波群起点至T波终点的时间称为QT间期,代表心室肌除极及复极所需的时
间。在正常窦性心律(心率60～100次/分)时其正常值为0.32～0.44s。QT间期随心率的
快慢而有变动,心率越快QT间期越短,反之则越长。因此,可采用校正的QT间期(QTc)
来纠正心率对QT间期的影响。常用的Bazett公式为:$QTc = QT/\sqrt{RR}$,公式中的QT为
实际测得值(单位为s),RR即RR间期(单位为s)。QTc的正常上限值为0.44s,超过此时
限即为QT间期延长。临床上常采用简便实用的查表法(见附录三)。QT间期的测量是从
QRS波群的最早起点测量至T波的终点(T波终末部分与基线的交点)。各导联的QT间
期可以不同,应采用最长的QT间期。

QT间期延长可使心肌易颤期延长,若出现室性期前收缩,则易诱发心室颤动。QT间
期延长见于低血钾、低血钙及应用奎尼丁等抗心律失常药。QT间期缩短见于高血钾、高血
钙及应用洋地黄类药物等。一些心肌的病变也可以引起QT间期的异常。

九、U 波

U 波是心电图的最后一个波,因为它小故常被忽略。U 波是在 T 波后的 0.02～0.04s 处出现的小而圆钝的波,肢体导联往往不明显,胸导联通常可以见到,以 V₃ 导联最清楚。其方向与 T 波方向一致,振幅 0.05～0.2mV,不超过同导联 T 波的 1/2(图 1-3-1)。U 波增高见于低血钾、脑血管意外等。U 波倒置见于冠心病、高血压性心脏病等。U 波的起源仍无定论。

第三节　正常小儿心电图

由于小儿的生长发育较快,使得不同年龄的心电图有不同的正常值,年龄越小,心电图的变化也越明显。与成年人相比,小儿心电图有如下特点:①小儿交感神经占优势,导致心率增快;②小儿心脏相对较小,激动传导途径短、传导速度快,使得各波段及间期缩短;③小儿胸壁薄以及皮肤组织的导电性能好,使得心电图各波的振幅增高;④由于胎儿期肺循环尚未建立,右心室射血时通过动脉导管进入主动脉,使右心室压力增高及负荷增加,导致右心室优势的心电图改变(图 1-3-11),这种改变在出生后一个月内仍然明显,此后逐渐消退,6岁以后逐渐演变为左心室优势的心电图改变,部分正常人右心室优势的心电图改变可以持续到成年。

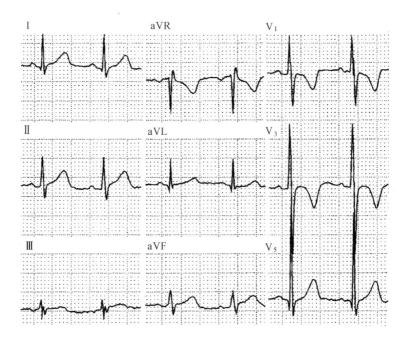

图 1-3-11　正常小儿心电图

男性,5 岁。V₁ 的 R/S＞1,V₁ 及 V₃ 导联的 T 波倒置。

一、心率

小儿常因哭闹、易动而使得所测心率变化较大。平均静息窦性心率从出生至 1 个月逐渐上升,此后开始逐渐下降。出生至 7 天为 90～170 次/分;7 天至 1 月为 110～190 次/分;1 月至 1 岁为 100～180 次/分;1 至 6 岁为 80～160 次/分;6 岁～16 岁为 60～130 次/分。

二、窦性 P 波

1. P 波方向　　P 波在 Ⅰ、Ⅱ、aVF、V_5 及 V_6 导联直立,aVR 导联倒置。

2. P 波电压　　直立的 P 波以 Ⅱ 导联最高,振幅小于 0.25mV。

3. P 波电轴　　P 波电轴位于 0°～+70°之间。

4. P 波时间　　P 波时间随年龄增加而延长,其范围为 0.04～0.09s。

三、PR 间期

PR 间期随年龄增加而延长,这主要是由于房室结的传导随年龄增加而减慢所致,范围为 0.08～0.18s。

四、QRS 波群

1. QRS 波群电轴　　足月产婴儿右心室占优势,因而 QRS 波群电轴通常指向右下,出现电轴右偏,可达+190°,1 岁以后则逐渐接近成年人的电轴范围。

2. QRS 波群时间　　QRS 波群时间随年龄增加而逐渐延长,范围为 0.04～0.09s。

3. Q 波　　小儿下壁及左心胸导联可以出现 Q 波,Q 波时间小于 0.02s,振幅常小于 0.4mV,个别小儿可达 0.8mV。右心胸导联常不出现 Q 波,若出现 Q 波,常与右心室肥大有关。

4. R 及 S 波　　右心胸导联通常以 R 波为主,R 波可高达 2.6mV,以后逐渐降低。出生至 1 周右心胸导联 S 波较深,1 周至 1 月 S 波变浅,以后随年龄增加又逐渐加深。通常在 3 岁之前 V_1 的 R/S>1,3 岁以后则逐渐变为小于 1。出生至 1 月左心胸导联以 S 波为主,使 V_5 的 R/S<1;1 月后 S 波逐渐变小,使 V_5 的 R/S>1。

五、ST 段

小儿因其心率较快使得心电图上等电位线难以确定,此时常以 PR 段作为参考标准。ST 段的抬高或压低不超过 0.1mV。

六、T 波

T 波圆钝,类似于成年人 T 波,振幅大于同导联 R 波的 1/10。V_1～V_3 导联的 T 波在出生至 1 周时直立;1 周至 7 岁时倒置;7 岁以后逐渐直立,个别小儿成年后 T 波仍在 V_1～V_3 导联倒置称为持续性幼稚性 T 波。在倒置 T 波的右侧导联不应出现直立 T 波,否则即为异常 T 波。

七、QT 间期

QT 间期与心率密切相关,心率快时缩短,心率慢时延长。心率校正后的 QT 间期(QTc 间期)正常值≤0.43s。QT 间期也随年龄增加而延长。

附:心电图各波在常规十二导联的方向

　　在常规十二导联中,心电图的 P 波、QRS 波群主波(最高或最深的波)、T 波及 U 波在不同导联可表现为不同的方向,而在某些导联可以**直立**,也可以**倒置或双向**,但它们仍有一定的规律可循(图 1-3-12)。图 1-3-12 将常规十二导联分为:①直立导联,即 Ⅰ、Ⅱ、aVF、V₄～V₆ 导联,心电图各波或主波均应直立或向上;②倒置导联,即 aVR 导联,心电图各波或主波均应倒置;③多变导联,即 Ⅲ、aVL、V₁～V₂ 导联,心电图各波或主波可以直立、双向或倒置,但 V₁～V₂ 的 QRS 波群主波应负向,P 及 T 波多变;④过渡导联,即 V₃ 导联,P 及T 波常为直立,也可多变,QRS 波群为正负双向波。

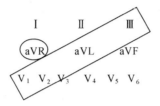

图 1-3-12　导联的划分及心电图各波方向

　　图中圈内的导联是倒置导联;框内的导联是多变导联;V₃ 导联一半在框外,一半在框内,为过渡导联;其他导联为直立导联。

第四章 心房扩大与心室肥大

心腔内血容量增加或射血阻力增加可导致心房扩大（atrial enlargement）与心室肥大（ventricular hypertrophy）。血容量增加称为容量负荷过重或舒张期负荷过重，主要引起心腔扩大。射血阻力增加称为压力负荷过重或收缩期负荷过重，主要引起心腔壁肥厚。心电图诊断心房扩大与心室肥大是依据其产生的电力大小及时间长短来判断的，故敏感性不高，可出现心房扩大与心室肥大者而心电图正常（假阴性）或无心房扩大与心室肥大者而心电图却有其表现（假阳性）。但心电图诊断心房扩大与心室肥大仍有一定的价值，且有各自的诊断标准，所具备的标准越多，诊断价值越大。作出诊断时结合临床资料可提高诊断准确性。目前超声心动图仍是判断房室大小和室壁厚度的最佳检查方法。

第一节 心房扩大

由于心房壁较薄，当其腔内血容量增加或压力增大时，多表现为心腔扩大，而较少表现为心房壁肥厚。心房扩大引起心房肌纤维增长、房间束牵拉受损及传导功能改变，从而使心房肌除极向量的振幅和方向发生变化。在窦性心律时，心电图主要表现为 P 波形态改变、电压增高及/或时间的延长（图 1-4-1）。在非窦性心律时，因不能制订心房扩大的诊断标准，故不能作出心房扩大的诊断。

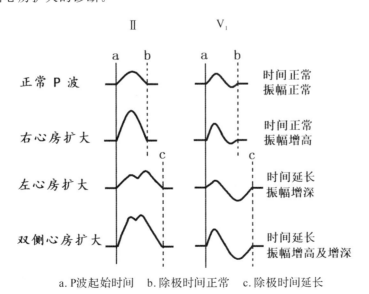

a.P波起始时间 b.除极时间正常 c.除极时间延长

图 1-4-1 心房扩大时 Ⅱ 及 V₁ 导联的 P 波形态示意图

一、右心房扩大

右心房位于心脏的右前方,激动起源于右心房上部的窦房结,故激动自上而下首先引起右心房除极,然后经房间束穿间隔再激动左心房,故右心房除极比左心房早,且结束也早。当右心房扩大(right atrial enlargement)时,虽然除极时间较正常延长,但常与较后开始除极的左心房时间重叠而不超过后者,故总的心房除极时间并不延长,即 P 波时间在正常范围内。由于左、右心房除极时间叠加增多,导致 P 波电压的增高。右心房除极向量增大可使指向右前下方的 P 向量随之增大。在额面,P 环的最大向量投影在下壁导联的正侧,使 Ⅱ、Ⅲ、aVF 导联的 P 波高耸;在横面上,P 环主要是向前方增大,该环体与右前胸的 V_1、V_2 导联轴几乎平行,故在 V_1、V_2 导联 P 波亦高耸。此类 P 波多见于慢性肺源性心脏病、肺动脉高压、肺动脉瓣狭窄等疾病,因此常称为"肺型 P 波"。肺型 P 波也是弥漫性肺部疾病患者心电图的一个特点。另外,心房复极波(Ta)的方向与 P 波相反,在 P 波高尖的导联上容易显示出来,倒置的 Ta 波位于 PR 段上,可以引起 PR 段轻度压低。

右心房扩大的心电图表现:①Ⅱ、Ⅲ、aVF 导联 P 波高尖,≥0.25mV,低电压时同一导联 P 波>1/2R 波;②V_1 或 V_2 导联 P 波≥0.15mV;③P 波电轴常右偏超过 75°(图 1-4-2)。

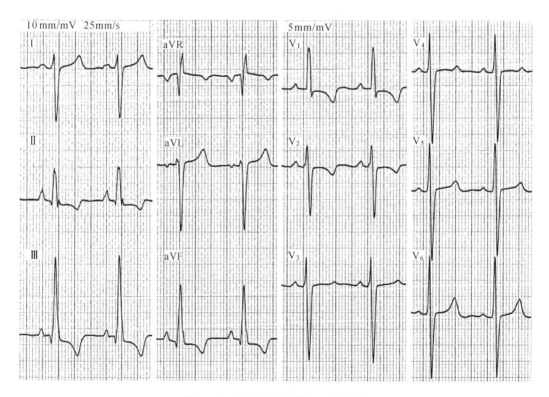

图 1-4-2　右心房扩大及右心室肥大

Ⅱ、Ⅲ、aVF 导联 P 波高尖,Ⅱ导联 0.30mV;V_1 及 V_2 导联 P 波 0.40mV。QRS 电轴+120°;aVR 导联的 R 波 0.6mV,V_1 呈 Rs 型,R_{V_1} 2.6mV,V_5 及 V_6 导联 S 波增深,R_{V_5} 的 R/S<1,R_{V_6} 的 R/S＝1。Ⅱ、Ⅲ、aVF、V_1、V_2 导联 ST 段压低及 T 波倒置(胸导联为半电压记录)。

二、左心房扩大

左心房位于心脏的左后方,激动从窦房结处开始,向下及向左传导,右心房先激动,左心房后激动。因此,心房除极产生的 P 波开始部分为右心房除极,中间部分为左右心房同时除极,终末部分为单纯左心房除极。当左心房扩大(left atrial enlargement)时,房间束牵拉受损及传导功能降低,使除极时间延长,即 P 波终末部分延长,从而使整个心房除极时间亦相应延长,除极向量向左后增大,故在额面左侧导联Ⅰ、Ⅱ、aVL 中 P 波明显增宽,且常出现"M"型双峰 P 波,峰间距超过 0.04s,P 波振幅也会较正常稍增高。在横面上,由于 P 波终末部分向量向后增大,使右前胸导联 V_1、V_2 中 P 波呈正负双向,且负向部分明显增宽、加深,使 $PtfV_1$ 负值增大。此类 P 波多见于二尖瓣病变,因此常被称为"二尖瓣型 P 波"。

左心房扩大的心电图表现:①P 波时间≥0.12s,出现双峰,峰距≥0.04s,在Ⅰ、Ⅱ、aVL 导联最明显;②$PtfV_1$≤-0.04mm・s(图 1-4-3)。

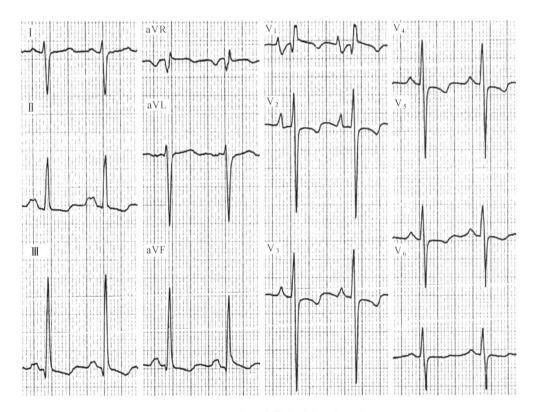

图 1-4-3　左右心房扩大及右心室肥大

P 波在Ⅱ、Ⅲ、aVF 导联增宽为 0.14s,出现双峰,峰距 0.06s,P 波振幅在Ⅱ导联 0.25mV,$PtfV_1$ 为 -0.12mm・s(左心房扩大)。V_2 导联 P 波高尖为 0.30mV(右心房扩大)。QRS 电轴+116°;V_1 呈 qR 型,Ⅰ、V_5 及 V_6 导联 S 波增深,多数导联 ST 段压低及 T 波倒置。

三、双侧心房扩大

双侧心房负荷过重可导致双侧心房扩大(biatrial enlargement),使除极向量增大及除极时间延长,故 P 波振幅增高,且时间也延长(图 1-4-3)。

双侧心房扩大的心电图表现:①同时具备左和右心房扩大的特征;②临床上有引起双侧心房扩大的病因或证据。以上两条同时具备方可诊断。

由于心房内传导阻滞、心房负荷增加及心房梗死等情况也可以出现类似于右或左心房扩大的心电图表现,故应结合临床进行鉴别。

第二节　心室肥大

在收缩期因射血阻力过大可引起心室肥大,在舒张期因回心血量过多可引起心室扩张,均是器质性心脏病的常见后果。当心室发生肥大时,心室肌纤维增粗、增长,使心室壁增厚,心室腔扩大,除极时间延长,除极向量增大。若心室肌肥大达到一定程度,室壁发生劳损、纤维化以及相对供血不足,继而导致心肌复极顺序发生改变。这些心室肌除极和复极过程的变化,在心电图上表现为相应导联的 QRS 波群及 ST-T 的异常。

一、左心室肥大

临床上多种疾病如高血压病、冠心病、一些先天性心脏病、肥厚型心肌病等都可引起左心室肥大(left ventricular hypertrophy)。正常左心室位于心脏左后方,室壁厚度大致为右心室的 3 倍。当左心室肥大时,左心室壁的除极表面积随之增大,除极时间也相应延长,故 QRS 波群时限增宽,R 峰时间可以延长。但心室肥大一般不损害到心脏的传导系统,故心室的除极顺序不发生改变。在心电向量图上,由于左心室在心脏左后方,故 QRS 环体主要向左向后增大,投影在心电图上表现为右心导联 S 波增深以及左心导联 R 波增高。由于左心室肥大的向量环以向后为主,因此额面电轴通常表现不出特征性的变化。

当左心室肥大时,还常常伴有 ST-T 的改变,这种改变可分为两种情况:①继发性 ST-T 改变:即由于左心室肥大,除极时间延长,整个左心室除极尚未完全结束时,部分较早除极的心室肌已开始复极,使最大 QRS 向量与 ST-T 向量的方向相反。这种由于除极的变化所导致的复极相应的变化称为"继发性 ST-T 改变"。②原发性(缺血性)ST-T 改变:产生这种改变的原因为心室肌细胞肥大,氧耗量增加,而心肌内毛细血管数量不能随心肌的肥厚而增加,故单位体积心肌组织内的毛细血管数便减少,使心肌产生了相对性的供血不足,从而使复极过程发生原发性改变。左心室肥大的心电图表现:

1. QRS 波群电压增高

胸导联:R_{V_5} 或 $R_{V_6} > 2.5\text{mV}$,R_{V_5} 或 $R_{V_6} + S_{V_1} > 4.0\text{mV}$(男)或 $>3.5\text{mV}$(女);

肢体导联:$R_I > 1.5\text{mV}$,$R_{aVL} > 1.2\text{mV}$,$R_{aVF} > 2.0\text{mV}$,$R_I + S_{III} > 2.5\text{mV}$。

Cornell 诊断标准:$R_{aVL} + S_{V_3} > 2.8\text{mV}$(男)或 $>2.0\text{mV}$(女)

2. QRS 波群时间轻度延长　一般不超过 0.11s。

3. ST-T 改变　在 R 波为主的导联上 ST 段压低 0.05mV 或以上,T 波低平、双向或倒置(图 1-4-4)。

目前诊断左心室肥大价值较高的两个标准是左心导联 QRS 波群电压增高伴继发性 ST-T 改变及 cornell 标准。

过去曾将 QRS 波群电压增高同时伴有上述 ST-T 改变者,称为左心室肥大伴劳损(left

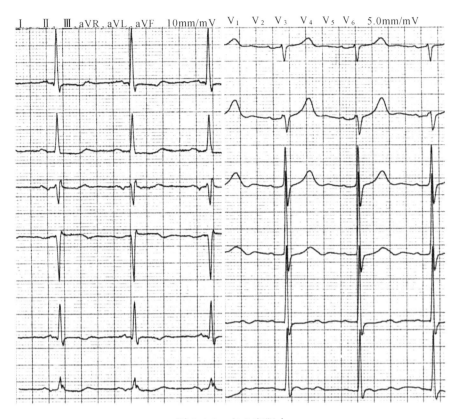

图 1-4-4　左心室肥大

患者男性,73 岁,高血压病。R 波在 Ⅰ 导联 1.6mV,V$_5$ 导联 4.6mV,V$_6$ 导联 3.6mV。Ⅰ、Ⅱ、aVF、V$_5$ 导联 ST 段压低 0.05mV 及多数导联 T 波负正双相或低平,T$_{V_1}$＞T$_{V_5}$(胸导联为半电压记录)。

ventricular hypertrophy and strain);若 QRS 波群电压增高仅表现在 V$_5$ 或 V$_6$ 导联,而不伴有其他改变时称为左心室高电压。

二、右心室肥大

右心室由于压力负荷过重或容量负荷过重可导致心室壁肥厚或心室腔扩大。肺心病、肺动脉高压症、扩张型心肌病以及一些先天性心脏病,如法洛四联症、房间隔缺损、室间隔缺损等均可引起右心室肥大(right ventricular hypertrophy)。右心室壁厚度仅为左心室壁的 1/3,除极向量也远小于左心室,只有当右心室肥大非常显著时,才会表现出心电向量和心电图上的特征性改变,故心电图诊断右心室肥大的敏感性较左心室肥大低,但特异性较后者高。

在正常情况下,QRS 综合向量以左心室占优势,故左心室肥大时,主要表现为 QRS 环体的增大,即心电图上 QRS 电压的增高,这些都属于量上的变化。右心室明显肥大时,左右心室壁厚度比例改变较大,因而使 QRS 综合向量的方位及心电图上 QRS 波群的形态也发生了变化,这些属于质的变化。

右心室肥大时产生向右向前的右心室除极向量,甚至超过指向左后的左心室除极向量,使 QRS 向量环向右、向前明显移位,故右心室肥大的心电图表现在右心导联 R 波增高,左心导联 S 波增深。反映在横面的胸导联上更为典型,在右心胸导联 $V_1 \sim V_2$ 形成高大的 R 波,S 波减小甚至消失;在左心胸导联 $V_4 \sim V_6$ 出现以 S 波为主的 QRS 波群,且 R 波逐渐降低,S 波逐渐增深,致使 R/S 比值在从右到左的胸导联中逐渐减小。另外,由于右心室肥大后,向前扩张受到胸骨的限制,心腔沿长轴发生显著顺钟向转位,即右心室向左旋转、左心室向后旋转,使右心室的波形出现在更靠左的胸导联上,左心室的波形向后可以一直旋转至右心 V_1、V_2 导联的区域,致使右心导联以 R 波为主,左心导联以 S 波为主。

部分重度右心室肥大患者,V_1 导联出现 q 波,呈 qR 或 qRs 型。q 波的产生可能是由于心脏发生了显著顺钟向转位,使室间隔的除极起始向量也相应发生了转向,由正常时的向右向前,转为向左,反映在 V_1 导联便形成了 q 波。在慢性肺源性心脏病伴右心室肥大的患者中,有一部分心电图表现为胸导联 $V_1 \sim V_6$ 均呈 rS 型,这是由于显著的顺钟向转位使 QRS 向量环大部分都位于后方所致。因此,除了起始向量投影在各胸导联的正侧外,其余大部分均投影在负侧,从而形成了 rS 型的 QRS 波群。

在额面上,由于右心室肥大的 QRS 向量环向右、向前移位,最大 QRS 向量指向右心导联而背离左心导联,故出现电轴右偏。

由于右心室壁比左心室壁薄得多,故右心室肥大一般很难超过正常左心室壁的厚度,因此,整个心室的除极时间并不延长,即 QRS 时限在正常范围内。但当右心室明显肥大时,心室的除极向量由起始到转向左后方的时间可能延长,致使 V_1 的 R 峰时间延长。

右心室肥大亦可导致 ST-T 的继发性和原发性改变,通常表现为 R 波高大的导联 ST 段压低,T 波倒置或双向。右心室肥大的心电图表现为:

1.QRS 波群形态改变 ①胸导联:V_1 呈 R 型或 Rs 型,R/S>1,重度右心室肥大可呈 qR 型;V_5、V_6 呈 rS 型,R/S<1,V_5、V_6 的 S 波>0.7mV;$R_{V_1} \geqslant 1.0mV$ 或 $R_{V_1} + S_{V_5}$ 或 S_{V_6} >1.05mV(重症>1.2mV);②肢体导联:aVR 呈 qR 或 Rs 型,R/q 或 R/s>1,R_{aVR} >0.5mV。

2.QRS 电轴右偏$\geqslant +90°$(重症>+110°)。

3.右心室 R 峰时间延长 主要表现为 V_1 的 R 峰时间>0.03s。

4.ST-T 改变 主要表现为 V_1、V_2 的 ST 段压低,T 波倒置或双向。过去曾将 QRS 波群符合右心室肥大表现,且同时伴有右心导联 ST-T 改变者称为右心室肥大伴劳损(right ventricular hypertrophy and strain)(图 1-4-2、1-4-3)。

右心导联 QRS 波群电压增高伴电轴右偏为单纯右心室肥大的必备条件。

三、双侧心室肥大

左、右心室同时肥大称为双侧心室肥大(biventricular hypertrophy)。由于左、右心室同时除极的向量可以部分抵消而产生正常的心电图图形,故心电图诊断双侧心室肥大的敏感性较低。心电图表现如下:

1.只表现出一侧心室肥大图形,另一侧心室肥大的图形被掩盖 由于左心室壁比右心室壁厚,故表现为左心室肥大图形的较多见。

2.呈现出正常或大致正常的心电图 这是由于双侧心室肥大的除极向量相互抵消,使 QRS 电轴、电压、波形正常化。有时可仅有 QRS 波群时间轻度增宽,ST-T 轻度改变。

3.同时出现双侧心室肥大的典型图形 只有出现这种表现形式才有助于双侧心室肥

大的诊断。这类心电图比较少见,其表现如下:

(1)表现出右心室肥大典型图形特征时,同时伴有下列一项或几项者:①QRS 电轴左偏;②R_{V_5} 或 R_{V_6} 电压异常增高;③$R_{V_5} + S_{V_1} > 4.0 mV$。

(2)表现出左心室肥大典型图形特征时,同时伴有下列一项或几项者:①QRS 电轴右偏;②显著顺钟向转位;③V_1 的 R/S>1;④$R_{aVR} > 0.5 mV$,且 R/q 或 R/s>1,并除外左前分支阻滞;⑤V_1 的 R 峰时间>0.03s;⑥V_5 或 V_6 的 S 波>0.7mV(图 1-4-5)。

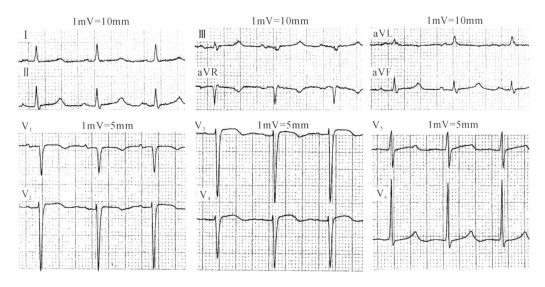

图 1-4-5　双侧心室肥大

男性,68 岁。风湿性心脏病。心电图示:$R_{V_6} = 3.6 mV$、$S_{V_1} + R_{V_6} = 5.2 mV$、$R_{aVL} + S_{V_3} = 4.3 mV$,符合左心室肥大。$V_5$ 的 R/S=1 及显著顺钟向转位、S_{V_5} 1.1mV,符合右心室肥大。$V_1 \sim V_4$ 导联的 T 波倒置。

第五章　心肌缺血

心肌供氧减少或需氧增多导致氧的供需失衡即可引起心肌缺血（myocardial ischemia）。心肌缺血最常见的原因是冠状动脉供血不足（coronary insufficiency）。由于冠状动脉粥样硬化,脂质沉积在冠状动脉内膜上,使冠状动脉管腔逐渐狭窄,血流逐渐减少,当管腔内径狭窄大于75%时,即可导致氧的供需失衡,在心电图上出现典型的缺血性改变,临床上可出现典型的心绞痛症状。若管腔完全闭塞,则血流中断,即出现急性心肌梗死（acute myocardial infarction,AMI）。

第一节　心肌缺血心电图表现

心肌缺血主要以 ST-T 改变为主,通常不引起 QRS 波群的改变,即只引起复极改变而不引起除极改变。因为临床许多原因也可以引起 ST-T 的改变,故在排除其他原因之后,才能诊断为冠状动脉供血不足。

一、ST 段异常

ST 段异常主要表现为心内膜下心肌损伤而引起的 ST 段的压低。

1. 缺血型 ST 段压低　ST 段压低>0.05mV,具有诊断意义。

（1）水平型:R 波顶点垂线与 ST 段延长线的交角等于90°（图 1-5-1b）。

（2）下斜型（斜型）:上述交角>90°（图 1-5-1c）。计算压低程度通常是以 J 点后 0.08s 处判断。

2. ST 段平坦延长　ST 段平坦延长大于 0.15s。部分冠状动脉供血不足者,心电图不出现缺血型 ST-T 改变,而仅表现为 ST 段平坦延长,延长的 ST 段常与 T 波的交界处形成明显的角（称为急转角,sharp angle）,冠状动脉供血不足的早期可以出现这种改变,但应排除低血钙（图 1-5-1d）。

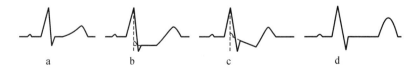

图 1-5-1　ST 段改变示意图

a. 正常 ST 段;b. ST 段水平型压低;c. ST 段下斜型压低;d. ST 段平坦延长与 T 波的交界处形成急转角

二、T 波异常

1. T 波低平　以 R 波为主的导联 T 波振幅小于同导联 R 波的 1/10 为 T 波低平(图 1-5-2b),诸多原因均可引起 T 波低平,应注意鉴别。

2. T 波双向　T 波先倒置后直立为负正双向,先直立后倒置为正负双向(图 1-5-2c、d)。

3. T 波倒置　根据倒置 T 波的降支与升支是否对称分为不对称性及对称性 T 波倒置(图 1-5-2e、f)。不对称性 T 波倒置既可以是继发性或非缺血性的,也可以是缺血性的。对称性 T 波倒置通常是缺血性的,是穿壁性心肌缺血和心外膜下心肌缺血的表现。

冠状动脉供血不足的 T 波特点:①冠状 T 波:倒置的 T 波两支对称,波谷变尖,基底变窄;②能定位诊断:如冠状 T 波出现于前壁或下壁导联,则分别代表前壁或下壁心肌缺血;③有动态变化:倒置 T 波时深时浅,时而低平时而直立。

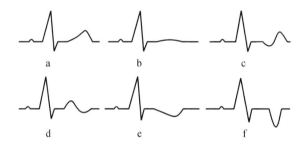

图 1-5-2　T 波改变示意图

a. 正常 T 波;b. T 波低平;c. T 波负正双向;d. T 波正负双向;e. T 波不对称倒置;f. T 波对称倒置

4. $T_{V_1} > T_{V_5}$ 或 T_{V_6}　胸导联 T 波直立时出现这种现象可考虑冠状动脉供血不足。

冠状动脉供血不足引起的 ST-T 改变多为波动性,时而表现为异常,时而表现为正常。这种特征与心肌氧的间断性供需失衡有关。

三、U 波倒置

在运动或冠状动脉痉挛时引起心肌急性缺血可出现 U 波倒置(图 1-5-3)。

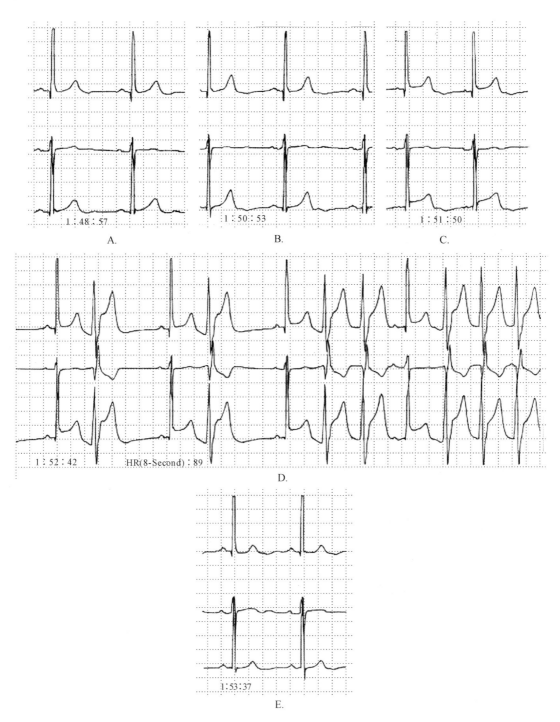

图 1-5-3　反复胸痛发作时的动态心电图检查

　　患者男性,53 岁。附图每幅自上向下分别是 V_5、V_1 及 aVF 导联同步记录。A.胸痛发作前各波段正常;B.胸痛开始发作时可见 U 波倒置;C 及 D.胸痛逐渐加重,ST 段逐渐抬高,由 0.2mV 抬高为 0.3mV(aVF),并出现室性期前收缩及室性心动过速;E.胸痛缓解,ST 段恢复正常,U 波仍然倒置。

第二节　心绞痛发作时的心电图改变

一、典型心绞痛心电图改变

由于冠状动脉狭窄引起心肌急性缺血而导致典型心绞痛的发作。心绞痛发作时或发作后不久心电图可出现心肌缺血及损伤改变。

1.ST 段压低　呈水平型或斜型，常出现在左外侧导联，如 $V_4\sim V_6$、I、aVL、II。

2.T 波低平、双向或对称性倒置。

3.U 波倒置。

如原来已有 ST-T 改变，心绞痛发作时可使这些改变更加显著。

二、冠状动脉痉挛心电图改变

冠状动脉痉挛性心绞痛曾称为变异型心绞痛，常由一支较大的冠状动脉痉挛引起一过性透壁性缺血而导致疼痛发作。发作通常在安静状态下，与运动及情绪激动无关，常呈周期性发作，在每日同一时间发作。

发作时心电图可以有以下表现（图 1-5-3）：①ST 段抬高，可呈单向曲线，对应导联 ST 段压低；②T 波增高，变尖；③U 波倒置；④QRS 波群改变（除极过程受影响）：R 波增高，变宽，S 波减少或消失；⑤心律失常：室性期前收缩、室性心动过速、房室阻滞等；⑥假性改善：原有 ST 段压低及 T 波倒置，发作时 ST 段可回至基线，T 波直立。若冠状动脉痉挛为非闭塞性，则可表现为 ST 段压低或 T 波倒置。

三、典型心绞痛与冠状动脉痉挛临床及心电图鉴别要点

典型心绞痛与冠状动脉痉挛在发病机制、临床表现及心电图特征方面既有相同点又有着诸多的不同之处，故需要进行鉴别（表 1-5-1、表 1-5-2）。

表 1-5-1　临床鉴别要点

临床情况	典型心绞痛	冠状动脉痉挛
冠状动脉狭窄	重	轻
冠状动脉痉挛	轻	重
劳累、情绪激动诱发	是	否
过度换气或麦角胺试验诱发	否	是
周期性发作	否	是
症状	轻	重
持续时间	短	长
休息后缓解	是	否

表 1-5-2 心电图鉴别要点

心电图改变	典型心绞痛	冠状动脉痉挛
发作时 ST 段改变	压低	抬高
发作时 T 波改变	低平、倒置	直立、高尖
发作时 QRS 波群改变	无	可有
假性改善	无	可有
发作时心律失常	少见	多见
运动试验阳性	多见	少见
发生心肌梗死部位	难以预料	ST 段抬高部位

第三节 心电图负荷试验

一部分冠心病患者虽然有冠状动脉狭窄,但在休息时心肌氧的供需仍能够达到平衡而无心肌缺血的心电图改变,故普通卧位静息心电图可表现为正常。若采用增加心脏负荷的办法使心脏耗氧量增加,则可导致心肌氧的供需失平衡而引起心肌缺血的临床症状及心电图改变,并以此估测受检者有无冠状动脉供血不足。心电图负荷试验包括运动负荷试验及药物负荷试验,通常首选运动负荷试验。当患者因年老体弱、关节病变等不能接受运动负荷试验时,可选择药物负荷试验。

一、Master 二级梯运动试验

Master 二级梯运动试验是最早采用的运动试验,按规定的运动频率运动 1.5min(分钟),但阳性率很低,故又增加 1.5min 即为双倍二级梯运动试验。患者在每级高 23cm、深 23cm、宽 23cm 的两个台阶上下往返运动,以增加心脏的耗氧量来揭示冠状动脉供血不足。此试验安全性较高,但负荷量小,敏感性较差,目前已淘汰。

二、平板运动试验

平板运动试验(treadmill test)是目前最常用、耗氧量最高及最接近理想状态的生理运动形式,属多级运动试验。受检者在活动的平板上走动,使心肌耗氧量增加(图 1-5-4)。随着运动级别的增加,平板转动的速度及坡度逐渐递增,活动量也逐渐增大,直至达到目标心率或出现较明显的症状为止。由于这种试验是渐进性的运动过程,故安全性高。运动形式有极限量运动及次极限量运动。

1. 极限量运动 达到某一高水平运动量时,氧耗量达最大,继续增加运动量,氧耗量不再增加,这时的运动量称为极限量运动。用于统计各年龄组的预计最大目标心率,即极限量目标心率。计算公式为:目标心率=220-年龄(岁)。

2. 次极限量运动 运动量相当于极限量运动的 85%,当运动心率达到最大心率的 85% 时为次极限量运动,此时的心率为次极限量目标心率。计算公式为:目标心率=(220-年龄(岁))×85%。临床上通常采用这种运动方式进行平板运动试验。

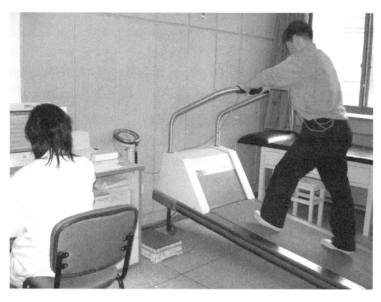

图 1-5-4 平板运动试验进行中

（一）检查方法

1.餐后 2h 进行,先作常规卧位及立位十二导联心电图并测量血压作为对照。

2.运动量 多采用 Bruce 或修订的 Bruce 运动方案（表 1-5-3、表 1-5-4）,直至达到目标心率或出现较明显的症状。修订的 Bruce 运动方案适用于老年人或心功能不全者。

表 1-5-3 Bruce 运动方案分级标准

级别	时间（min）	速度（km/h）	坡度（°）
1	3	2.7	10
2	3	4.0	12
3	3	5.4	14
4	3	6.7	16
5	3	8.0	18
6	3	8.8	20
7	3	9.6	22

表 1-5-4 修订的 Bruce 运动方案分级标准

级别	时间（min）	速度（km/h）	坡度（°）
1	3	2.7	0
2	3	2.7	5
3	3	2.7	10
4	3	4.0	12
5	3	5.4	14
6	3	6.7	16
7	3	8.0	18

3.记录　每 3min 描记 1 次心电图并测血压 1 次,记录同步十二导联心电图,当心率达目标心率并维持 2min 左右即停止运动。运动中通过示波屏进行心电监护。运动后记录即刻、2、4、6min 心电图。

4.注意事项　①试验前 2～3 周停用洋地黄类药物,试验前 2～3 天停用硝酸酯类药物、β 受体阻滞剂及血管扩张剂等;②由医务人员监护,试验中出现心绞痛、头晕、气急等症状应立即终止试验。

(二)结果判断

符合下述条件之一为阳性:①运动中出现典型心绞痛;②运动中或运动后出现 ST 段呈缺血型压低(J 点后 0.08s)≥0.1mV,持续时间大于 1min(图 1-5-5)。T 波改变通常无特异性。

每格电压 1mV, 时间 0.4s

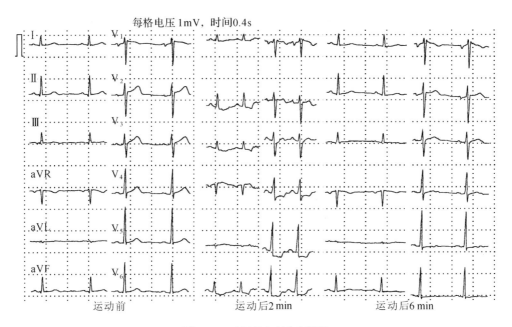

运动前　　　　　　　　运动后 2 min　　　　　　运动后 6 min

图 1-5-5　平板运动试验阳性

患者男性,63 岁。当 Bruce 运动方案 2 级时即出现缺血型 ST 段显著压低,立即停止运动。2min 后缺血型 ST 段压低仍达 0.3mV(V$_5$ 最明显)。6min 后 ST 段基本恢复正常,T 波仍低平。

通常心肌缺血程度和范围越大出现 ST 段压低的可能性越大,心电图负荷试验的敏感性也越高。如果在 Bruce 运动方案 1 或 2 级即出现阳性反应,说明冠状动脉有广泛而严重的病变。

三、踏车运动试验

踏车运动试验(bicycle ergometer test)是让受检者在装有功率计的踏车上进行蹬车运动,踏车功率可调。

(一)检查方法

1.餐后 2h 进行,运动前做十二导联心电图并测量血压。

2.运动量　运动量分 1～7 级,每级运动 3min。男性从 300kg·m/min(千克·米/分)

开始,女性从 200kg・m/min 开始,每级递增运动量 150～300kg・m/min,使心率达到目标心率为止。

3.记录及注意事项　同平板运动。

（二）结果判断

同平板运动。

四、双嘧达莫(潘生丁)试验

（一）机制

双嘧达莫是冠状动脉扩张剂,主要扩张正常冠状动脉,而使狭窄的冠状动脉血流更加减少,出现"冠状动脉窃血"现象,导致急性心肌缺血发作,出现临床症状及心电图的改变。

（二）方法

试验前 2 天停服氨茶碱及浓茶。试验时先记录十二导联心电图并测量血压。按双嘧达莫 0.5～0.75mg/kg 加入生理盐水 20ml 静脉注射,10min 注完。注射完毕记录即刻、2、5、10、15、20、30min 的十二导联心电图,注射中出现心绞痛应停止注射,并做心电图,静注氨茶碱。

（三）结果判断

有下列情况之一为阳性:①诱发心绞痛,且注射氨茶碱后 3min 内缓解;②ST 段呈缺血型压低≥0.05mV,持续 2min 以上。

五、异丙基肾上腺素试验

（一）机制

异丙基肾上腺素兴奋心脏肾上腺素能 β 受体,使心肌收缩力、心率及心肌耗氧量均增加,故可加重心肌负荷,在冠状动脉狭窄的基础上导致急性心肌缺血发作,出现临床症状及心电图的改变。

（二）方法

1.先描记常规十二导联心电图并测量血压。

2.在心电监护下,给予异丙基肾上腺素 0.2mg 加入 5％葡萄糖溶液 200ml 静滴,使心室率达 130 次/min 或较试验前增快 50％,或出现 ST 段压低、心绞痛为止,停止静滴后记录即刻、2、4、6min 心电图。

3.结果判断　符合下列条件之一为阳性:①出现心绞痛;②ST 段呈缺血型压低≥0.1mV,持续 2min 以上。

4.注意事项　高血压、心动过速、严重心律失常、急性心肌梗死、心绞痛者禁用。

第四节　其他试验及检查方法

一、普萘洛尔(心得安)试验

（一）机制

普萘洛尔是 β 受体阻滞剂,对一些不明原因的 ST-T 改变、疑与 β 受体兴奋性增高有关时做此试验,用于鉴别器质性与功能性 ST-T 异常。

（二）方法

服药前描记十二导联心电图,随后口服普萘洛尔 20mg,服药后 1 及 2h 各记录十二导联心电图一次。

（三）结果判断

1. ST-T 恢复正常为阳性,是功能性的,提示为自主神经功能紊乱所致。

2. ST-T 异常持续存在,未完全恢复或无改变为阴性,通常是器质性的,提示为心肌缺血或心肌损害。

（四）注意事项

1. 试验前 3 天停服有关药物,如洋地黄类、普萘洛尔、利尿剂等。

2. 严重器质性心脏病、心力衰竭、支气管哮喘、低血压、窦性心动过缓、传导阻滞等患者禁用。

二、动态心电图对心肌缺血的诊断价值

动态心电图(ambulatory electrocardiography,AECG)又称 Holter 心电图,连续记录 24 小时或更长时间的全信息心电图,病人同时记录 24 小时活动日志,便于分析某时刻出现症状时的心电图改变。动态心电图是研究在日常生活中出现心肌缺血的重要方法,具有准确、可定量、可重复、简便等优点。

第六章　急性心肌梗死

急性心肌梗死（acute myocardial infarction，AMI）是由于心肌缺血而引起的面积大小不同的心肌坏死，冠状动脉（冠脉）粥样硬化是其主要原因。在冠脉粥样硬化的基础上，当冠脉痉挛或血栓形成等因素使管腔闭塞及血流中断时，该动脉所供血的心肌发生坏死，即形成心肌梗死。冠脉介入治疗导致硬化斑块脱落也可发生心肌梗死。不指明心房或心室的心肌梗死特指左心室梗死。

第一节　急性心肌梗死的心电图表现形式

动物试验证明当阻断一支冠状动脉供血造成急性心肌缺血时，随着时间延长心电图出现 T 波倒置。此时开通冠状动脉供血，T 波则逐渐恢复正常。这种 T 波倒置称为缺血型改变，在这一时期心肌细胞无明显的组织学改变，故引起这种仅有 T 波改变的缺血为轻度缺血（图 1-6-1A）。若 T 波倒置时继续阻断冠状动脉供血，可出现 ST 段抬高（呈单向曲线），此时开通冠状动脉供血，可见 ST 段先恢复正常，继之 T 波恢复正常。这种 ST 段抬高称为损伤型改变，在这一时期心肌细胞则出现可逆性组织学改变，故引起这种 T 波及 ST 段改变的缺血为中度缺血（图 1-6-1B）。若 ST 段抬高时继续阻断冠状动脉供血，可出现 QRS 波群由正常形态改变为 QS 波形。此时开通冠状动脉供血，ST 段及 T 波可以相继恢复正常，QS 波形则不能恢复正常。这种 QS 波形称为坏死型改变，在这一时期心肌细胞出现坏死性组织学改变，不可逆转，故引起这种 T 波、ST 段及 QRS 波群共同改变的缺血为重度缺血（图 1-6-1C）。

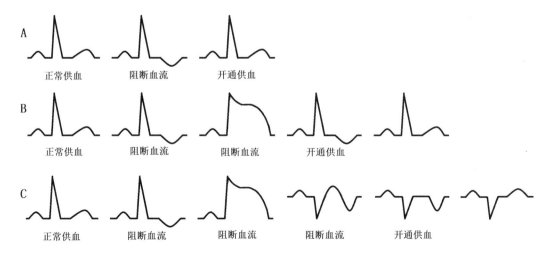

图 1-6-1　冠状动脉阻塞引起不同程度心肌缺血的心电图改变示意图

心肌梗死发生后,缺血的中心部位形成坏死区,在其外侧依次为损伤区、缺血区及正常心肌区。将探查电极对向不同的区域,可以记录到不同的心电图特征(图 1-6-2)。

一、缺血型心电图改变

缺血型心电图改变表现为复极时间延长(ST 段延长)及 T 波形态及方向改变。

1.特点　缺血型 T 波可高耸、平坦、双向及倒置,也可以呈降支与升支对称的深而尖的倒置 T 波,即冠状 T 波。

2.产生机制　位于心内膜下的正常心室肌细胞的动作电位时程长于心外膜下心肌,因此正常心室复极的完成是心外膜早于心内膜,整个心室的复极过程被看作是由外膜面向内膜面进行的。心肌缺血时心室的复极过程将受影响。心肌缺血分为心内膜下缺血及心外膜下缺血。

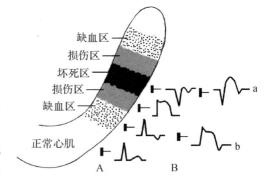

图 1-6-2　急性心肌梗死的心电图特征

A.位于心外膜的探查电极对向不同区域记录到不同的心电图特征;B.位于体表的探查电极可以记录到混合图形;a.电极对向梗死区可同时记录到坏死、损伤及缺血的图形;b.电极对向梗死区周围可以同时记录到损伤及缺血的图形。

(1)心内膜下缺血:使该处缺血的心肌复极更加延迟,但不影响复极程序,复极仍由外膜面向内膜面进行。处于外膜面的正常心肌首先复极呈现正电位,尚未复极的内膜面缺血的心肌仍为负电位,此时复极产生的 T 波向量指向探查电极,探查电极靠近正电位侧,因此 T 波方向不变,仍为直立(图 1-6-3A)。最后,当缺血处心肌复极形成正电位时其他部位心肌已复极结束,失去了其他部位复极向量的综合效应,故 T 波变为直立及高尖。

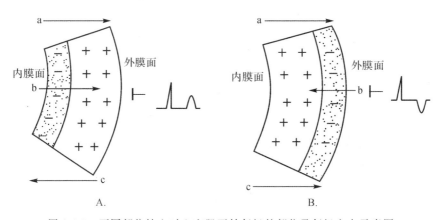

图 1-6-3　不同部位缺血时心室肌开始复极的部位及复极方向示意图

图示心肌缺血时除极方向不变。A.心内膜下缺血,复极方向不变,T 波直立;B.心外膜下缺血,复极方向改变,T 波倒置。图中:a.除极方向;b.T 波向量方向;c.复极方向。

(2)心外膜下缺血:缺血处心肌复极延迟,迟于心内膜处的正常心肌而引起复极程序改变,使复极由内膜面向外膜面进行。处于内膜面的正常心肌首先复极呈现正电位,尚未复极的外膜面缺血的心肌仍为负电位,此时复极产生的向量背离探查电极,探查电极靠近负电位侧,因此 T 波倒置(图 1-6-3B)。最后当缺血处心肌复极形成正电位时其他部位心肌已复极结束,失去了其他部位复极向量的综合效应,故出现 T 波倒置及深而尖。

二、损伤型心电图改变

1.特点

(1)ST 段偏移:包括外膜下心肌损伤出现的 ST 段抬高及内膜下心肌损伤出现的 ST 段压低。

(2)ST 段形态改变:包括弓背型及凹面型等形态。当 QRS 波群与升高的 ST 段及直立的 T 波融合成一体时可构成一凸起的弓状曲线,均朝向一个方向,故称单向曲线,并出现动态改变,是急性心肌梗死最具有诊断意义的特征(图 1-6-1)。

2.ST 段偏移机制

(1)收缩期损伤电流学说:心电收缩期指动作电位期,即 0～3 相。正常情况下除极结束后的 2 相无电流出现,不形成 ST 向量,故 ST 段呈一平段。正常心肌在除极后变为负电位,受损伤心肌则不能正常除极(除极波受阻),故除极后表现为低极化状态(除极不全),相对于正常心肌则仍为正电位,此时内外层心肌之间形成了电位差。因此,在动作电位 2 相有损伤电流出现,形成 ST 向量,即引起 ST 段偏移,ST 向量方向指向损伤心肌(正电位)。如果损伤部位靠近心内膜,ST 向量方向指向心内膜而背离探查电极,探查电极靠近负电位侧,故出现 ST 段压低(图 1-6-4A)。如果损伤部位靠近心外膜,ST 向量方向指向心外膜而对向探查电极,探查电极靠近正电位侧,故出现 ST 段抬高(图 1-6-4B)。

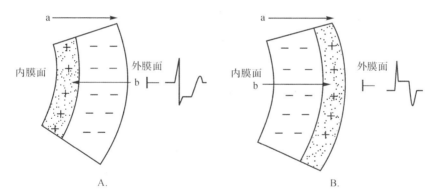

图 1-6-4　收缩期损伤电流引起 ST 段偏移示意图

图示受损伤处心肌的除极方向不变,但除极不全,仍保留部分正电位。A.心内膜下损伤,ST 向量方向背离探查电极而引起 ST 段压低;B.心外膜下损伤,ST 向量方向指向探查电极而引起 ST 段抬高。图中:a.除极方向;b.ST 向量方向。

(2)舒张期损伤电流学说:心电舒张期指静息电位期,即 4 相,相当于体表心电图的 TR(或 TP)间期。正常心肌在 4 相已完全复极而无电流出现,故呈现一平段,即 TR 间期。若有损伤心肌存在,当正常心肌复极后呈现正电位,而受损伤心肌不能正常复极(复极不全),其电位低于正常心肌,呈现负电位时,在复极后的 4 相即有损伤电流出现而引起 TR 间期偏移,其向量方向指向正常心肌,即正电位侧。心内膜下损伤时其损伤电流产生的向量方向对向探查电极,探查电极靠近正电位侧,故使 TR 间期抬高。由于习惯把 TR 间期作为基线,因此 ST 段相对于基线是压低的(图 1-6-5A)。心外膜下损伤时其损伤电流产生的向量方向背离探查电极,探查电极靠近负电位侧,故使 TR 间期压低,ST 段则相应抬高(图 1-6-5B)。

由于收缩期的除极不全及舒张期的极化不全,两者共同引起 ST 段的偏移。除极不全

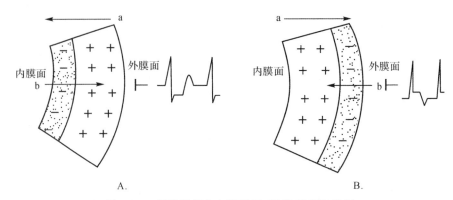

图 1-6-5　舒张期损伤电流引起 ST 段偏移示意图

图示心肌损伤时复极不全,仍保留部分负电位。A.心内膜下损伤,TR 间期抬高引起 ST 段压低;B.心外膜下损伤,TR 间期压低引起 ST 段抬高。图中:a.复极方向;b.TR 向量方向。

直接引起 ST 段的升高或压低,复极不全引起 TR 间期的降低或升高,间接引起 ST 段的升高或压低。

急性心肌梗死的损伤型 ST 段抬高可以表现为凹面型、水平型、弓背型、上斜型、墓碑型及巨 R 型(图 1-6-6)。

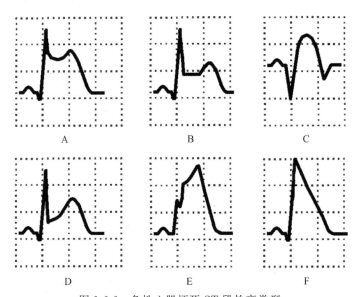

图 1-6-6　急性心肌梗死 ST 段抬高类型

A.凹面型　B.水平型　C.弓背型　D.上斜型　E.墓碑型　F.巨 R 型

墓碑型 ST 段抬高的特点:表现为上斜型抬高的 ST 段一端与 R 波或 QR 波的降支融合,另一端与 T 波的升支融合,抬高的 ST 段最高点高于 R 波,R 波可以消失或变小,其间期小于 0.04s,ST 段与 R 波及 T 波的融合分界不清,这种融合形似墓碑,故称为墓碑型 ST 段抬高。

巨 R 型 ST 段抬高的特点:表现为下斜型抬高的 ST 段一端与 R 波降支融合,另一端与 T 波融合,R 波时限增宽及振幅增高,ST 段与 R 波及 T 波的融合分界不清,使 J 点消失,致使 QRS 波群、ST 段及 T 波融合形成尖峰、底宽的三角形,酷似巨 R 波,故称为巨 R 型 ST 段抬高。

墓碑型及巨 R 型 ST 段抬高可出现在急性心肌梗死的早期、不稳定型心绞痛及冠状动脉痉挛等,通常提示为急性大面积心肌严重缺血,可导致猝死,预后不良。

三、坏死型心电图改变

坏死型心电图特点是病理性 Q 波或 QS 波的形成。在相邻的两个导联,病理性 Q 波时间≥0.03s,振幅>1/4 R 波或振幅≥0.1mV(不包括Ⅲ及 aVR 导联)。

(一)坏死型心电图表现形式

坏死型心电图可表现为 QS、QR 或 Qr 波形,这些波形是典型的坏死型表现,诊断不难。其他的表现形式因不出现病理性 Q 波则易导致漏诊或误诊,需注意辨认。以下表现与病理性 Q 波有等同的诊断价值,也称为等位性 Q 波。等位性 Q 波是由于梗死面积较少或梗死局限于基底部等原因未能形成典型的病理性 Q 波。

1.Q 波的对应性改变(镜面相)　例如,当发生正后壁心肌梗死时,在 $V_7 \sim V_9$ 导联出现病理性 Q 波,而与其对应的前胸壁导联 $V_1 \sim V_3$ 可出现 R 波的异常增高。

2.正常间隔 q 波消失　室间隔部梗死可使这一向量消失,导致左心导联的 q 波消失。

3.QRS 波群振幅正常顺序改变　正常情况下 $V_1 \sim V_4$ 或 V_5 导联的 R 波应逐渐增高,Q 波应逐渐增深。如果 $R_{V_{3,4}} < R_{V_{1,2}}$ 或 $Q_{V_3} > Q_{V_4} > Q_{V_5}$ 等顺序改变时要考虑前壁心肌梗死(图1-6-7)。

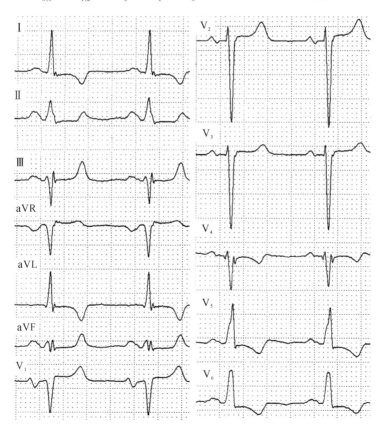

图 1-6-7　前壁心肌梗死及其等位性 Q 波

患者女性,55 岁。心前区痛 6 小时。临床诊断:急性心肌梗死。图示窦性心律,P 波时间 0.12s,$PtfV_1$ −0.09mm·s,为左心房扩大或左心房负荷增加。胸导联 $V_2 \sim V_4$　QRS 波群的 R 波逐渐降低,呈 $R_{V_4} < R_{V_3} < R_{V_2}$,$V_4$ 出现 q 波,V_5 及 V_6 无 q 波。T 波在Ⅰ、aVL、$V_4 \sim V_6$ 导联倒置,在Ⅰ、aVL 导联呈冠状 T 波。

（二）坏死型 Q 或 QS 波产生机制

正常心室是室间隔先除极产生向右的第一向量（向量 1），该向量背离左侧探查电极形成负向的正常 q 波，时间<0.03s；随后左右心室同时除极形成第二向量（向量 2），该向量综合后向左，对向探查电极而形成正向的 R 波（图 1-6-8A）。心肌梗死时坏死的心肌丧失了除极及复极的功能，不能产生心电向量，此时室间隔仍是先除极产生第一向量，形成向下的负向波；随后左右心室同时除极形成第二向量，由于坏死心肌不能除极，故使该处向左的向量消失，使第二向量继续向右，背向探查电极（坏死区），使波形继续向下形成增宽及增深的坏死型 Q 波或 QS 波（图 1-6-8B）。由此可知，坏死型 Q 波或 QS 波是梗死对侧正常心肌除极产生的背离坏死区的向量。

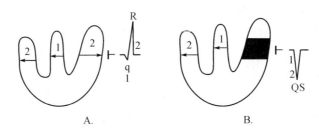

图 1-6-8　正常（A）与心肌梗死（B）时心室除极形成的 QRS 波群示意图

第二节　急性心肌梗死的分类、演变与定位

一、急性心肌梗死的分类

为了对急性心肌梗死作出早期诊断及早期治疗，最大限度地挽救濒死的心肌，将急性心肌梗死分为 ST 段抬高及非 ST 段抬高的心肌梗死。这种分类不再以病理性 Q 波的出现为急性心肌梗死的必需条件，而更注意心肌坏死标志物（心肌肌钙蛋白、肌红蛋白及心肌酶）的升高。

（一）ST 段抬高型心肌梗死

由于急性冠脉闭塞而引起，冠脉内血栓常为含有较多纤维蛋白和大量红细胞的相对稳定的红色血栓，是溶栓治疗的指征。

心电图表现：以 ST 段抬高为特征，随着时间的延长，将出现典型的心电图改变，即出现病理性 Q 波、ST 段弓背型抬高及冠状 T 波，也可以不出现病理性 Q 波。

（二）非 ST 段抬高型心肌梗死

通常由于小的冠脉病变引起的含血小板较多、纤维蛋白较少的白色血栓，治疗上是抗栓而不是溶栓。

心电图表现：通常是 ST 段普遍性压低≥0.1mV，也可无 ST 段压低；T 波倒置或呈冠状 T 波；可以出现病理性 Q 波，也可无病理性 Q 波。无病理性 Q 波者往往梗死面积较小，过去曾称为心内膜下心肌梗死（图 1-6-9）。非 ST 段抬高型心肌梗死若不伴有病理性 Q 波出现，其心电图改变与心绞痛相似。两者的鉴别点为心绞痛发作后 ST 段可很快恢复正常，且不伴有心肌酶学及心肌肌钙蛋白的升高，而非 ST 段抬高型心肌梗死通常在 2 天后 ST 段才恢复正常,且伴有心肌酶学及心肌肌钙蛋白的升高。

临床上把一组由急性心肌缺血引起的临床综合征称为急性冠状动脉综合征(acute coronary syndrome,ACS),主要包括不稳定型心绞痛、非 ST 段抬高型心肌梗死及 ST 段抬高型心肌梗死。

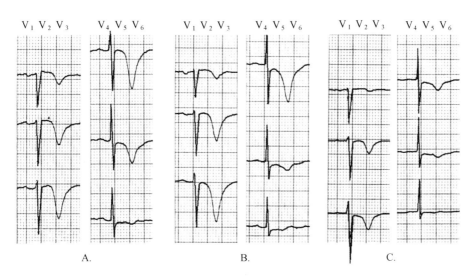

图 1-6-9　非 ST 段抬高心肌梗死

记录时间为:A.发病当日;B.发病次日;C.发病第五日的胸导联心电图表现,可见 ST 段压低、冠状 T 波及 ST-T 的动态变化

二、急性心肌梗死的演变

冠脉血流中断后心肌将发生急性缺血,并逐渐演变为损伤及坏死。ST 段抬高及非 ST 段抬高的心肌梗死均有心电图的演变过程。这种演变过程在伴有 Q 波的 ST 段抬高心肌梗死分为以下四期。

(一)超急性期(早期)

梗死后数分钟出现心电图改变,可持续至数小时。主要是心肌缺血及损伤的图形,故表现为 ST 段及 T 波的演变。

特点:①急性损伤性阻滞:R 峰时间≥0.045s,R 波升支可有切迹;②斜升 ST 段;③T 波高耸;④无病理性 Q 波(图 1-6-10)。

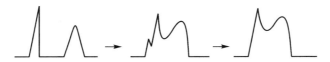

图 1-6-10　超急性期心电图改变示意图

(二)急性期(充分发展期)

梗死后数小时至数日进入此期,可持续数周(常为 4 周)。主要是坏死、损伤及缺血的图

形，表现为 Q 波或 QS 波、ST 段及 T 波的演变，以病理性 Q 波或 QS 波的出现为进入急性期的特征。

　　特点：①病理性 Q 波或 QS 波；②ST 段弓背型抬高；③T 波由直立逐渐演变为对称性倒置（图 1-6-11）。

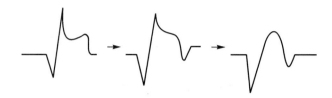

图 1-6-11　急性期心电图改变示意图

（三）亚急性期（近期）

　　此期为梗死后数周至数月。主要是坏死及缺血的图形，表现为 T 波的演变及恒定的 Q 波或 QS 波，以 ST 段恢复至基线为进入亚急性期的特征。

　　特点：①ST 段恢复至基线；②T 波逐渐恢复正常或逐渐恢复至恒定的 T 波倒置；③病理性 Q 波持续存在（图 1-6-12）。

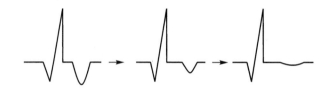

图 1-6-12　亚急性期心电图改变示意图

（四）陈旧期（慢性愈合期）

　　此期为梗死后数月至数年。主要是坏死的图形，表现为恒定的 Q 波或 QS 波，ST 段及 T 波恢复正常或 T 波倒置或 T 波低平持续不变，以异常的图形稳定不变为进入陈旧期的特征。

　　特点：①ST-T 不再变化；②病理性 Q 波常持续存在（图 1-6-13）。

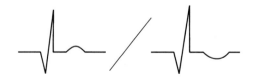

图 1-6-13　陈旧期心电图改变示意图

三、急性心肌梗死的定位诊断

　　心肌梗死可在心脏的不同部位发生，而面对梗死部位的导联则能记录出特征性的坏死图型。因而根据坏死图型（病理性 Q 波或 QS 波）出现的导联，可以作出对梗死部位的定位诊断。通常作出六个部位的定位诊断：①前间壁：V_1、V_2、V_3 导联出现坏死图形（图 1-6-14），多为

左前降支闭塞;②前壁:V₃、V₄ 导联出现坏死图形,多为左前降支闭塞;③前侧壁:V₅、V₆、
Ⅰ、aVL 导联出现坏死图形,多为左前降支或左回旋支闭塞;④高侧壁:Ⅰ、aVL 导联出现坏
死图形,多为左回旋支闭塞;⑤下壁:Ⅱ、Ⅲ、aVF 导联出现坏死图形(图 1-6-15),多为右冠
状动脉或左回旋支闭塞;⑥正后壁:V₇、V₈、V₉ 导联出现坏死图形,在 V₁ 及 V₂ 导联出现 R
波增高、ST 段压低及 T 波增高的对应性改变(图 1-6-15),多为右冠状动脉或左回旋支
闭塞。

　　除上述六个部位以外,心肌梗死可在多部位同时存在。如在 V₁~V₆ 及 Ⅰ、aVL 导联出
现坏死图形,则为广泛前壁心肌梗死(图 1-6-16),多为左主干或左前降支闭塞;在 V₁~V₄
导联出现坏死图形为前间壁前壁心肌梗死(图 1-6-17);在 V₇~V₉ 及 Ⅱ、Ⅲ、aVF 导联出现
坏死图形为下壁后壁心肌梗死(图 1-6-15)。

　　心肌梗死也可以根据 ST 段抬高(损伤型改变)出现的导联进行相关冠状动脉病变的定
位诊断。

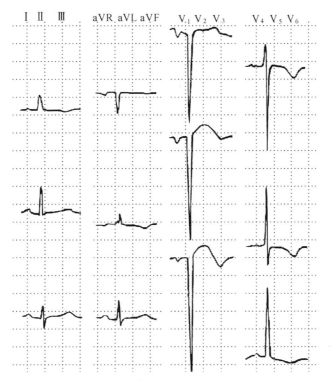

图 1-6-14　急性前间壁心肌梗死
V₁~V₃ 导联出现 QS 波,V₂~V₃ 导联 ST 段弓背型抬高,Ⅰ、aVL、V₂~V₆ 导联 T 波倒置。

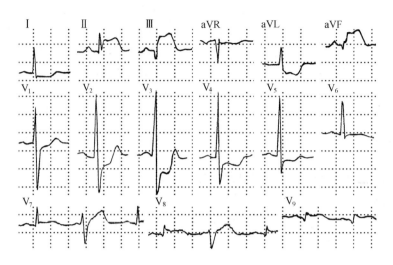

图 1-6-15　急性下壁及后壁心肌梗死

Ⅲ、aVF 导联出现 QS 波,V$_8$、V$_9$ 导联病理性 Q 波,V$_1$~V$_3$ 导联出现 R 波增高,Ⅱ、Ⅲ、aVF、V$_7$~V$_9$ 导联 ST 段抬高,Ⅰ、aVL、V$_1$~V$_5$ 导联 ST 段压低,V$_7$、V$_8$ 导联可见室性期前收缩。ST 段抬高Ⅲ导联大于Ⅱ导联提示右心室心肌梗死。

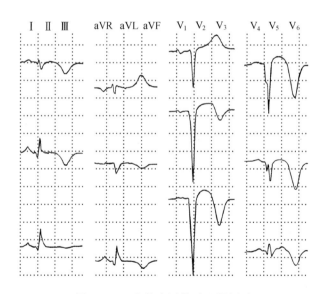

图 1-6-16　急性广泛前壁心肌梗死

aVL、V$_1$~V$_5$ 导联出现 QS 波,R$_{V_5}$ 出现胚胎型 r 波,V$_2$~V$_4$ 导联 ST 段弓背型抬高,V$_2$~V$_6$ 及Ⅰ、aVL、Ⅱ、aVF 导联冠状 T 波。

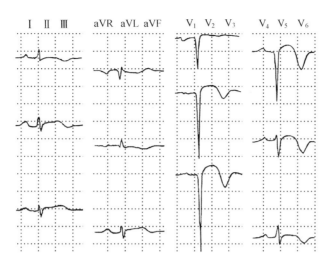

图 1-6-17　急性前间壁前壁心肌梗死

$V_1 \sim V_4$ 导联出现 QS 波，$V_2 \sim V_5$ 导联 ST 段弓背型抬高，$V_2 \sim V_6$ 导联冠状 T 波。

第三节　不典型心肌梗死

一、右心室心肌梗死

右心室心肌梗死（right ventricular myocardial infarction）很少单独出现，因为右心室与左心室的后及下壁同属于右冠状动脉供血，右冠状动脉闭塞可以引起右心室梗死，同时也会波及左心室的后及下壁，故右心室心肌梗死多与左心室下壁及后壁梗死合并出现。因此，当发现下壁及后壁梗死时，也应该加做右胸导联，以了解有无右心室梗死。

1. 右胸导联改变的诊断意义　在右胸主要表现在 $V_3R \sim V_6R$ 导联上的 ST 段短暂性（半数小于 10h）的抬高 $\geqslant 0.1mV$，以 V_4R 最有意义（图 1-6-15、图 1-6-18）。右心室心肌梗死

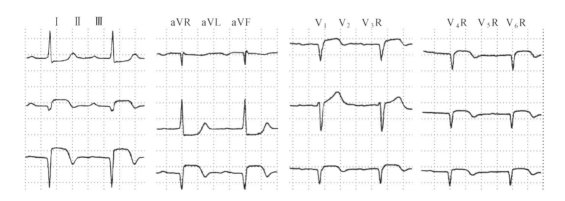

图 1-6-18　急性下壁及右心室心肌梗死

男 60 岁，胸痛 1 天。Ⅱ、Ⅲ、aVF 导联出现 QS 波、ST 段抬高及 T 波倒置，Ⅰ、aVL 导联 ST 段压低。ST 段抬高在Ⅲ导联大于Ⅱ导联，而且伴有 V_1、$V_3R \sim V_6R$ 的 ST 段抬高。PR 间期 0.26s，为一度房室阻滞。

通常不引起明显的 QRS 波群的改变,因为右心室壁梗死并不影响心脏指向右前的正常起始向量,故陈旧性右心室梗死心电图不能诊断。

2.常规十二导联改变的意义 当 ST 段抬高在Ⅲ导联大于Ⅱ导联时提示右心室心肌梗死,需及时加做右胸导联。

二、持续性 ST 段抬高的心肌梗死

急性心肌梗死引起的 ST 段抬高常在数日内逐渐恢复为正常,如果急性心肌梗死在一个月后 ST 段仍抬高应考虑心室室壁瘤形成。引起持续性 ST 段抬高的机制不清,目前认为是在收缩期室壁瘤与周围心肌连接处产生了损伤电流所致。

三、陈旧性心肌梗死

陈旧性心肌梗死(old myocardial infarction,OMI)无 ST-T 的演变,仅存在病理性 Q 波,故心电图诊断陈旧性心肌梗死的特异性不高。在诊断中应排除其他能够出现异常 Q 波的病变,如心肌病(以 Q 波增深为主)、心肌炎、左束支阻滞、心室肥大及心室预激等。过去曾有急性心肌梗死的病史对诊断尤为重要,而且异常 Q 波出现的导联数越多,诊断的可靠性越大,反之则越小。

四、心肌梗死时的其他现象

(一)一过性 Q 波

急性心肌梗死的 Q 波常持续存在,少数病人 Q 波可缩小或消失,其原因是严重缺血的心肌出现代谢性电静止而丧失了除极及复极过程,故产生了 Q 波;当血管再通,缺血心肌血流再灌注,细胞功能逐渐恢复,一旦细胞恢复了正常的除极及复极时,可使 Q 波消失。

(二)梗死周围阻滞

急性心肌梗死使左束支的分支受影响,在心电图上可以表现为左前或左后分支阻滞的图形。由于存在心肌梗死,使得 QRS 波群起始向量异常而出现病理性 Q 波。由于病变累及分支,使得 QRS 波群的终末向量异常,引起电轴的左偏或右偏。前侧壁心肌梗死时累及左前分支,起始向量异常使Ⅰ、aVL 导联出现病理性 Q 波,终末向量指向左上,使电轴左偏,Ⅱ、Ⅲ、aVF 导联形成 S 波。下壁心肌梗死时累及左后分支,起始向量异常使Ⅱ、Ⅲ、aVF 导联出现病理性 Q 波,终末向量异常指向右下,使电轴右偏及 Ⅰ、aVL 导联形成 S 波。

第七章　心　律　失　常

心律失常(arrhythmia)是指激动形成异常、传导障碍或两者合并存在引起的心电活动异常。心律失常的节律可以规则、也可以不规则;可以发生在窦房结,即窦性心律失常,也可以发生在窦房结以外(异位心律),即房性、房室交接性及室性心律失常。心律失常发生时如果频率小于 60 次/分,称为缓慢型心律失常;如果频率大于 100 次/分,称为快速型心律失常。

7-1 心律失常

心肌细胞具有自律性、兴奋性、传导性和收缩性四大生理特性,前三项的变化与心律失常密切相关。

第一节　心律失常分类

一、激动形成异常

1.窦房结内激动形成异常　表现为窦性心律失常,如停搏、过缓、过速、不齐。

2.窦房结外形成激动点　表现为异位心律,无论其形成的频率及节律如何均为心律失常。

(1)被动性　逸搏及逸搏心律(分为房性、房室交接性、室性)。

(2)主动性　①期前收缩(分为房性、房室交接性、室性);②阵发性心动过速(连续 3 个及 3 个以上的期前收缩,分为房性、房室交接性、室性);③扑动与颤动(可发生在心房或心室)。

二、激动传导异常

1.生理性传导障碍　干扰与干扰性脱节。干扰(interference)指心脏的一次激动落入另一次激动的生理不应期内,使传导中断或传导延缓。当激动落入有效不应期使传导中断称为绝对干扰;当激动落入相对不应期使传导延缓称为相对干扰。连续 3 次或 3 次以上的绝对干扰称为干扰性脱节。

2.传导阻滞(conduction block):指激动传导延缓或传导中断的现象,可以是病理性的,也可以是生理性的。可以发生在窦房交接处(窦房阻滞)、心房内(房内阻滞)、房室交接处(房室阻滞)及心室内(室内阻滞,包括束支、分支及心室肌)。

3.捷径传导(旁路传导):激动可以不经正路(房室交接区)而只从旁路下传心室,但多见的是激动从旁路及正路下传共同激动心室,见于心室预激。

4.意外传导(unexpected conduction):指某一激动在一般情况下不发生传导而却意外地发生了传导。意外传导包括超常传导、空隙现象、韦金斯基现象。

(1)超常传导(supernormal conduction):指在病理情况下受抑制的心肌在某一时期(超常期)内出现了反常的传导改善,使激动得以传导,而较早或较晚的激动却不能传导。这时的超常期通常在 T 波终止后 0.28s 处。

(2)空隙现象(gap phenomenon):又称为伪超常传导及裂隙现象,指在心动周期某一时期内(空隙带)出现激动传导受阻,而较早或较晚的激动能够传导。

以房室结的空隙现象为例说明其机制。房室结上层相对不应期延长,形成传导延缓区,而且越靠近有效不应期传导越慢;下层有效不应期延长,形成传导阻滞区。这样的组合可表现为较早及较晚的房性期前收缩能够下传心室,而处于两者之间的某个时段(空隙带)的房性期前收缩却不能下传心室的心电现象(图 1-7-1)。

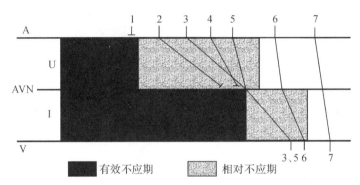

图 1-7-1 空隙现象示意图

A.心房区 AVN.房室结区 U.房室结上层 I.房室结下层 V.心室区

图示过早的激动落在房室结上层的有效不应期(1)及相对不应期的早期(2)均不能下传心室;较早的激动在房室结上层的传导较慢,当传到下层时其有效不应期结束而激动经下层的相对不应期下传心室(3);较晚的激动在房室结上层传导较快,但是传到下层时其有效不应期结束而激动再经下层的相对不应期下传心室(5);介于较早及较晚之间(空隙带)的激动也能较快地下传而遇到下层的有效不应期使传导中断(4);再晚的激动可以只遇到下层的相对不应期(6)或应激期(7)而下传心室。

(3)韦金斯基现象(Wedensky phenomenon):分为韦金斯基易化作用和韦金斯基效应两部分。①韦金斯基易化作用(facilitation):原来处于传导阻滞的区域,在其阻滞区远端受到一次强刺激后使原来受阻滞的近端应激阈值降低,使激动得以通过阻滞区(图 1-7-2);②韦金斯基效应(effect):在韦金斯基易化作用之后,使得多个激动连续下传。韦金斯基现象是超常期传导的一种表现形式。

5.折返激动 激动沿一条径路下传同时又沿另一条径路返回原处再引起一次激动称为折返激动(reentrant excitation)。折返激动形成的条件是具有:①折返环路;②环路内单向阻滞;③环路内传导延缓(图 1-7-3)。折返激动是形成快速心律失常的主要原因,折返激动连续发生即可形成折返性心动过速。

三、激动形成异常和激动传导异常并存

除上述心律失常的合并出现以外,还可见于并行心律及异位心律伴外出阻滞等。

1.并行心律(又称并行收缩,parasystole) 心脏内出现 2 个(或多个)独立发放激动的起搏点,其中一个具有保护性传入阻滞称为被保护的起搏点,另一个不具有保护性传入阻

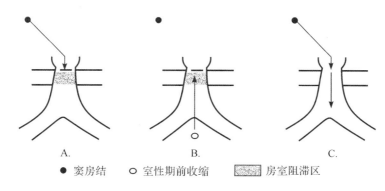

● 窦房结　　○ 室性期前收缩　　▨ 房室阻滞区

图 1-7-2　韦金斯基易化作用示意图

A.窦性激动在房室交接区传导受阻;B.室性期前收缩逆向性使阻滞区除极;C.阻滞区除极后进入超常期时 (阻滞区暂时消失)刚好窦性激动到达则能够下传。

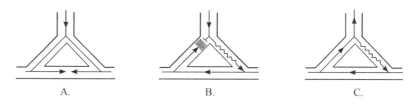

图 1-7-3　折返激动形成示意图

A.正常的激动通过两条径路同步下传并在径路内相遇使激动消失;B.激动在一条径路内发生顺向阻滞,在另一条径路内传导延缓并逆向到达顺向阻滞区;C.当激动逆向到达顺向阻滞区时,阻滞区恢复应激使激动得以逆向通过,并沿另一条径路再次下传形成折返激动。

滞称为无保护的起搏点,两者互相竞争控制心房或心室而形成的双重心律即并行心律。

2.异位心律伴传出阻滞　当异位心律按规律发出激动时突然出现一长间期,而长间期与短间期有倍数关系时即认为异位起搏点在传出过程中出现了传出阻滞。

第二节　心律失常的分析方法

一、合格的心电图记录

1.P 波(心房波)清楚,干扰少。

2.要有常规十二导联记录,最好是同步记录,以利于心律失常的分析。

3.选用最合适的导联加长记录　P 波显示最清楚的导联为分析心律失常的合适导联, 而 V_1 导联及 II 导联通常是显示 P 波最好的导联,加长记录有利于使心律失常的周期性规律表现出来。如果常规十二导联 P 波均显示不清,则可以采用:①S_5 导联:正极位于胸骨右缘第 5 肋间,负极位于胸骨柄处;②头胸导联:正极在常规胸导联处,负极在右前额;③食管导联;④加大增益 20mm/mV。

4.记录心电图的注意事项

(1)排除呼吸的影响:当心电图出现心律不齐或周期性形态改变时应做屏气试验,如果屏气后这种现象消失则为呼吸所致,此时加深呼吸可使这种现象更加明显,否则与呼吸无关。

(2)改变心率使某些心电现象显露:当出现等频性房室分离或疑有频率依赖性心律失常等情况时,采用颈动脉窦按压或深吸气后闭气等可使心率减慢;采取下蹲运动可使心率加快,从而使心律失常得以诊断。

二、心律失常分析步骤

1. 找 P 波　测量 PP 是否有规律,P 波形态是否相同。有无异位 P 波(P'),P'P'之间是否有规律,形态是否相同,如果 P'波形态不同可考虑是 2 个起源点或多个起源点,如果相同则多是同一个部位起源。观察 P 与 P'波之间有无规律。

2. 找 QRS 波群　QRS 波群之间有无规律性,形态是否相同,与 P 波或 P'波有无关系。如果 QRS 波群形态不同,则测量各相同形态的 QRS 波群之间有无关系,不相同的 QRS 波群有无关系,相同与不同的 QRS 波群之间有无关系。

三、心律失常的诊断原则

1. 符合心电生理的基本原理及特性　例如在心室除极后的有效不应期内心室将不能再次除极,此期内若有类似于 QRS 波群的图形出现则往往不是 QRS 波群,应首先考虑为干扰现象。

2. 能用发生率高的心律失常解释者则不用发生率低者解释　例如体表心电图通常难以鉴别室性期前收缩及房室交接性期前收缩伴室内差异性传导,但前者的发生率明显高于后者,故在鉴别困难时诊断室性期前收缩的正确性显著高于房室交接性期前收缩伴室内差异性传导。

3. 诊断要符合全部心电现象　正确的诊断往往可以解释全部的心电现象,如果有一项不能解释时则说明诊断不正确,需要重新分析诊断。

4. 密切结合临床　心电图最终是服务于临床的,只有与临床相结合才能减少误诊。心律失常心电图的分析,通常是在具备完整的临床资料的情况下才有可能做到满意的解释,才能够使其符合实际情况。

第三节　梯形图及其应用

根据心电图波形的特点,用图解的方式来显示心电激动的起源和传导过程,因所绘出的图形似梯形,故称为梯形图(ladder diagrams)。梯形图由 Thomas Lewis 首创,也称为 Lewis 线。对于复杂心律失常的分析及理解均有很好的帮助,其主要组成部分是房室梯形图(图 1-7-4)。

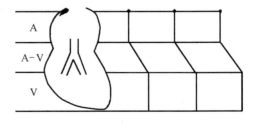

图 1-7-4　房室梯形图

一、缩写字母及常用符号

（一）缩写字母

S.窦房结　　　　P.窦性P波　　　P′.异位P波　　P⁻.逆行P波　　A.心房

SA.窦房交接区　　AV.房室交接区　　BB.束支　　　　R.右束支　　　L.左束支

a.左前分支　　　p.左后分支　　　s.左间隔分支　V.心室　　　　E.异位兴奋灶

EV.异位兴奋灶与心室交接区　　　　EA.异位兴奋灶与心房交接区　RP.折返径路

St.起搏刺激信号

（二）常用符号

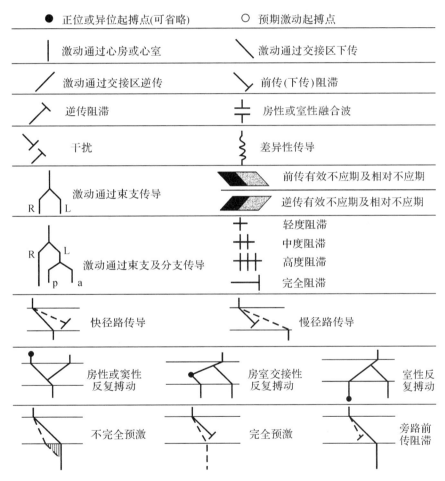

二、梯形图绘制方法

1.首先剪贴心电图或其复制品。

2.在心电图的下方绘制梯形图　最常应用的是由4条横线组成的三行图,第一行(A行)代表心房激动,第二行(AV行)代表房室交接区的激动传导,第三行(V行)代表心室激动。

3.画下能见到的图形　A行内垂直线代表心房激动,应对准P波的起始处;V行内垂直线代表心室激动,应对准 QRS 波群的起始处。

　　4.连接未能见到的部位　连接心房与心室的连线代表房室传导,若为逆行传导,则代表室房传导。从左向右代表时间过程,而激动形成后的时间只能从左向右,不能从右向左,即从左上向右下或从左下向右上。按照可见的 PP 间期的规律,画下应该出现的但被掩盖的 P 波线条(图 1-7-5、图 1-7-6、图 1-7-7)。

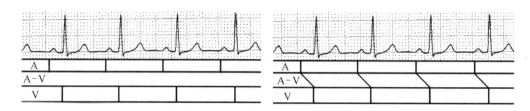

图 1-7-5　房室梯形图的绘制

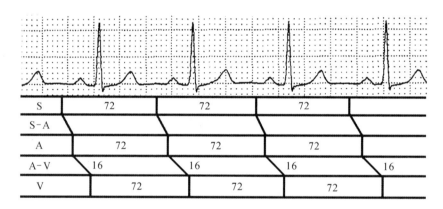

图 1-7-6　窦房及房室梯形图的绘制

窦房结搏动在体表心电图上看不到,推测在 P 波前面的某处。图中数字单位为厘秒(0.01s)。

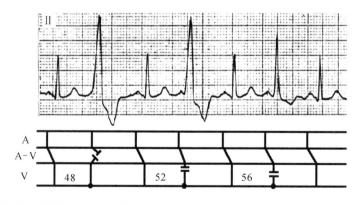

图 1-7-7　室性期前收缩伴不同程度的室性融合波,第 2 个 P 波被室性 QRS 波群掩盖

三、常见心律失常的梯形图表示方法

不同的心律失常有不同的梯形图表示方法，在能说明问题的前提下，梯形图要尽量简单明了。如遇到窦房阻滞、束支阻滞、室性异位兴奋灶外出阻滞等，则需增加行数来表示（图1-7-8、图 1-7-9、图 1-7-10、图 1-7-11）。

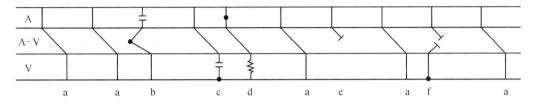

图 1-7-8　不同心律失常的梯形图表示方法

a.正常窦性心律下传心室；b.交接性期前收缩，其逆传激动与窦性心律下传激动形成的房性融合波，代偿间歇完全；c.室性逸搏与窦性心律下传的激动形成的室性融合波；d.房性期前收缩伴室内差异性传导，代偿间歇不完全；e.窦性心搏下传受阻（房室阻滞）；f.室性期前收缩，其逆传激动与窦性心律下传激动在房室交接区形成的干扰，代偿间歇完全。

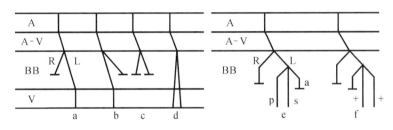

图 1-7-9　束支阻滞的梯形图

a.完全性右束支阻滞；b.完全性左束支阻滞；c.完全性双束支阻滞；d.双束支正常传导；e.完全性右束支及左前分支阻滞；f.完全性右束支及左后分支阻滞伴左前分支及左间隔分支轻度阻滞（心电图表现为完全性右束支及左后分支阻滞伴 PR 间期延长）。

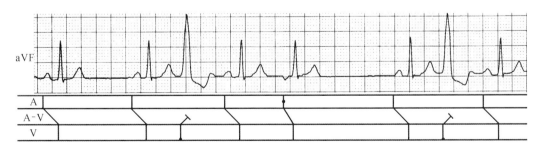

图 1-7-10　窦性心动过缓伴插入性室性期前收缩及房性期前收缩

图中可见插入性室性期前收缩后的窦性 PR 间期（0.21s）较其他窦性 PR 间期（0.18s）延长，为干扰性的 PR 间期延长，其后无代偿间歇；房性期前收缩的代偿间歇不完全。

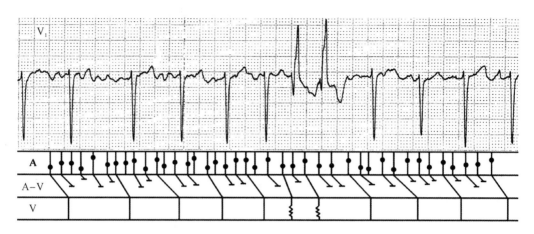

图 1-7-11　快室率心房颤动伴室内差异性传导

平均心室率 103 次/分。

第八章　窦性心律失常

在正常情况下,窦房结的自律性高于心脏其他部位起搏点的自律性,因此正常人表现为窦性心律(sinus rhythm)。窦性心律失常(sinus arrhythmia)属于常见的心律失常,可以出现在正常人,也可以在病理情况下出现。

第一节　窦性心律

起源于窦房结的心律称为窦房结性心律,简称窦性心律。其节律的快慢同时受神经-体液调节。交感神经兴奋使窦性心律增快,副交感神经兴奋使窦性心律减慢。体液调节如肾上腺素及甲状腺素均引起窦性心律增快。

正常成年人的窦性心律的频率为 60～100 次/分,其频率与年龄呈反比。心电图表现:①频率 60～100 次/分,平均 75 次/分;②P 波规律发生,PP 间距互差<0.12s;③$P_{I,II,aVF,V_4\sim V_6}$直立,P_{aVR}倒置(窦性 P 波)。

凡具备上述三条,不论 P 波是否下传心室,都应诊断为窦性心律。只有记录到窦房结电图,才能真正地诊断为窦性心律,而体表心电图是根据心房激动产生的 P 波特征来推断窦性心律的。由于窦房结位于右心房上部,其除极方向是自右上向左下,因此左侧导联 P 波直立,右上导联 P 波倒置。

窦性心律失常包括:①窦性心动过缓;②窦性心动过速;③窦性心律不齐;④窦房结内游走性节律点;⑤窦性停搏;⑥窦房阻滞;⑦病态窦房结综合征。前 4 种可见于正常人,后 3 种常在病理情况下出现。

第二节　一般性窦性心律失常

一、窦性心动过速

窦房结的自律性增高引起的心动过速称为窦性心动过速(sinus tachycardia)。心电图表现:①窦性 P 波;②P 波频率>100 次/分;③可伴有 ST-T 改变(图 1-8-1)。窦性 P 波频率在成年人通常不超过 160 次/分,在儿童通常不超过 180 次/分。常见于运动、兴奋、发热、贫血、甲状腺功能亢进、急性失血、休克、心衰、心包炎及药物(阿托品、肾上腺素等)应用。窦性心动过速多由其他原因引起,原因去除后可恢复正常。

二、窦性心动过缓

窦房结自律性降低引起的心动过缓称为窦性心动过缓(sinus bradycardia)。心电图表现:①窦性 P 波;②P 波频率<60 次/分;③可伴有窦性心律不齐(图 1-8-2)。可见于生理情

况,如运动员及中、老年人。当发生显著的心动过缓(<40次/分)时多为病理情况,例如病态窦房结综合征及一些药物(β受体阻滞剂等)的影响。

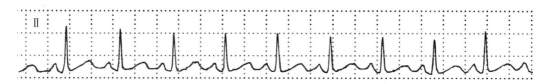

图1-8-1　窦性心动过速

Ⅱ导联窦性PP间距0.47s,频率128次/分。

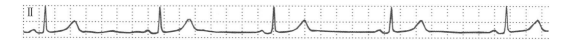

图1-8-2　窦性心动过缓

Ⅱ导联窦性PP间距1.48s,频率41次/分。

三、窦性心律不齐

窦房结发出的激动不规则,使窦性PP间距差别>0.12s称为窦性心律不齐(sinus arrhythmia)。窦性心律不齐包括呼吸性及非呼吸性窦性心律不齐、室性时相性窦性心律不齐、窦房结内游走性心律不齐等。正常儿童和青少年的窦性心律不齐属于生理现象,随年龄增长,窦性心律不齐程度逐渐减轻,但不会消失。窦性心律绝对均齐者,属于少见的电生理异常,与心脏的自主神经损伤有关。

（一）呼吸性窦性心律不齐

随着呼吸运动变化发生的窦性心律不齐称为呼吸性窦性心律不齐。心电图表现:①窦性P波;②窦性心率在吸气时加快,呼气时减慢,PP间距互差>0.12s,屏气时心律不齐消失(图1-8-3)。

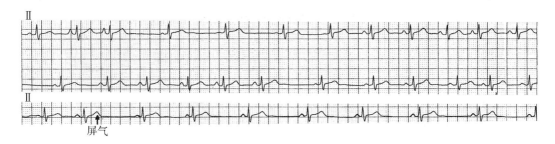

图1-8-3　呼吸性窦性心律不齐及窦房结内游走性节律点

上图为Ⅱ导联连续记录,可见窦性P波随频率加快而增高、频率减慢而变低,PP间距互差>0.12s;下图为屏气时频率减慢,心律不齐消失,P波形态固定。

短时间对窦房结的调节作用主要是通过迷走神经实现的,吸气时迷走神经张力下降,窦房结自律性增高,心率加快;呼气时迷走神经张力增高,窦房结自律性降低,心率减慢。呼吸性窦性心律不齐是常见的电生理现象,是健康的重要标志之一。

（二）非呼吸性窦性心律不齐

心律不齐与呼吸运动无关,属于窦房结的自律性强度在不断发生变化,临床少见,多发生在器质性心脏病患者。心电图表现:①窦性 P 波;②PP 间距互差＞0.12s;③屏气后窦性心律不齐仍存在。

（三）室性时相性窦性心律不齐

室性时相性窦性心律不齐(ventriculophasic sinus arrhythmia)指 QRS 波群的出现引起 PP 周期的改变,是特殊类型的窦性心律不齐,也称钩拢现象,通常见于二度及三度房室阻滞时。心电图表现:无 QRS 波群的 PP 周期比夹有 QRS 波群的 PP 周期长 0.02s 以上(图 1-8-4)。发生机制是心室收缩使窦房结供血改善,引起自律性增高,以及心室收缩对心房牵拉刺激窦房结,使其 4 相自动化除极速度加快故频率增快。

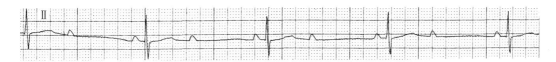

图 1-8-4　二度房室阻滞 2∶1 房室传导伴室性时相性窦性心律不齐

无 QRS 波群的 PP 周期(0.93s)比夹有 QRS 波群的 PP 周期(0.83s)延长 0.10s。

四、窦房结内游走性节律点

起搏点自窦房结头部逐渐游走至体部及尾部,又从尾部逐渐转移至头部称为窦房结内游走性节律点(sinus wandering pacemaker)。发自窦房结头部的激动自律性高、频率快、振幅高,发自尾部的激动自律性低、频率慢、振幅低;发自体部者频率、振幅介于两者之间。多见于健康人,也见于心脏病患者。产生机制可能与迷走神经张力变化有关。

心电图表现:①窦性 P 波;②同导联 P 波形态及 PP 间距有轻度变化;③PR 间期略有不同,但应≥0.12s(图 1-8-3)。

第三节　临床意义较严重的窦性心律失常

一、窦性停搏

窦房结在一定时间内不能产生激动称为窦性停搏(sinus arrest),又称为窦性静止(sinus standstill)。窦性停搏可分为 ①短暂性窦性停搏:在窦性心律的基础上,突然出现一较长的 PP 间距,且长 PP 间距与基本的窦性 PP 间距无倍数关系,长时间的停搏常伴有逸搏及逸搏心律(图 1-8-5);②永久性窦性停搏:心电图上无窦性 P 波,窦房结电图记录不到电活动,心律为逸搏心律。

二、窦房阻滞

窦性激动在窦房交接区发生传导延缓或中断的现象称为窦房阻滞(sinoatrial block, SAB)。其原因可以由自律性、传导性或两者均受损伤而引起。由于体表心电图记录不到窦房结电位,故根据窦性 PP 间距的改变特征而推测诊断。阻滞程度分为三度。

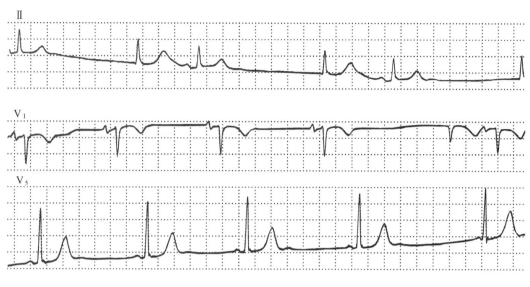

图 1-8-5

　　女性,66 岁。心电图为 Ⅱ、V₁ 及 V₅ 导联非同步记录。P 波在 Ⅱ 及 V₅ 导联直立、V₁ 导联正负双向,符合窦性 P 波。图中有长短两种 PP 间距,短 PP 间距 1.14~1.40s,存在窦性心动过缓及窦性心律不齐;长 PP 间距分别为 2.40s(Ⅱ)、2.12s(V₁)及 1.60s(V₅),与短 PP 间距无倍数关系,为窦性停搏,在长 PP 间距内均见到交接性逸搏,Ⅱ 导联出现交接性逸搏-窦性夺获二联律。V₅ 导联的 R₅ 其前 PR 间期 0.08s 为未下传 P 波,R₅ 为交接性逸搏。

　　1.一度窦房阻滞　　表现为窦房传导时间延长。普通心电图上无法诊断,仍表现为正常窦性 P 波,PP 间距正常,PR 间期正常。

　　2.三度窦房阻滞　　即完全性窦房阻滞。每次窦性激动均不能传出,普通心电图上无法与永久性窦性停搏相鉴别。

　　3.二度窦房阻滞　　分为二度Ⅰ型及二度Ⅱ型。

　　(1)二度Ⅰ型(文氏型)窦房阻滞:典型二度Ⅰ型窦房阻滞表现为:①窦房传导时间逐渐延长,但每次延长的增量在逐搏缩短,使 PP 间距逐渐缩短,最后发生一次心房漏搏,出现一个长的窦性 PP 间距;②长 PP 间距＜最短窦性 PP 间距的两倍;③在文氏周期的短 PP 间距中,第一个 PP 间距最长,末一个最短;④上述现象重复出现(图 1-8-6)。其机制见第九章的文氏现象。

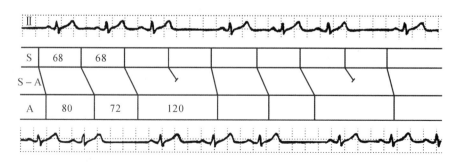

图 1-8-6　　附图为 Ⅱ 导联连续记录,二度Ⅰ型窦房阻滞,4∶3 窦房传导

（2）二度Ⅱ型窦房阻滞：表现为：①在规则的窦性 PP 间距中突然出现长的 PP 间距，长 PP 间距是短 PP 间距的倍数，常见的是 2 倍或 3 倍；②常出现逸搏（图 1-8-7）。由于正常窦性心律的 PP 间距可存在＜0.12s 的差距，故此长短 PP 间距的倍数是大致的倍数关系而非绝对的倍数关系。

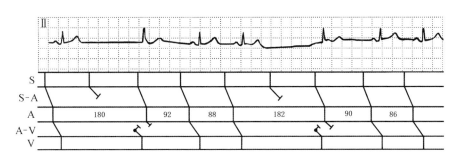

图 1-8-7　二度Ⅱ型窦房阻滞

长 PP 间距均值（181）是短 PP 间距均值（89）的大致倍数，图中出现两次交接性逸搏。

三、病态窦房结综合征

窦房结本身和周围组织的病变造成其起搏功能和/或传导功能障碍而引起的心律失常并伴有临床症状者称为病态窦房结综合征（sick sinus syndrome，SSS），简称病窦综合征。

（一）病因

本病病因不十分清楚，可能的因素有：①冠心病：由于冠状动脉的粥样硬化累及窦房结动脉时，引起窦房结及其周围组织的缺血而导致功能障碍；②特发性退行性变：是原因不明的窦房结发生的退行性变；③心肌炎和心肌病：病毒、细菌等均可引起心肌炎并可累及窦房结，而心肌病是心肌细胞的肥大及变性，也可累及窦房结及其周围组织；④外伤和心脏手术：直接损伤窦房结及窦房结动脉。

（二）病理改变

窦房结及其周围组织出现变性、坏死、纤维化、退行性变、淀粉样变及钙化等。若病变局限于窦房结，则出现窦性心动过缓、窦性停搏；若病变侵犯心房肌，则出现窦房阻滞及房性心律失常，如房性期前收缩、房性心动过速、心房扑动、心房颤动；若病变波及房室结（双结病变），则出现上述心律失常和房室阻滞；若病变侵犯全传导系统，则出现上述心律失常和束支及分支阻滞。

（三）心电图表现

1.窦性心动过缓　持续而显著的过缓＜50 次/分，并非由药物引起，常伴有窦性心律不齐。

2.窦房阻滞　表现为二度Ⅱ型及三度。

3.窦性停搏　PP 间距＞2s。

4.逸搏心律　在心动过缓的基础上常出现逸搏和逸搏心律。

5.心动过缓-心动过速综合征（bradycardia-tachycardia syndrome，慢-快综合征）　指窦性心动过缓与室上性快速性心律失常的交替出现，后者常为心房扑动、心房颤动、房性心动过速。快速性心律失常停止后常出现长时间（＞2s）的窦性停搏（图 1-8-8）。

6.双结病变 窦房结与房室交接区同时病变。由于交接区病变使交接性逸搏发出较迟,通常＞2s(图 1-8-8),也可以出现房室阻滞。

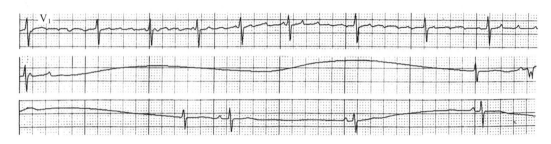

图 1-8-8 心动过缓-心动过速综合征

三条为 V₁ 导联连续记录,可见不纯性心房颤动终止后 6.8s 交接性逸搏出现、7.2s 窦性搏动出现,说明存在窦性停搏及交接区病变使交接性逸搏发出迟,随后是显著的窦性心动过缓,平均窦性心率＜30 次/分。中图末一个 QRS 波群宽大畸形,PR 间期稍短为室性搏动。

（四）临床表现

由于本病进展缓慢,轻症多无症状,有症状者常因较明显的心动过缓导致心、脑等脏器供血不足而出现发作性头晕、黑蒙、晕厥以及心动过速发作,导致心悸、心绞痛等。

（五）辅助检查

1.动态心电图 24 小时或 48 小时连续监测,可以发现最慢及最快的心率及心动过速的发作。此法简便、安全、有效。

2.窦房结功能激发试验

（1）运动试验 根据病人状况可选用活动平板试验或床边运动试验。运动中或运动后监护心率,若窦性心率＞90 次/分,则可认为窦房结功能尚好,如窦性心率＜90 次/分,则可认为窦房结功能不良。

（2）阿托品试验 先做一常规心电图,然后静注 1～2mg 阿托品,同时心电监护心率,在20 分钟内窦性心率达不到 90 次/分者为阳性,提示病窦综合征,可有假阳性。窦性心率大于 90 次/分者为阴性,常为迷走神经张力增高而引起的心动过缓。

（3）临床电生理检查 常用经食管心房调搏法测定。阳性标准为:①窦房结恢复时间(sinus node recovery time,SNRT)＞2000ms;②校正窦房结恢复时间(corrected sinus node recovery time,CSNRT)＞550ms;③窦房传导时间(sinoatrial conduction time,SACT)＞150ms。

（六）诊断

具备下列一项即可诊断:①持续的窦性心动过缓＜35 次/分(非药物引起);②二度Ⅱ型窦房阻滞;③较常出现慢-快综合征,发作停止后窦性搏动恢复时间＞2s;④窦性停搏＞3.0s;⑤电生理检查:SNRT＞2000ms、CSNRT＞550ms。

（七）鉴别诊断

以下情况均可出现窦性心动过缓、窦房阻滞、窦性停搏等,而不应诊断为病窦综合征:①药物:洋地黄类及抗心律失常药物、含利血平的降血压药等;②迷走神经功能亢进;③颅内高压;④阻塞性黄疸;⑤高血钾;⑥甲状腺功能减退。

第九章　房 室 阻 滞

　　房室传导系统的不应期异常延长,激动自心房向心室传导的过程中出现传导延缓或中断的现象称为房室阻滞(atrioventricular block,AVB)。这种阻滞可以是一过性、间歇性或持久性的。阻滞程度可分为三度,一度及二度为不完全性的,三度为完全性的。阻滞部位可在房室传导系统的各处。阻滞部位越低,起搏点自律性越慢,稳定性越差,危险性也越大。房室交接区为常发生阻滞的部位。

第一节　心电图表现及发生机制

一、心电图表现

（一）一度房室阻滞

一度房室阻滞(first-degree atrioventricular block)又称为房室传导延迟,主要表现为PR间期的延长。

1. 成人 PR 间期≥0.21s,儿童(14 岁以下)PR 间期≥0.18s,每个 P 波后均伴有 QRS 波群(图 1-9-1)。当 PR 间期达不到上述标准时若出现以下表现,提示存在 PR 间期正常的一度房室阻滞:①PR 间期随心率而改变,心率增快可以引起 PR 间期缩短,反之则延长。超过相应心率的 PR 间期上限值也可以诊断(见附录一);②PR 间期虽在正常范围内,但在心率相似的情况下,PR 间期较过去延长 0.04s 以上或心率增快时 PR 间期不缩短,反比原来延长 0.04s 以上也可以诊断。当 PR 间期显著延长使 P 波与 T 波重叠而看不到 PR 间期时易误认为交接性心律。

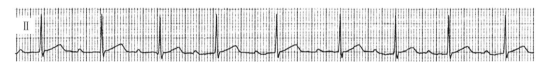

图 1-9-1　一度房室阻滞(Ⅱ型)

PR 间期 0.30s。

2.分型　①Ⅰ型(PR 间期递增型):PR 间期逐渐延长,但不脱落,后又缩短,周而复始;②Ⅱ型(PR 间期延长固定型):延长的 PR 间期固定;③Ⅲ型(PR 间期延长不定型):延长的PR 间期不固定。

（二）二度房室阻滞

二度房室阻滞(second-degree atrioventricular block)表现为室上性激动间断地不下传,导致部分 P 波后无相应的 QRS 波群,呈现一定的房室传导比率,通常以 P 波数与其下传心室数的比率来表示房室阻滞的程度。可以见到 2 个 P 波下传 1 个、3 个 P 波下传 2 个、4 个P 波下传 3 个等,分别称为 2∶1、3∶2、4∶3 房室传导。二度房室阻滞分为Ⅰ型和Ⅱ型。

1.二度Ⅰ型房室阻滞　　又称为文氏现象（Wenckebach phenomenon），也叫莫氏（Mobitz）Ⅰ型阻滞。其特点是传导速度进行性减慢（传导时间进行性延长）直至传导中断，结束一次文氏周期（Wenckebach cycle）。房室传导文氏周期指相邻两次 QRS 波群脱落后的第一个下传的 PP 之间的间距。

（1）典型文氏现象：①P 波有规律出现；②PR 间期进行性延长，直至一个 P 波下传受阻而使其后的 QRS 波群脱落；③在一个文氏周期中以第二个 PR 间期的增量最大，此后增量进行性缩短，导致 RR 间期进行性缩短；④QRS 波群脱落形成的长 RR 间期小于最短 RR 间期的 2 倍；⑤文氏周期反复出现。在文氏周期中，同时符合上述各条件者则为典型文氏现象（图 1-9-2）。

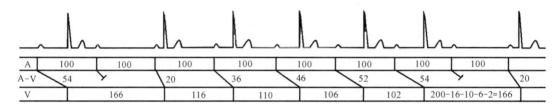

图 1-9-2　房室阻滞典型文氏现象示意图（单位为厘秒），图示 6∶5 房室传导

由于典型文氏现象的 PP 间期固定，导致心房激动到达房室交接区的时间相同。典型文氏现象的房室交接区有效不应期轻度延长、相对不应期明显延长，相对不应期越靠近有效不应期则传导越缓慢，而相对不应期越靠近应激期则传导相应越增快。这导致心房激动通过房室交接区的时间依次延长，表现为 PR 间期依次延长及 RP 间期相应依次缩短，形成了 RP 与 PR 间期的反比关系。由于 RP 间期依次缩短，导致其后的 P 波依次靠近其前的 R 波。当 RP 间期足够短时导致心房激动落入房室交接区的有效不应期，使心房激动不能下传心室，引起一次 QRS 波群脱落，结束一个文氏周期，形成一长的 RR 间期。长 RR 间期的出现使房室交接区得以充分休息，当下一次心房激动到达房室交接区时能以正常速度下传心室，形成文氏周期开始的正常 PR 间期。文氏周期的第二个 PR 间期增量最大是由于其前周期最长，当第一个心房的激动正常下传后即引起房室交接区产生最长的不应期，对其后激动传导的影响也最大（见第二十一章差异性传导中的 Ashman 现象）；在典型文氏周期中只有第二个 PR 间期的增量是由延长的 PR 间期与正常的 PR 间期之差，也导致其增量最大（图 1-9-2）。

由于窦房结及房室结均受自主神经调节，可使其频率及不应期发生变化，故临床上典型文氏现象少见，大多数都是不典型文氏现象。

（2）不典型文氏现象：①PR 间期延长不呈进行性；②PR 间期的增量不呈进行性减少；③RR 间期不呈进行性缩短；④心搏脱落后的 PR 间期不缩短；⑤文氏周期结尾的长间歇可显著延长或缩短；⑥以反复心搏终止文氏周期。在文氏周期中，凡是符合上述任何一条者均为不典型文氏现象（图 1-9-3）。

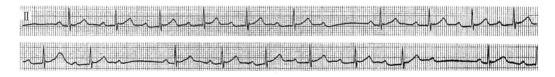

图 1-9-3　房室阻滞不典型文氏现象，图示 7∶6 房室传导，两条为连续记录

2.二度Ⅱ型房室阻滞(莫氏Ⅱ型阻滞)　由于二度Ⅱ型房室阻滞的阻滞部位几乎都发生在房室结以下,而结下阻滞时能够下传心室的激动时间通常是相同的,因此心电图表现为:①连续下传的 PR 间期固定;②窦性 QRS 波群间断脱落(图1-9-4)。

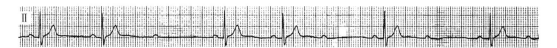

图 1-9-4　二度Ⅱ型房室阻滞,图示 3∶2 及 2∶1 房室传导

3.其他表现形式

(1)2∶1 或 3∶1 房室传导:这种表现形式也称为 2∶1 或 3∶2 房室阻滞。当下传的 PR 间期相等时阻滞可以是二度Ⅰ型,也可以是二度Ⅱ型,鉴别要点是增快心率(药物或运动),P 波下传增多为二度Ⅰ型,若阻滞增多则为二度Ⅱ型。其机制是Ⅰ型阻滞部位通常在房室结,在自主神经调节下不应期会发生变化,交感神经兴奋使心率加快、不应期变短,故下传增多;Ⅱ型阻滞部位在结下,不应期不受自主神经调节,故心率加快阻滞增多。当 2∶1 或 3∶1 等房室传导伴有下传的 PR 间期不相等时,则为二度Ⅰ型房室阻滞(图2-22-5)。

(2)高度房室阻滞:当房室间传导的比率大于或等于 3∶1 时称为高度房室阻滞。心电图特点:①房室传导比例≥3∶1;②PR 间期通常固定;③常伴有交接性或室性逸搏。

二度房室阻滞因为存在应激期,故有正常的 PR 间期。若 PR 间期均延长,说明应激期消失,这种情况只有在合并一度房室阻滞时可以出现。因此,一度和二度房室阻滞可以合并存在(图1-9-5)。

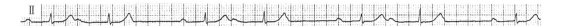

图 1-9-5　一度和二度Ⅰ型房室阻滞,图示 3∶2 房室传导

(三)三度房室阻滞

室上性激动全部不能下传心室称为三度房室阻滞(third-degree atrioventricular block),即完全性房室阻滞。心电图表现为:①P 波与 QRS 波群按各自固有的频率发放激动;②P 波与 QRS 波群无关,导致 PR 间期不固定;③房率大于室率;④出现交接性或室性逸搏心律,室率常小于 45 次/分(图1-9-6)。

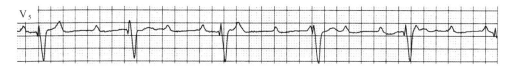

图 1-9-6　三度房室阻滞

窦性心动过速(103 次/分)及室性逸搏心律(40 次/分)。

在三度房室阻滞的诊断中还应注意以下几点:①心室率>60 次/分应考虑干扰性房室脱节的存在;②当出现正常范围的 PR 间期时,只要不引起 RR 间期的缩短(心室夺获)即认为该次 P 波未下传;③心房颤动时出现慢而规则的心室律为合并三度房室阻滞的特征;④当PR 间期不规则而 RR 间期规则时即判断为 P 波未下传,即 P 波与 QRS 波群无关;

⑤当 PR 间期不规则而形态相同的 RR 间期也不规则时,通常判断有下传的 P 波,故不宜诊断三度房室阻滞。

二、发生机制

由于不同的致病因素引起了不同程度的不应期改变,故可以出现不同程度的房室阻滞。一度阻滞是由于房室传导系统相对不应期异常地延长,心动周期无应激期;二度Ⅰ型阻滞是由于房室传导系统的有效不应期轻度延长,相对不应期明显延长,有应激期;二度Ⅱ型阻滞是由于房室传导系统的有效不应期显著延长,无或有很短的相对不应期,有应激期;三度阻滞是由于房室传导系统的有效不应期明显延长,占据了整个心动周期,无相对不应期及应激期(图 1-9-7)。

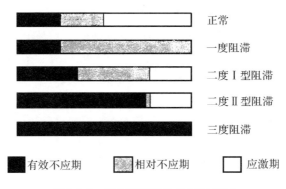

图 1-9-7 房室阻滞发生机制示意图

第二节 根据希氏束电图进行阻滞部位定位

体表心电图难以判断阻滞的部位,虽然有一些特点可循,但准确定位仍需借助于希氏束电图(His bundle electrogram,HBE)。房室阻滞的准确定位对于治疗方法的选择及预后判断极为有用。

一、正常希氏束电图

将电极导管经股静脉送入右心房下部,放置在三尖瓣环口贴近间隔处,可以记录到心房波(A 波)和心室波(V 波),以及它们之间的希氏束电位波(H 波)。正常希氏束电图由以下波及间期组成(图 1-9-8)。

A 波:心房除极波。由于电极导管位于心房的下部,故 A 波通常为主波正向的双相或多相波。

H 波:希氏束除极波。位于 A 波与 V 波之间,呈双相或三相小波,时间 15～25ms。

V 波:心室除极波,为宽大的多相波。

PA 间期:为同步描记的体表心电图的 P 波开始至 A 波开始的时间,代表激动从心房上

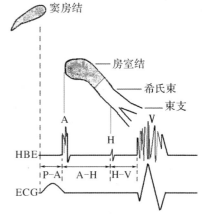

图 1-9-8 正常希氏束电图示意图

部到下部的传导时间,正常值为 25～45ms。

AH 间期:A 波开始至 H 波开始的时间,代表激动在房室结的传导时间,正常值 50～120ms。

HV 间期:H 波开始至 V 波开始的时间,代表激动从希氏束到心室的传导时间,正常值为 35～55ms。当该间期小于 35ms 时,V 波前的小波应考虑为右束支的电位而不是 H 波。

二、房室阻滞部位的定位

(一)一度房室阻滞

一度房室阻滞在体表心电图中可以表现为正常的 PR 间期,如果单纯出现一度希氏束阻滞,即使该部位传导时间加倍也可能表现不出 PR 间期的延长。一度房室阻滞最常见的部位是在房室结内。PR 间期越长,阻滞部位在房室结内的可能性也越大。

不同部位一度阻滞时希氏束电图表现:①心房内传导延迟:PA 间期延长;②房室结内传导延迟:AH 间期延长;③希氏束内传导延迟:出现分裂的希氏束电位(H_1H_2 波);④希氏束下传导延迟:HV 间期延长。

(二)二度房室阻滞

1.二度 I 型房室阻滞　阻滞区通常发生在房室结内,这是由于房室结的递减传导的特性决定的。因此,若存在房室传导时间的可变性,则为房室结内传导阻滞的特征。房室结阻滞时 AH 间期进行性延长,直至 H 波脱落。

2.二度 II 型房室阻滞　阻滞区几乎全部在希-浦系统内。以房室传导时间的不可变性为特征。

(1)希氏束内阻滞:H 波分裂,AH_1 间期正常,H_2V 间期正常,按比例出现 AH_1 与 H_2V 波脱落。

(2)希氏束下阻滞:AH 间期正常,激动下传心室者 HV 间期固定,V 波出现间断脱落。

(三)三度房室阻滞

1.房室结阻滞:A 与 H 波无关,HV 间期固定。

2.希氏束内阻滞:AH_1 间期固定,H_2V 间期固定,H_1 与 H_2 波无关。

3.希氏束下阻滞:AH 间期固定,V 波前无相关 H 波,AH 波与 V 波无关。

三、临床意义

房室阻滞通常见于器质性心脏病患者,也见于药物影响、电解质紊乱及个别迷走神经张力增高的正常人。

(一)一度及二度 I 型房室阻滞

常见病如心肌炎、心肌缺血(尤其是下壁心肌梗死)及一些传染病如白喉、伤寒、病毒性感染等,阻滞部位多位于房室结。可见于个别的正常人,尤其是运动员,也见于迷走神经张力增高和药物所致。阻滞部位在房室结内的预后较好,在结下部位的预后差。治疗措施主要是针对病因治疗,心率慢且有明显症状者可给予阿托品、麻黄碱等治疗。

(二)二度 II 型及三度房室阻滞

病因同上。阻滞部位多在结下,故预后差。治疗除了针对原发病外,常需安装临时或永久性心脏起搏器。

第十章　心室内阻滞

室上性激动在希氏束分叉以下的室内传导系统发生的传导阻滞称为心室内阻滞（intraventricular block）。心室内阻滞包括右束支、左束支、左前分支、左后分支及左间隔分支的阻滞。可以是一过性、间歇性或持久性的，也可以呈单支或多支阻滞。

在正常情况下，室上性激动经左右束支同时使左右心室除极而形成正常的 QRS 波群。如果发生左、右束支或分支阻滞，除极顺序将发生改变，使 QRS 波群的形态发生变化。当一侧束支传导时间较对侧延长 0.04～0.06s 以上时，可以引起左右心室明显不同步除极，出现大于或等于 0.12s 的 QRS 波群。

第一节　单侧束支阻滞

一、左束支阻滞

左束支短而粗，由双侧冠脉分支供血，不易发生阻滞，如发生阻滞则多为器质性病变引起，较右束支阻滞少见。当发生左束支阻滞（left bundle branch block，LBBB）时，室间隔除极是从右向左进行的，形成向左的第 1 向量（起始向量），使左心导联记录出正向波，右心导联记录出负向波，正常向右的起始向量（q 波）消失；继之激动沿右束支快速使整个右心室除极形成向右向量及激动同时沿室间隔缓慢使部分左心室除极，两者综合后形成稍向右的第 2 向量，使右心导联电位稍升高，左心导联电位稍降低；最后只有左心室缓慢地除极形成向左的第 3 向量，使左心导联再次记录出正向波，右心导联再次记录出负向波，即形成 R 波及 QS 波的切迹。由于除极顺序的改变，导致复极顺序跟着改变（继发性改变），出现与 QRS 波群主波方向相反的 ST-T 向量（图 1-10-1）。

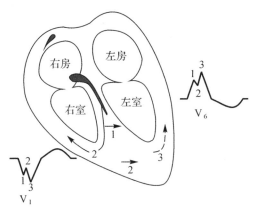

图 1-10-1　左束支阻滞的形成示意图

1.完全性左束支阻滞　心电图表现:①PR 间期≥0.12s;②QRS 波群形态改变,在右心导联(Ⅲ、aVR、V₁、V₂)呈 QS 或 rS 型(r 波极小),S 波宽而深,在左心导联(Ⅰ、aVL、V₅、V₆)呈 R 型,R 波宽大,顶端有切迹,左心导联通常无 q 波;③QRS 波群时间≥0.12s;④ST-T 方向与 QRS 波群主波方向相反(图 1-10-2)。

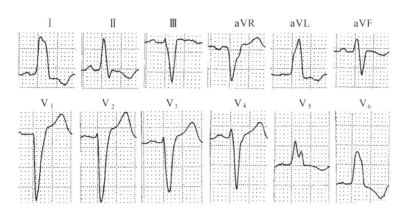

图 1-10-2　完全性左束支阻滞,QRS 波群在左心导联呈宽大有切迹的正向 R 波,
即特征性改变;在右心导联呈宽大的负向 QS 或 rS 波,即对应性改变

2.不完全性左束支阻滞　心电图表现:图形与完全性左束支阻滞相似,QRS 波群时间<0.12s,诊断时应排除左心室肥大,间歇出现这种图形有助于诊断。

二、左束支分支阻滞

左束支有三个分支,即左前、左后及左间隔分支。在正常情况下,当激动通过右束支及左束支的三个分支到达心室后,左间隔分支分布的室间隔肌先激动形成很小的起始向量,经左前、左后分支及右束支传导的激动引起右心室及左心室的大部分心肌除极,它们的向量相互综合形成了 QRS 主体向量环的方位在左后下,这与左心室的解剖位置相一致。由于向量的相互综合,使得额面的 QRS 向量环多呈狭长形(图 1-10-3)。在左前或左后分支阻滞时,激动经左间隔分支引起的除极向量通常被忽略。当左间隔分支阻滞时,由于其分布的心肌延迟除极,在大部分心室肌除极结束后才开始除极,因此受到其他部位心肌除极向量的影响小,故产生的除极向量相应增大,因此可改变 QRS 环的方位。分支的末梢通过浦肯野纤维网相互联结,在发生一支阻滞时,激动仍可以通过传导系统传导,故 QRS 波群时间不增宽。由于左前及左后分支为上下分支,阻滞时主要影响额面,表现为肢体导联上 QRS 波群形态的改变。左间隔分支为水平分支,阻滞时主要影响横面,表现为胸导联上 QRS 波群形态的改变。

1.左前分支阻滞　左前分支分布在心脏的前上区域。左前分支阻滞(left anterior fascicular block,LAFB)时,激动通过左后分支、右束支首先使左心室后下壁及右心室除极,两者的综合向量指向右下,形成较小的第 1 向量,使Ⅰ、aVL 出现 q 波及Ⅱ、Ⅲ、aVF 出现 r 波;继之激动通过左后分支经浦肯野纤维网传至左前分支分布的心肌并使其单独除极,因失去了其他部位向量的综合效应,故形成指向左上的较大的第 2 向量,使Ⅰ、aVL 出现 R 波及Ⅱ、Ⅲ、aVF 出现 S 波(图 1-10-4)。

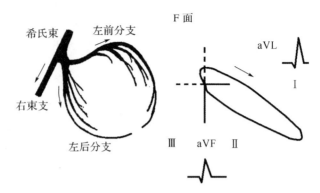

图 1-10-3　正常心室除极形成的 F 面 QRS 向量环及其相应的肢体导联心电图示意图

箭头表示激动的传导方向（左图）及 QRS 向量环的运行方向、最大 QRS 向量环位于左下（右图）。

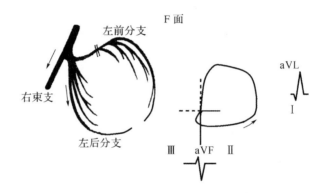

图 1-10-4　左前分支阻滞形成示意图

QRS 向量环逆钟向运行，最大的 QRS 向量环位于左上。

心电图表现：①PR 间期≥0.12s；②电轴明显左偏达−30°～−90°，左偏超过−45°者诊断价值增高；③QRS 波群在 Ⅱ、Ⅲ、aVF 导联呈 rS 型，$S_{Ⅲ} > S_{Ⅱ}$，Ⅰ、aVL 呈 qR 型，$R_{aVL} > R_{Ⅰ}$；④QRS 波群时间正常（图 1-10-5）。

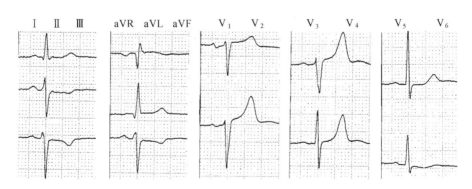

图 1-10-5　左前分支阻滞

2. 左后分支阻滞　左后分支分布在心脏的后下区域。左后分支阻滞（left posterior fascicular block，LPFB）时，激动通过左前分支、右束支首先使左心室前上壁及右心室除极，两者的综合向量指向左上，形成较小的第 1 向量，使Ⅰ、aVL 出现 r 波及Ⅱ、Ⅲ、aVF 出现 q 波；继之激动通过左前分支经浦肯野纤维网传至左后分支分布的心肌并使其单独除极，因失去了其他部位向量的综合效应，故形成指向右下的较大的第 2 向量，使Ⅰ、aVL 出现 S 波及Ⅱ、Ⅲ、aVF 出现 R 波（图 1-10-6）。

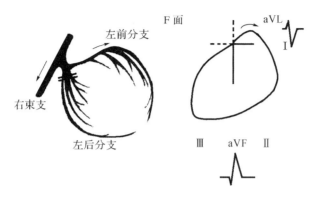

图 1-10-6　左后分支阻滞形成示意图

心电图表现：①PR 间期≥0.12s；②电轴右偏＋90°～＋180°；③QRS 波群在Ⅰ、aVL 导联呈 rS 型，Ⅱ、Ⅲ、aVF 导联呈 qR 型；④QRS 波群时间正常（图 1-10-7）。

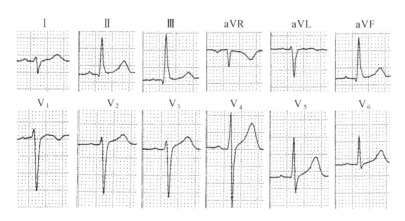

图 1-10-7　左后分支阻滞

诊断时应排除引起电轴右偏的其他原因，如右心室肥大、慢性肺部疾病、广泛侧壁心肌梗死等，作出诊断前应结合临床综合判断，间歇出现时有助于诊断。若有左心病变且右心没有受累，电轴异常右偏时应考虑为左后分支阻滞。

3.左间隔分支阻滞　左间隔分支分布在室间隔左侧面的中央区及部分左心室前壁。正常心室除极的起始向量由左间隔分支除极所决定，指向右前方，偏上或偏下方，使 V$_{5,6}$ 出现 q 波，V$_1$ 出现 r 波。左间隔分支阻滞（left septal fascicular block，LSFB）时其所分布的心肌延迟除极，激动先经左前、左后分支及右束支，它们除极后形成第 1 向量，这三支几乎同步除极。由于左前及左后分支支配的心室肌开始除极的向量互相抵消，故决定第 1 向量方向的是右束支支配的室间隔右侧面下部心肌的除极，其向量方向指向左前。继之激动到达左间隔分支分布的心肌,使其除极形成第 2 向量,其向量仍指向左前,因此改变了正常起始向量的方向,使 QRS 向量环移向左前。终末向量由左心室基底部除极完成,其向量方向指向后,稍偏左或稍偏右(图 1-10-8)。

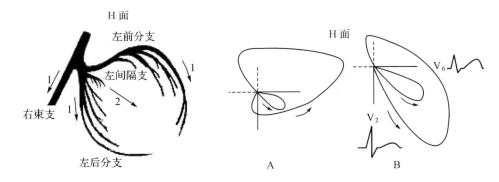

图 1-10-8　左间隔分支阻滞形成示意图

左图示左间隔分支阻滞时心室的激动顺序。右图 A 示正常横面心室除极形成的正常 QRS-T 向量环。右图 B 示左间隔分支阻滞时横面心室除极形成的 QRS-T 向量环及相应的心电图。

心电图表现:①PR 间期≥0.12s;②V_3R、V_1、V_2 导联呈 R 型或 RS 型,R_{V_2}>R_{V_6} 或 V_2 R/S>1;③V_5、V_6 导联无 q 波或 q<0.1mV;④QRS 时间正常(图 1-10-9)。

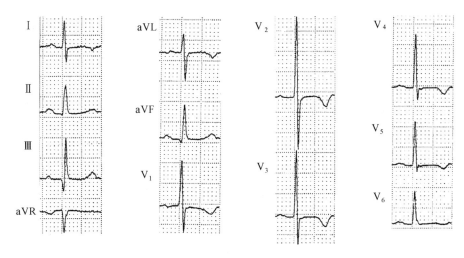

图 1-10-9　左间隔分支阻滞

在胸导联可见冠状 T 波。

诊断时应排除右心室肥大、正后壁心肌梗死、心室预激 A 型、右束支阻滞等。间歇性出现时有助于诊断。分支阻滞时若起搏点位于房室交接区则无 PR 间期。

三、右束支阻滞

在右束支阻滞(right bundle branch block,RBBB)时,起始向量不受影响,除极时形成由左后指向右前的第 1 向量,使右心导联记录出正向波,左心导联记录出负向波;继之激动沿左束支快速使整个左心室除极形成大的向左向量及激动同时沿室间隔缓慢下传,使部分右心室除极形成小的向右向量,两者综合后形成向左的第 2 向量,使左心导联记录出正向波,右心导联记录出负向波;最后只有右心室缓慢地除极形成向右的第 3 向量,使右心导联再次记录出正向波,左心导联再次记录出负向波。由于除极顺序的改变,导致复极顺序跟着改变,出现继发性的 ST-T 改变(图 1-10-10)。

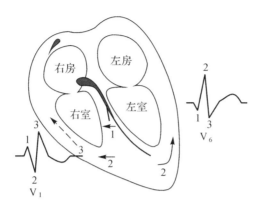

图 1-10-10　右束支阻滞的形成示意图

1.完全性右束支阻滞　心电图表现:①PR 间期≥0.12s;②QRS 波群时间≥0.12s;③QRS 波群形态改变,在右心导联(Ⅲ、aVR、V_1、V_2)出现终末增宽的 R 波,呈 rSR'、rsR' 或 rsr' 型(M 型),在左心导联(Ⅰ 、aVL、V_5、V_6)呈宽(≥0.04s)而不深的 S 波;④ST-T方向与QRS 波群终末传导延缓部分的方向相反(图 1-10-11)。

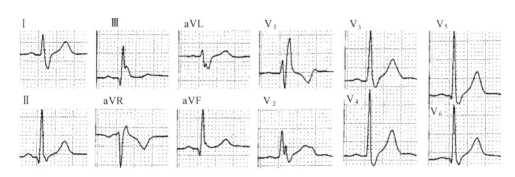

图 1-10-11　完全性右束支阻滞,QRS 波群在右心导联呈终末增宽的 R 波,即特征性改变;在左心导联呈宽而不深的 S 波,即对应性改变

2.不完全性右束支阻滞　心电图表现:①PR 间期≥0.12s;②QRS 波群形态类似完全性右束支阻滞;③QRS时间<0.12s。诊断时应与正常变异的心电图相鉴别(图 1-10-12)。

正常变异心电图是由于室上嵴、近端室间隔及心底部的心室除极出现终末的 r' 向量,但并没有束支的阻滞。心电图表现:①V_1 呈 rSr' 型,$r' < r$ 或 $r'/S < 1$;②QRS 时间<0.09s;③V_1导联无明显 ST-T 改变。

当左或右束支呈完全性阻滞时,导致左或右束支不能传导激动,但此时左或右心室肌仍具有传导激动的功能,只是除极顺序发生了改变,正常由两心室同步除极变成了两心室先后除极。先是右或左心室开始沿右或左束支正常除极,除极结束则激动穿过室间隔沿左或右心室肌缓慢除极,形成宽大畸形的左或右束支阻滞图形。

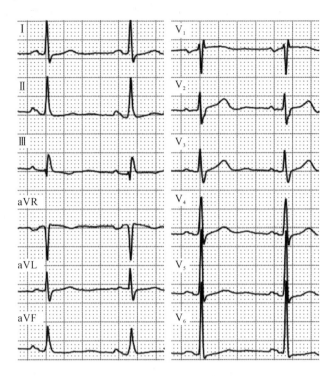

图 1-10-12　不完全性右束支阻滞

第二节　双侧束支阻滞

右束支合并左束支或其分支的传导阻滞称为双侧束支阻滞。

一、完全性左束支阻滞

完全性左束支阻滞因常伴有 HV 时间延长,说明这种阻滞常伴有右束支的传导延迟,因此作为双侧束支阻滞对待。当完全性左束支阻滞合并电轴显著左偏时,表明阻滞在两个分支,左前分支较左后分支传导更加缓慢。

二、右束支合并左前分支阻滞

右束支合并左前分支阻滞在临床上常见。当激动在右束支及左前分支内受阻时,激动则沿左后分支下传先激动左心室后下壁,再通过浦肯野纤维网传至左前分支分布的左心室前上壁并使其除极,最后激动穿过室间隔使右心室除极。因此,QRS 波群的前半部分为左前分支阻滞的特点,后半部分为右束支阻滞的特点。心电图表现符合两者的诊断标准(图 1-10-13)。

三、右束支合并左后分支阻滞

右束支合并左后分支阻滞在临床上少见。当激动在右束支及左后分支内受阻时,心室的激动顺序是先左心室前上壁,再是左心室后下壁,最后是右心室除极。心电图表现符合

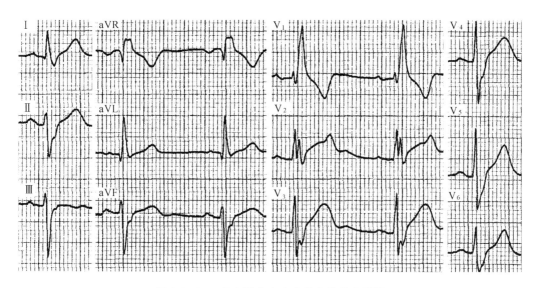

图 1-10-13　完全性右束支合并左前分支阻滞

两者的诊断标准,但应排除右束支阻滞合并右心室肥大(图 1-10-14)。

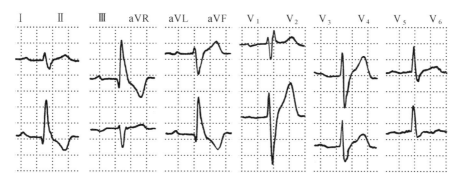

图 1-10-14　右束支合并左后分支阻滞伴一度房室阻滞

　　PR 间期 0.28s。肢体导联符合左后分支阻滞的特点,胸导联符合完全性右束支阻滞的特点,同时可见 PR 间期的延长。

四、交替性左、右束支阻滞

　　左、右束支阻滞交替性出现时表示左束支及右束支同时存在病变。

五、心室内三支阻滞

　　右束支、左前分支、左后分支同时阻滞时称为心室内三支阻滞。体表心电图可表现为一个束支和/或分支完全阻滞,其余为不完全阻滞。表现形式为束支及分支阻滞伴不完全性房室阻滞。

　　1.右束支及左前分支阻滞伴房室阻滞　较常见。右束支与左前分支常为完全性阻滞,同时伴有一度或二度房室阻滞,房室阻滞的阻滞部位在左后分支。

　　2.右束支及左后分支阻滞伴房室阻滞　较少见,右束支与左后分支常为完全性阻滞,同时伴有一度或二度房室阻滞,房室阻滞的阻滞部位在左前分支(图1-10-14)。

这种心电图表现不能明确一度或二度房室阻滞一定是位于分支部位,但是心室内二支发生完全阻滞后再发生不完全性房室阻滞其阻滞部位通常在另一分支,确诊需希氏束电图。

六、其他心室内阻滞

当 PR 间期及 QRS 时间≥0.12s 时,图形不符合左束支、也不符合右束支阻滞时即归为不定型心室内阻滞(图1-10-15、图1-17-2)。

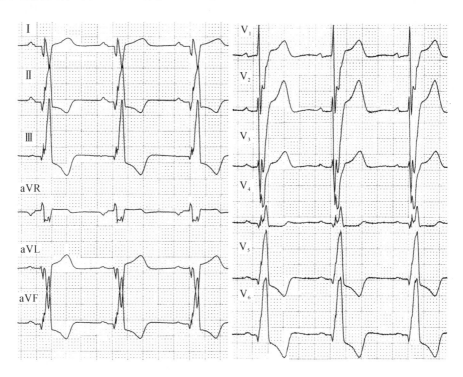

图1-10-15 不定型心室内阻滞及宽型碎裂 QRS 波群

患者女性,58 岁。临床诊断:扩张型心肌病。患者住院期间的心电图,图示窦性心律,PR 间期 0.18s。QRS 波群时间 0.16s,在Ⅰ、Ⅱ、aVF 导联出现病理性 Q 波,在Ⅱ、Ⅲ、aVR、aVL、aVF、V₃~V₆ 导联出现多向波;在 V₁~V₃ 导联 S 波出现切迹。心电图诊断:①窦性心律;②不定型室内阻滞;③宽型碎裂 QRS 波群;④病理性 Q 波。

第三节　间歇性束支阻滞

束支阻滞可以是持续性的,也可以间歇出现。间歇性束支阻滞是由于电激动在心室传导系统内间断出现传导异常所致。束支阻滞间歇出现时根据是否与频率有关而分为频率依赖性及非频率依赖性。频率依赖性传导阻滞又称为相性传导阻滞。本节介绍频率依赖性束支阻滞。

一、心率增快时出现的束支阻滞

心率增快时出现的束支阻滞称为 3 相束支阻滞。3 相束支阻滞以右束支阻滞多见,也可见于左束支阻滞。产生机制是由于左或右束支的动作电位处于 2、3 相时,复极尚未结束、膜电位极化不足,导致此时到达的室上性激动传导延缓或传导阻滞,造成左或右束支阻滞。

心电图表现:①心率加速时出现束支阻滞图形,心率减慢时消失;②出现束支阻滞的心率可为心动过速,也可为正常范围的心率;③正常搏动与束支阻滞搏动的 RR 间期(或心率)可有轻度重叠(图 1-10-16)。

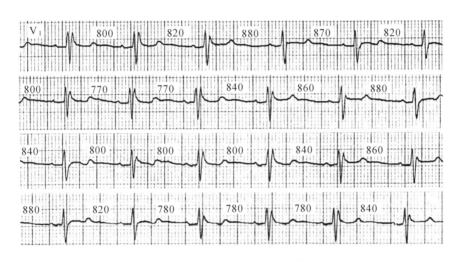

图 1-10-16　3 相右束支阻滞

图示随着心率的减慢右束支阻滞逐渐消失,又随着心率的加快右束支阻滞逐渐出现。开始出现右束支阻滞时的最长 RR 间期是 800ms,即最低心率 75 次/分,一旦出现右束支阻滞后,当 RR 间期延长至 880ms,即心率降低至68 次/分时右束支阻滞才消失,为心率重叠现象。附图为 V₁ 导联连续记录。

本型开始出现束支阻滞时的最低心率称为临界心率。3 相阻滞可以是生理性的,也可以是病理性的,当 RR 间期小于或等于 0.4s 时出现的阻滞多为生理性的,如差异性传导;当RR 间期大于 0.4s 时出现的束支阻滞多为病理性的。

二、心率减慢时出现的束支阻滞

心率减慢时出现的束支阻滞称为 4 相束支阻滞,以左束支阻滞出现为多。产生机制是受损伤的束支出现 4 相自动除极化。随着 RR 间期的逐渐延长,4 相自动除极化也越明显,导致该处束支的传导性逐渐延迟以至阻滞。

心电图表现:①心率减慢时出现束支阻滞,加速时消失;②出现束支阻滞的 QRS 波群前有与其相关的 P 波;③须排除心室预激、交接性逸搏伴室内差异性传导、室性逸搏及不完全性双束支阻滞(图 1-10-17)。

本型开始出现束支阻滞时的最高心率称为临界心率。4 相束支阻滞几乎均在病理情况下出现,多见于心肌缺血等。3 相与 4 相束支阻滞也可以同时出现。

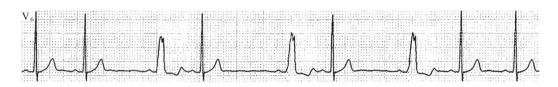

图 1-10-17　4 相左束支阻滞

图示显著窦性心律不齐,可见三个长 RR 间期,分别是 1090ms、1280ms 及 1140ms,出现束支阻滞时的临界心率是 55 次/分(1090ms)。

第四节　束支阻滞合并其他心电图改变及预后与治疗

一、束支阻滞合并其他心电图改变

(一)束支阻滞合并心室肥大

束支阻滞使心室的除极顺序发生了改变,当合并心室肥大时可以将其特征掩盖,故原来的诊断标准已不再适用,使诊断发生困难,但以下标准有助于诊断:

1.左束支阻滞合并左心室肥大　具备以下标准之一可提示诊断:①$S_{V_2} + R_{V_6} > 4.5mV$;②左心房扩大伴有 QRS 时间$>0.16s$。

2.右束支阻滞合并右心室肥大　终末向量向右前增大,并出现 $R'_{V_1} > 1.5mV$ 及电轴右偏。

(二)束支阻滞合并心肌梗死

1.右束支阻滞合并心肌梗死　右束支阻滞主要是影响终末向量,心肌梗死主要影响起始向量,故两者互不掩盖。但应注意,前间壁心肌梗死患者由于室间隔受累,使 V_1 及 V_2 导联的 r 波消失,常表现为 qR 型,常见 q 波时间$≥0.03s$(图 1-10-18)。

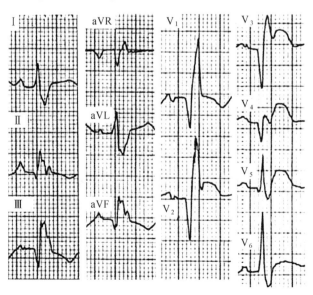

图 1-10-18　右束支阻滞合并急性前间壁及前壁心肌梗死

$V_1 \sim V_4$ 导联出现 Q 波及 $V_2 \sim V_6$ 导联 ST 段弓背抬高。

2.左束支阻滞合并心肌梗死　左束支阻滞和心肌梗死都引起 QRS 波群起始向量的变化,故左心室心肌虽有梗死,但因不能形成 Q 波而被掩盖。

二、束支阻滞的预后与治疗

1.预后　束支阻滞的预后取决于传导阻滞的进展程度、有无器质性心脏病及其严重程度。如果单侧束支或分支阻滞又无心脏病或阻滞长期稳定则预后好。右束支阻滞较左束支阻滞预后好。双侧束支阻滞或三分支阻滞几乎全为病理情况下发生,易发展为完全性房室阻滞,故预后差。

2.治疗　以治疗原发病为主,束支阻滞本身无特殊疗法,随着原发病的控制,阻滞程度也可以逐渐好转,但也可见到原发病治愈后而束支阻滞仍持续存在的情况。由于束支阻滞的发展引起完全性房室阻滞导致晕厥发作时应及时安装心脏起搏器治疗。

第十一章　心室预激

第一节　概　　述

　　窦性或房性的激动从正常房室传导通路(正路)及旁路(accessory pathway)下传(前传)心室,旁路能较快地提早激动一部分或全部心室肌而形成心室预激(ventricular preexcitation)。当心室预激并发或曾并发旁路参与的快速性室上性心律失常称为预激综合征(preexcitation syndrome)。该综合征于1930年由Wolff、Parkinson、White三人首先报道,故又称为WPW综合征。

　　心室预激是一种先天性心脏异常,是由于出生后仍存在房室心肌束即旁路。旁路属于心房肌纤维,长度约1cm,呈树状分支进入心室,是快反应纤维,传导速度较快,个别旁路由浦肯野纤维构成。房室心肌束正常存在于胎儿,在发育过程中,受内在基因控制,出现程序性的细胞死亡即细胞凋亡(apoptosis),最终形成房室纤维环。该纤维环起到房室之间的电绝缘作用,从而使房室交接区成为激动通过房室环的唯一正常通路。出生后在房室环之间只要有一条心肌束存在,就有发生心室预激的可能。发生心室预激的婴儿以后有可能随着旁路的凋亡而使预激消失,这也是随着年龄增大心室预激的检出率降低的原因之一。心室预激虽然是先天性心脏异常,但大多数都无器质性心脏病。心室预激的发生率约为0.2%,大多会出现预激综合征。单纯心室预激可以无症状,只有出现预激综合征者才需要治疗。目前治疗措施为药物、食管心房调搏术、电复律术,根治则需旁路的射频消融术。

　　旁路的电生理特征:由于大多数房室旁路属于心肌工作细胞,因此通常无房室结样的缓慢传导特点,也无自律性,呈"全或无"传导特性,其不应期随心动周期缩短而缩短。少数旁路内含起搏细胞(P细胞),故可出现自律性。

　　只能单向传导的旁路占20%,表现为:①正向传导、逆向阻滞:旁路只允许心房的电激动下传心室,若出现心室预激波者称为显性预激,没有机会出现预激波者称为隐性旁路,此种旁路参与逆向型房室折返性心动过速的形成;②逆向传导、正向阻滞:旁路只允许心室的电激动逆传心房,不会出现心室预激,故称为隐匿性旁路,此种旁路参与顺向型房室折返性心动过速的形成,电生理检查可证明该旁路的存在。

　　具有双向传导的旁路占80%,旁路允许心房的电激动下传心室,也允许心室的电激动逆传心房。此种旁路可参与顺向型及逆向型房室折返性心动过速的形成。

第二节　典型心室预激

　　典型心室预激又称为肯特(Kent)型心室预激。肯特(Kent)束是跨越房室环的旁路(房室旁路)。典型心室预激比其他类型常见。

一、心电图表现

心室预激的心电图表现：①PR 间期＜0.12s；②QRS 波群时限＞0.10s；③QRS 波群起始粗钝称为 δ(△)波(又称心室预激波)，δ 波可正向也可以负向，常与 QRS 波群主波方向一致；④PJ 间期正常≤0.27s，此为 PR 间期与 QRS 时间之和；⑤可有继发性 ST-T 改变。少数情况下，PR 间期或 QRS 波群时限可以表现为正常。

心室预激时激动经正路与旁路同时下传心室，由于正路的房室结的正常延迟作用，使得激动能够经旁路快速传导并预先激动部分心室，形成 PR 间期缩短。当经旁路下传的激动到达心室后，在心室肌内的传导速度突然变慢(先快后慢)，而正路的激动缓慢地通过房室结后又快速经希-浦系统下传(先慢后快)，使部分尚未除极的心室肌除极。沿两条径路下传的激动在心室内相遇，形成同源性室性融合波，表现为以 QRS 波群起始部粗钝为特征的 δ 波。δ 波与正常的 PR 段相重叠而掩盖了正常的 PR 间期，因此 δ 波宽度与 PR 间期缩短的时间相同。由于激动经旁路下传使心室肌除极提前开始，而经正路下传的激动使心室肌除极正常结束，虽然形成了 QRS 波群的增宽，但是从 P 波开始至 QRS 波群除极结束即 PJ 间期却始终保持正常(图 1-11-1、图 1-11-2)。当合并旁路对侧束支传导阻滞或心室肥大时，PJ 间期可延长。

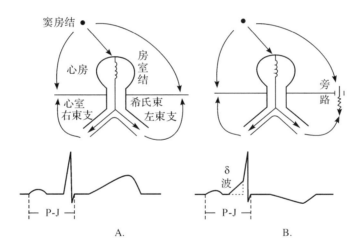

图 1-11-1　正常(A)和心室预激(B)时激动的传导过程及心电图示意图

图示不相同的 QRS 波群宽度及相同的 PJ 间期。可见 δ 波加上两条虚线形成的三角形，似希腊大写字母 Δ。

δ 波的存在是心室不完全预激的特征，是形成典型心室预激的基础。心室预激时因除极程序发生变化，复极程序也会跟着发生变化，所以出现继发性 ST-T 的改变。预激程度越明显，ST-T 的改变也越明显，很轻微的预激使 ST-T 的改变不易察觉而可导致漏诊。δ 波大小与以下因素有关：①正路与旁路的传导速度：通常旁路的传导速度是固定的，也不受自主神经的调节，因此，正路传导越慢，旁路相对越快，δ 波也越明显，反之越不明显；②旁路距房内激动点的位置：旁路距激动点的位置越近，δ 波越大，反之越小。

在窦性心律时，右侧旁路产生的 δ 波大，左侧旁路距窦房结远，产生的 δ 波相应较小。在显著房室阻滞时，可产生完全预激，即激动不从正路下传而全部经旁路下传，使 QRS 波群宽大畸形且 PJ 间期延长。此时由于不能产生同源性室性融合波，因此失去了 δ 波形成的基础,故看不到δ波。这种宽大畸形的 QRS 波群与旁路心室附着点处发生的室性搏动的形态完全相同,但本质却不一样。

二、心室预激的特殊表现形式

在一定条件下,使被掩盖的预激图形得以显示而表现出心室预激的特征。

1.间歇性预激　间断出现心室预激图形(图 1-11-2),有时预激程度呈周期性变化,预激波可由小变大再变小,称为手风琴现象(concertina phenomenon),自主神经张力变化可以出现这种现象(图 1-11-3)。有时表现为潜在性预激(隐性预激),旁路有前传功能但平常无预激图形出现,在条件发生改变(如频率变化)时可使预激图形显露。

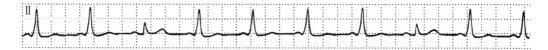

图 1-11-2　间歇性心室预激心电图

PP 间期规则,不同的 PR 间期及 QRS 波群宽度,相同的 PJ 间期(0.24s)。

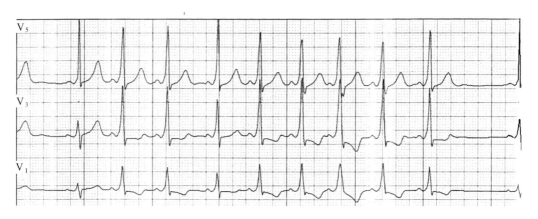

图 1-11-3　心室预激呈手风琴现象

PP 间期不规则,QRS 波群宽度、振幅及 T 波形态呈现周期性改变。

2.隐匿性预激　隐匿性预激又称隐匿性旁路。旁路无前传功能,只能逆传,不会出现预激图形。常有顺向型房室折返性心动过速发作,电生理检查有助于诊断。

三、旁路位置与心室预激分型

旁路可位于房室环的任何部位,也可同时存在双旁路及多旁路,以单旁路多见。传统分型根据旁路最易发生的五个部位(图 1-11-4),将单旁路心室预激分为 A、B、C 三型。

A 型:为左房室旁路,旁路位于左室后壁或后间隔部。预先除极的心室肌从后向前,其向量方向指向前,使 $V_1 \sim V_6$ 导联的 δ 波及 QRS 波群主波均正向(图 1-11-5)。若向量指向前上,则伴有 II、III、aVF 导联 δ 波负向;若向量指向前下,则伴有 II、III、aVF 导联 δ 波正向。

B 型:为右房室旁路,旁路通常位于右前间隔或右室游离壁。预先除极的心室肌从右前向左后,其向量方向背离 V_1(有时伴有 V_2 及 V_3)导联,指向 $V_4 \sim V_6$ 导联。表现为 V_1(V_2

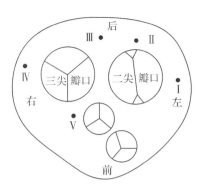

图 1-11-4　旁路常出现的五个部位

Ⅰ.左侧壁，Ⅱ.左后壁，Ⅲ.后间隔，Ⅳ.右室游离壁，Ⅴ.前间隔。

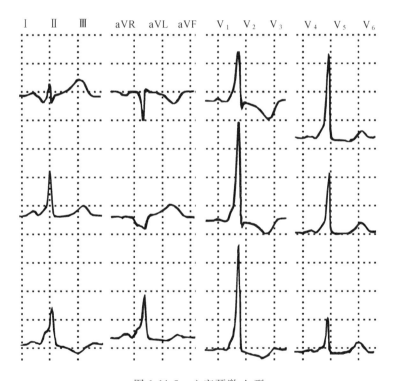

图 1-11-5　心室预激 A 型

及 V₃）导联的负向 δ 波及 QRS 波群主波负向，V₄～V₆ 导联的正向 δ 波及 QRS 波群主波均正向（图 1-11-6）。右室游离壁旁路可在 aVR 导联出现负向的 δ 波。右室后壁旁路在 V₁ 导联可出现正向或等电位的 δ 波，R/S＜1，从 V₂ 导联开始即可出现 R/S＞1。

　　C 型：为左房室旁路，旁路位于左房室侧壁。预先除极的心室肌从左后向右前，其向量方向指向 V₁～V₂ 导联，背离 V₅～V₆ 导联，使 V₁～V₂ 导联表现为正向的 δ 波及 QRS 波群主波正向，而 V₅～V₆ 导联表现为负向的 δ 波及 QRS 波群主波负向，左侧的Ⅰ、aVL 导联也表现为负向的 δ 波。

　　以上分类可以粗略地进行旁路定位。根据负向 δ 波出现的导联可以判断旁路的大致位

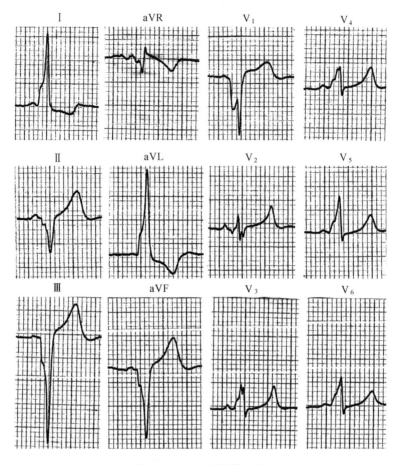

图 1-11-6　心室预激 B 型

置。当旁路不在常见的位置或存在双旁路及多旁路或心脏畸形等情况时,均使得体表心电图定位出现困难。若在窦性心律、心房起搏、逆向型房室折返性心动过速时,同一导联出现两种或两种以上形态的预激波形则为双旁路或多旁路的特征。如需旁路的消融术,还需应用心内多电极标测进行旁路的精确定位。

四、心室预激并发快速型心律失常

1.阵发性室上性心动过速　心室预激最易并发阵发性室上性心动过速。主要机制是激动通过旁路而形成的大折返,折返环路包括心房、房室交接区、心室及旁路(见第十六章)。

2.心房颤动　心室预激伴心房颤动是严重的心律失常,可发展为心室颤动。常呈阵发性发作,室率快,可达 250 次/分以上(图 1-11-7)。其机制为心室激动从旁路逆传入心房,正好落在心房易损期即可诱发房颤。心室预激伴房颤可以引起快心室反应,当最短 RR 间期 ≤250ms 时,经旁路下传的激动易落在心室的易损期(易颤期)而诱发室颤。房颤时激动经旁路快速下传心室出现的最短的 RR 间期常代表旁路的前传不应期。前传不应期越短,心室率也越快。

心室预激伴房颤使快速的房内激动下传心室有三种情况:①沿旁路下传:可形成完全预激,QRS 波群宽大畸形;②沿正路下传:QRS 波群形态正常;③沿旁路及正路同时下传:

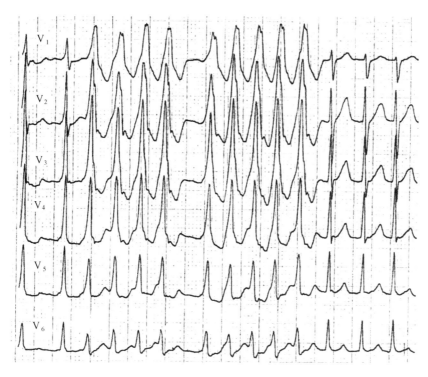

图 1-11-7　心室预激合并房颤

患者男性,50 岁,反复心悸胸闷 1 年。心电图 P 波消失,隐约可见 f 波,RR 间期绝对不规则,最短 RR 间期 0.24s,平均室率约 195 次/分。部分 QRS 波群可见 δ 波,QRS 波群宽窄不一,有正常的 QRS 波群。

形成室性融合波。若每次激动沿两条途径的下传速度不同,则使融合的程度不同,QRS 波群宽窄不一,出现大小不等的预激波。若以上三种情况同时存在,则可使 QRS 波群形态更加多变,有时酷似室性心动过速(室速),两者鉴别要点见表 1-11-1 所示。

表 1-11-1　心室预激合并房颤与室速的鉴别

鉴别点	预激合并房颤	室速
心室率	180~300 次/分,常>200 次/分	140~180 次/分
f 波	有	无
δ 波	有	无
QRS 波群	形态多变	形态固定为 1~2 种
RR 间期	极不规则,长、短相差可达 2 倍	较规则
房室分离	无	有

五、心室预激的鉴别诊断

1. 与心肌梗死的鉴别

(1)酷似心肌梗死:由于负向的 δ 波的存在使 Q 波变宽、加深,易与心肌梗死的病理性 Q 波相混淆或因为初始除极部位改变使 QRS 波群形态发生改变而误诊为心肌梗死。

A 型预激使 V₁~V₂ 出现高 R 波,似正后壁心肌梗死;B 型预激使 V₁~V₃ 呈 QS 型,似前间壁心肌梗死;C 型预激使 V$_5$～V$_6$ 导联呈 QS 或 Qr 型,似侧壁心肌梗死。其鉴别点为心室预激同时伴有 PR 间期缩短、其他导联可见正向的 δ 波及 QRS 时间>0.10s,而单纯性心肌梗死则不具备上述特征。

(2)掩盖心肌梗死:当预激向量与异常 Q 波向量处于对应位置时,由于正向预激波的存在,使原有的 Q 波缩小或消失而掩盖心肌梗死。此时应观察 ST-T 的动态改变来鉴别。

2.与束支阻滞的鉴别　心室预激与束支阻滞均可引起 QRS 波群增宽及伴有继发性 ST-T 改变,但两者形成机制不同。心室预激使心室除极提前开始而正常结束,故 PR 间期缩短,出现 δ 波及 PJ 间期正常;束支阻滞时心室除极正常开始而延迟结束,故 PR 间期正常,PJ 间期延长(图 1-11-8)。B 型预激易误诊为左束支阻滞,但 B 型预激 PR 间期短,有 δ 波,R$_{V_5}$、R$_{V_6}$ 不呈双峰型,故不难鉴别。

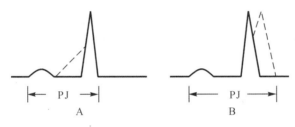

图 1-11-8　心室预激(A)与束支阻滞(B)心电图示意图

共同表现是增宽的 QRS 波群,不同表现是正常的 PJ 时间(A)及延长的 PJ 时间(B)。

束支阻滞的同侧有旁路可使束支阻滞的图形消失或不典型而掩盖束支阻滞,如 A 型或 C 型预激伴左束支阻滞,B 型预激伴右束支阻滞。此时可用阿托品等增加房室传导的药物使房室传导改善,δ 波缩小或消失,束支阻滞可显露。束支阻滞对侧有旁路,例如 A 型或 C 型预激伴右束支阻滞、B 型预激伴左束支阻滞,除 PR 间期缩短外还同时具有两种传导异常的特点以及使 PJ 间期延长。

3.与心室肥大鉴别　由于心室预激时除极顺序发生改变,可出现酷似左或右心室肥大的心电图改变。两者的鉴别要点是心室肥大不具有 PR 间期缩短及 δ 波。如果这两种病变同时存在,那么体表心电图只表现为心室预激的特征而通常的心室肥大诊断标准已不可参照,故不宜再诊断心室肥大。

第三节　其他心室预激

一、短 PR 综合征

短 PR 综合征(short PR syndrome)又称詹姆斯(James)型预激综合征、LGL 综合征(Lown-Ganong-Levine syndrome)。该旁路为连接后结间束与房室结下部或希氏束的纤维,因激动绕过房室结,故使 PR 间期缩短,但激动仍经希氏束下传,所以 QRS 波群时间正常,无 δ 波(图 1-11-9)。目前认为该型预激综合征是一种加速的房室结传导现象,即房室结发育较小或结内存在传导异常快速的通道,使激动在房室结内传导加快。

心电图表现:①PR 间期<0.12s(常<0.10s);②QRS 波群时间正常,无 δ 波;③伴有阵

发性室上速发作史(旁路参与的折返)。

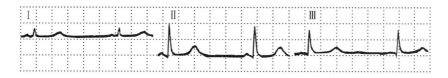

图 1-11-9 短 PR 综合征

患者男性,16 岁。有阵发性心悸史,心电图示窦性心律,PR 间期 0.10s。

二、变异型心室预激

变异型心室预激又称为马海姆(Mahaim)型心室预激。其旁路位于右心,长度大于4cm,起于右心房侧壁或前侧壁,止于右心室游离壁的心肌(慢传导性房-室旁路)或右束支末端(慢传导性房-束旁路)。该旁路具有类房室结样特性,传导缓慢,有递减传导功能,并且只能前向传导,导致较小的 δ 波或无 δ 波。除上述旁路外还有①结室旁路:起于房室结中、下部,止于室间隔嵴部;②束室旁路:起于 His 束,止于心室,它们也能形成马海姆型心室预激。

共同的心电图表现(图 1-11-10)是:①PR 间期>0.12s;②QRS 时间>0.10s;③QRS 波群起始部有较小的 δ 波;④可伴有继发性 ST-T 改变;⑤可以有逆向型房室折返性心动过速发作史。

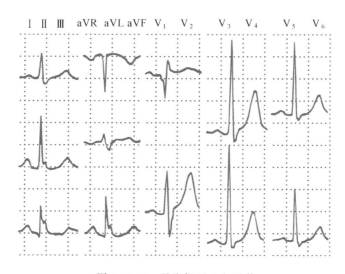

图 1-11-10 马海姆型心室预激

PR 间期 0.16s,V_1 导联 δ 波负向。

由于该旁路只有前传功能,故只能引起逆向型房室折返性心动过速。此时,旁路作为下传支,正路作为逆传支使心室自右向左除极,QRS 波群宽大畸形呈左束支阻滞图形,电轴左偏,酷似室性心动过速。此型心室预激 PR 间期不缩短,其负向的 δ 波极易被误认为病理性 Q 波而误诊为心肌梗死。

第十二章　期前收缩

期前收缩(premature beat)也称过早搏动,可发生于心脏的不同部位,是最常见的心律失常。起搏点自律性增高、激动折返、触发活动均可以引起期前收缩。按起源部位不同通常分为窦性、房性、房室交接区性(交接性)及室性期前收缩 4 种类型。起源于希氏束(His bundle)分叉以上者称为室上性期前收缩,如窦性、房性、房室交接区性期前收缩;起源于希氏束分叉以下者称为室性期前收缩。

第一节　与期前收缩相关的术语及发生机制

一、与期前收缩相关的术语

1.期前收缩　在一个基本的心动周期(通常为窦性周期)之内出现的搏动。

2.偶联间期(coupling interval)　又称为联律间期或配对间期,即期前收缩与其前基础心律的间距。交接性与室性期前收缩的偶联间期从异位搏动的 QRS 波群(R'波)的起点测量至其前窦性 QRS 波群起点,以 RR' 间期表示(图 1-12-1);房性期前收缩的偶联间期从异位 P 波(P'波)的起点测量至其前窦性 P 波的起点,以 PP' 间期表示(图 1-12-2)。当偶联间期互差<0.08s 时认为是相等的。

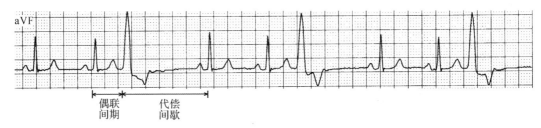

图 1-12-1　室性期前收缩的偶联间期及代偿间歇

可见每两次窦性心律之后出现一次室性期前收缩,即三联律,偶联间期相等,代偿间歇完全。

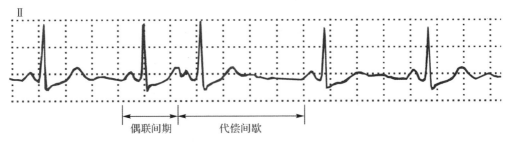

图 1-12-2　房性期前收缩的偶联间期及代偿间歇

可见提前出现的 P' 波,代偿间歇不完全。

3.回转周期(return cycle)　指期前收缩与其后第一个基础心搏的间距。回转周期可以长于、等于或短于基础心律的周期。

4.代偿间歇(compensatory pause)　指期前收缩后的长间歇,即回转周期长于基础心律周期时称为代偿间歇(图 1-12-1、图 1-12-2、图 1-12-3)。由于期前收缩提前发生而出现一个短间期,其后则出现一个长间歇进行代偿。

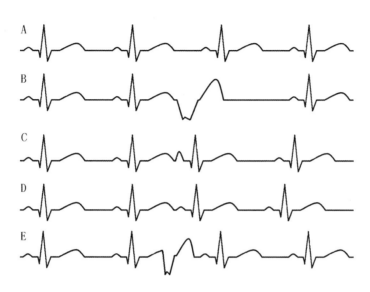

图 1-12-3　不同的代偿间歇示意图

A.正常窦性心律;B.室性期前收缩,完全代偿间歇;C.房性期前收缩,不完全代偿间歇;D.窦性期前收缩,等周期代偿间歇;E.插入性室性期前收缩,无代偿间歇。

(1)完全性代偿间歇:偶联间期加回转周期等于窦性周期的 2 倍,见于交接性与室性期前收缩。因为它们的位置距窦房结远,激动在向心房逆传的过程中窦性激动通常已经形成,故异位激动不引起窦房结节律重整,不打乱窦性心律。若室性期前收缩的逆传未到达心房,但造成了交接区的不应期,则使该次窦性 P 波不能下传而引起完全代偿间歇。

(2)不完全性代偿间歇:偶联间期加回转周期小于窦性周期的 2 倍,见于房性期前收缩。此时的异位搏动点在心房内,距窦房结近,该激动容易侵入窦房结而使其节律重整,导致下一次窦性激动相应提前出现而引起不完全性代偿间歇。

(3)等周期代偿间歇:回转周期等于窦性周期,属于不完全性代偿的特殊形式,见于窦性期前收缩。由于期前收缩发生在窦房结本身,故期前收缩产生后即开始启动下一个正常的窦性周期而引起等周期代偿间歇。

(4)无代偿间歇:偶联间期加回转周期等于窦性周期,见于插入性期前收缩。

5.联律　指期前收缩与基本心律成对或成组地出现。一次基本心律和一次期前收缩接连出现称二联律(bigeminal rhythm)。两次基本心律之后出现一次期前收缩称三联律(trigeminal rhythm)。以此类推为四联律、五联律等。如两次期前收缩连续出现称为成对性期前收缩;三次或三次以上期前收缩连续出现(成串的室性期前收缩)称为心动过速。

6. 单源性期前收缩　指期前收缩来自同一起搏点或有固定的折返径路,其形态相同,偶联间期往往相同。

7. 多源性期前收缩　指在同一导联中出现 2 种或 2 种以上形态及偶联间期不同的期前收缩。如偶联间期相同、形态不同,则为多形性期前收缩,其意义相同。

8. 插入性(间位性)期前收缩(interpolated premature beat)　指发生在两个相邻的窦性搏动之间的期前收缩,此时的期前收缩无代偿间歇。若为交接性及室性期前收缩,则需发生在两个相邻的且下传的窦性搏动之间。

二、期前收缩的发生机制

1. 异位起搏点自律性增高　心肌缺血、缺钾、药物作用等使异位起搏点细胞 4 相上升速度突然升高发生期前收缩。

2. 折返激动　心肌某一部分不应期延长或存在单向阻滞,使激动沿一条径路下传,沿另一条径路逆传再返回原处即形成一次期前收缩。由于折返径路通常固定,故折返性期前收缩的偶联间期通常也是固定的。

3. 并行心律　心脏内存在的起搏点具有保护性传入阻滞,使外来激动不能侵入,该起搏点便以自己的频率发放激动,可以在一个基本心动周期的应激期表现出来,具有期前收缩的特点,但偶联间期不等。

4. 触发活动(后除极)　在一次正常除极后发生的膜电位振荡,当振荡电位达到阈电位时即引起一次期前收缩,分早期及延迟后除极(见第三十三章)。

第二节　不同部位的期前收缩

一、室性期前收缩

室性期前收缩(ventricular premature beat)起源于左、右心室及室间隔部位,引起心室除极程序的改变并通过心室肌传导,故时间延长,出现宽大畸形的 QRS 波群及 T 波倒置。若室性期前收缩的激动点在右心室,则右心室先于左心室激动,心电图呈左束支阻滞图形;若激动点在左心室,则左心室先于右心室激动,心电图呈右束支阻滞图形;若激动点在室间隔上部,则激动可沿两心室下传,两心室有相同的时间延迟,故使 QRS 波群类似于正常波形。室性激动点位置越低,QRS 波群宽大畸形也越明显。一般情况下,同一起源点的室性期前收缩的 QRS 波群形态是相同的,不同起源点的 QRS 波群形态往往不同。若室性期前收缩发生过早,也可以发生室内差异性传导,此时若出现成对的同源性室性期前收缩则引起两个同源的 QRS 波群的形态不同。室性期前收缩也可以表现为二联律、三联律及插入性等不同类型。

心电图表现:①提早出现的宽大畸形的 QRS 波群时限≥0.12s,T 波与 QRS 波群主波方向相反;②其前无相关 P 波或无 P 波;③代偿间歇通常完全(图 1-12-1、图 1-12-4、图 1-12-5)。

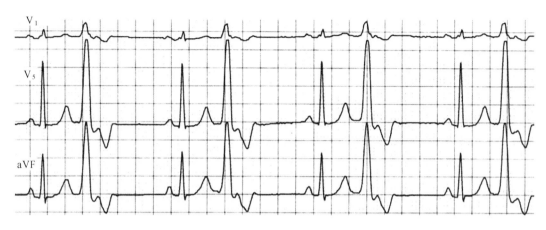

图 1-12-4　室性期前收缩二联律

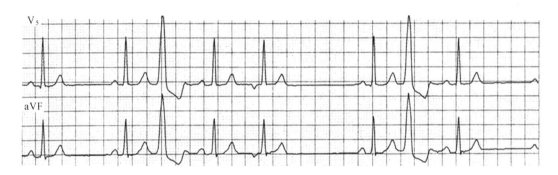

图 1-12-5　插入性室性期前收缩

R₃、R₇ 为插入性室性期前收缩，无代偿间歇。R₅ 为房性期前收缩下传的 QRS 波群，代偿间歇不完全。窦性
PP 间距 1.2s，频率 50 次/分，为窦性心动过缓。

二、房性期前收缩

房性期前收缩(atrial premature beat)起源于心房内，可在心房内不同部位出现。若房性期前收缩在心房上部，则 P′波直立；若房性期前收缩在心房下部，则 P′波倒置；若房性期前收缩在窦房结附近，则 P′波形态与窦性 P 波相似。房性期前收缩距窦房结越远，P′波与窦性 P 波差异越大。因房性期前收缩的节律点与窦房结均位于心房，故常易侵入窦房结使其节律重整而导致代偿间歇不完全。如果房性期前收缩发生过早，此时房室交接区处于有效不应期，心电图上则只有 P′波而无 QRS 波群，称为未下传房性期前收缩。若房性期前收缩发生较早，房室交接区处于相对不应期，则引起 P′R 间期延长。当房性期前收缩下传时心室处于有效不应期，则 P′波亦不能下传。如果房性期前收缩下传时一侧束支或分支处于相对不应期，则可引起室内差异性传导，出现 QRS 波群形态改变，此时 QRS 波群的起始向量通常与窦性的 QRS 波群的起始向量相同。P′波形态不一致而偶联间期相等为多形性房性期前收缩；P′波形态不一，偶联间期不等为多源性房性期前收缩。

心电图表现　①提早出现的 P′波与窦性 P 波不同；②P′R 间期≥0.12s，无 P′R 间期为未下传房性期前收缩；③代偿间歇通常不完全(图 1-12-2、图 1-12-5、图 1-12-6、图 1-12-7、图 1-12-8)。

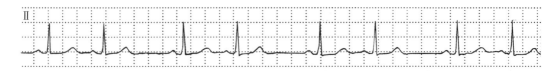

图 1-12-6 房性期前收缩二联律

可见每一次窦性心搏之后出现一次房性期前收缩,偶联间期相等。

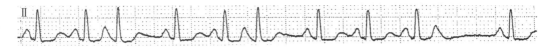

图 1-12-7 房性期前收缩三联律及四联律

可见每组出现一次落在 T 波上的房性期前收缩,最后一次房性期前收缩末下传。偶联间期相等、代偿间歇不完全。

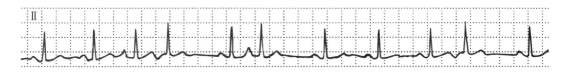

图 1-12-8 多源性房性期前收缩

$P_{3,4,6,10}$ 为不同形态的房性期前收缩,其中 $P_{3,4}$ 为成对的房性期前收缩。

三、房室交接区性期前收缩

房室交接区性期前收缩起源于房室交接区内,简称交接性期前收缩(junctional premature beat)。在交接区内产生的激动,可逆向传至心房产生逆行 P 波(P^- 波),也可前向(向下)传至心室产生 QRS 波群。①若逆传心房速度等于前传心室速度,则 P^- 波与 QRS 波群重叠(a);②若逆传心房速度快于前传心室速度,则 P^- 波位于 QRS 波群之前(b);③若逆传心房速度慢于前传心室速度,则 P^- 波位于 QRS 波群之后(c);④只有逆传而无前传则只有 P^- 波而无 QRS 波群(d);⑤只有前传而无逆传则只有室上性的 QRS 波群而无 P^- 波(e);⑥逆传、前传均阻滞则为一次隐匿性交接性搏动,无 P^- 波也无 QRS 波群(f)(图 1-12-9)。

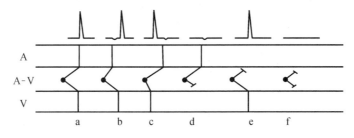

图 1-12-9 交接区内激动的心电图表现形式

A.心房 AV.房室交接区 V.心室

心电图表现:①提早出现的 QRS 波群,其形态及时间与窦性者基本相同;②逆行 P 波:可以在 QRS 波群之前,P⁻R 间期<0.12s、在 QRS 波群之后,RP⁻ 间期<0.20s(R 波开始至 P⁻ 波开始的间期)或重叠于 QRS 波群之中;③代偿间歇通常完全(图 1-12-10、图1-12-11)。

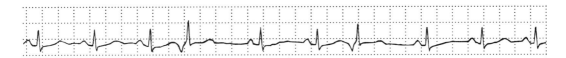

图 1-12-10 房室交接区性期前收缩

逆行 P 波在前,P⁻R 间期0.10s,偶联间期相等,代偿间歇完全。

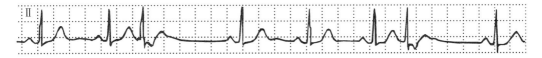

图 1-12-11 房室交接区性期前收缩

逆行 P 波在后,RP⁻ 间期0.12s,偶联间期相等,代偿间歇第一个完全、第二个不完全。

四、窦性期前收缩

窦性期前收缩(sinus premature beat)起源于窦房结,此种期前收缩罕见。

心电图表现:①提早出现的 P 波,其形态与窦性 P 波一致;②呈等周期代偿间歇。当呈二联律时与 3∶2 文氏型窦房阻滞不易区别(图 1-12-12)。

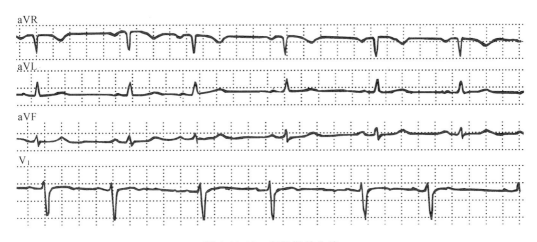

图 1-12-12 窦性期前收缩

第三节 特殊类型室性期前收缩

一、多源性室性期前收缩

同一导联中有 2 种或 2 种以上形态的室性期前收缩且偶联间期不同称为多源性室性期

前收缩(图 1-12-13、图 1-12-17)。多见于器质性心脏病,也常见于洋地黄中毒。产生机制:①多源起搏点自律性增高;②多源起搏点折返现象,折返径路及时间均不等。

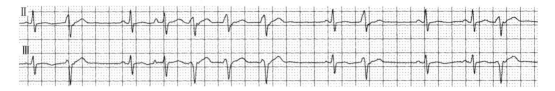

图 1-12-13　多源性室性期前收缩

$R_{2,9,12}$提前出现且宽大畸形、形态不同、偶联间期不相等为多源性室性期前收缩;R_4为房性期前收缩下传的 QRS 波群,另外 $R_{5,6,7}$为短阵多源性室性心动过速。

二、多形性室性期前收缩

同一导联中有 2 种或 2 种以上形态但偶联间期相同的室性期前收缩称为多形性室性期前收缩。产生机制可能为:①单源性室性期前收缩的折返时间相同,但折返径路不同;②多源性室性期前收缩,但折返时间相同。临床意义同多源性室性期前收缩(图 1-12-14)。

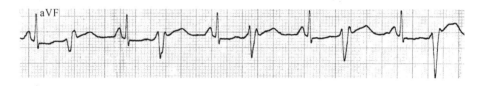

图 1-12-14　多形性室性期前收缩

可见 5 种不同形态的室性期前收缩,偶联间期均相同,其终末部重叠一个未下传 P 波。

三、特宽型室性期前收缩

室性期前收缩的 QRS 波群时限≥0.16s。多见于器质性心脏病,QRS 波群越宽,预后越差。

四、特矮型室性期前收缩

各导联室性期前收缩的 QRS 波群振幅<1.0mV,属于病理性室性期前收缩。

五、成对性室性期前收缩

2 次室性期前收缩连续出现称为成对性室性期前收缩,可以诱发室性心动过速及心室颤动(图 1-12-15)。

六、R on T 型室性期前收缩

室性期前收缩落在前一心搏的 T 波上称为 R on T 型室性期前收缩。室性期前收缩的偶联间期通常<0.43s,易诱发快速室性心律失常(图 1-12-16)。

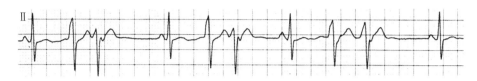

图 1-12-15　成对性室性期前收缩

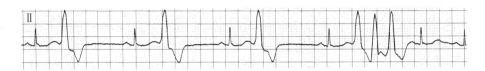

图 1-12-16　R on T 型室性期前收缩及短阵室性心动过速（成串的室性期前收缩）

第四节　室性期前收缩的定位诊断与分级

一、室性期前收缩的定位诊断

通过体表心电图进行室性期前收缩的定位诊断并不十分准确,但根据常规十二导联心电图上的室性期前收缩形态及时间,可大致推测室性期前收缩的起源部位。

1.室间隔期前收缩(高位室性期前收缩)　起源于室间隔上部、希氏束分叉附近,除极顺序与窦性相似。室性期前收缩与窦性的 QRS 波群相似,时限 0.08～0.11s,代偿间歇常完全。

2.右束支型或右室型室性期前收缩　室性期前收缩起源于右束支的近端或右室壁的心肌中,除极顺序由右心室至左心室,其 QRS 波群在 V_1 主波负向,在 I、V_5、V_6 主波正向或呈完全性左束支阻滞图形(图 1-12-17a、b 及 d)。

3.左束支型或左室型室性期前收缩　室性期前收缩起源于左束支近端或左室壁心肌中,除极顺序由左心室至右心室,其 QRS 波群在 V_1 主波正向,在 I、V_5、V_6 主波负向或呈完全性右束支阻滞图形。

4.左前分支型室性期前收缩　室性期前收缩起源于左前分支近端或左室前壁,左前分支处先除极,心电图呈完全性右束支阻滞及左后分支阻滞图形,电轴右偏≥＋110°。

5.左后分支型室性期前收缩　室性期前收缩起源于左后分支近端或左室后壁,左后分支处先除极,心电图呈完全性右束支阻滞图形及左前分支阻滞图形,电轴左偏－30～－90°之间(图 1-12-17c 及 e)。

6.前壁或心尖部室性期前收缩　除极顺序由前向后,室性期前收缩的 QRS 波群在 V_1～V_6 主波均负向。

7.后壁或基底部室性期前收缩　除极顺序由后向前,室性期前收缩的 QRS 波群在 V_1～V_6 主波均正向(图 1-12-17c 及 e)。

8.下部室性期前收缩　除极顺序由下向上,室性期前收缩的 QRS 波群在 II、III 及 aVF 主波向下(图 1-12-17b、c、d 及 e)。

9.上部室性期前收缩　除极顺序由上向下,室性期前收缩的 QRS 波群在Ⅱ、Ⅲ及 aVF 主波向上。

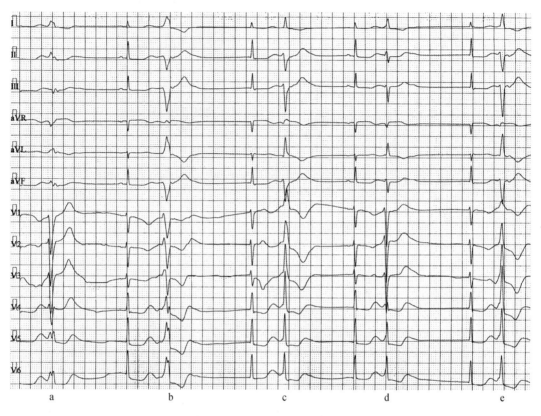

图 1-12-17　多源性室性期前收缩

可见 5 种不同形态的室性期前收缩,偶联间期不相等,提示心室内有 5 种不同的起搏点,起搏点相距越近则 QRS 波群形态越相似。其中 a、b 及 d 为右束支型或右室型室性期前收缩;c 及 e 为左后分支型或后壁室性期前收缩。R_4 及 R_8 其前无 P 波,为交接性逸搏。

二、室性期前收缩的分级

根据室性期前收缩的频繁程度和形态,Lown 将其分为 6 级。0 级:无期前收缩;Ⅰ 级:偶发,<30 次/小时或<1 次/分;Ⅱ级:频发,>30 次/小时或>6 次/分;Ⅲ级:多源性;Ⅳ级:反复出现的 ①ⅣA 级:成对、②ⅣB 级:成串(3 次或 3 次以上室性期前收缩);Ⅴ级:R on T 型室性期前收缩。这种分级作为心肌梗死后死亡危险性的判断有一定价值,级别越高,其危险性越大。

第十三章　心房扑动与心房颤动

心房扑动（房扑）与心房颤动（房颤）是常见的快速性房性心律失常，其频率较阵发性房性心动过速（房速）更快，心房肌丧失了整体的收缩功能，只出现快速的局部收缩或颤动，导致心房向心室主动排血功能的丧失。折返（reentrant）激动是发生房扑、房颤的主要机制。发生于心房易损期的房性期前收缩易诱发房扑及房颤。

13-1 心房扑动与心房颤动

第一节　心房扑动

心房扑动（atrial flutter）简称房扑，是介于房速和房颤之间的快速而规则的房性心律失常，临床上较房颤少见。房扑多为阵发性，一般持续数秒至数小时，多见于器质性心脏病，找不到病因的房扑称为孤立性房扑，又称为特发性房扑。房扑不如房颤稳定，易转为窦性心律或转为房颤。在转律过程中，扑动波（F 波）的形态将发生变化，节律也变得不规则。心房越大转律后越难维持窦性心律。各种病因所致的心房扩大、房内阻滞、心肌结构损害及房内压升高是形成房扑的重要条件。心房扩大越明显，心房扑动的频率越慢。

一、心房扑动分型

1. Ⅰ型房扑（典型房扑）　又分为常见型及少见型。

(1)常见型心电图表现：①P 消失，代之以形态及方向相同、间隔规则的锯齿状 F 波，F 波尖端负向（主要表现在 Ⅱ、Ⅲ、aVF 导联），FF 波之间无等电位线；②F 波频率 250～350 次/分（个别可以低于 200 次/分）；③QRS 波群形态正常，出现差异性传导时则宽大畸形；④房室传导比例多呈 2∶1 或 4∶1，呈 1∶1 者少见。若传导比例固定，则室律齐，若传导比例不固定，则室律不齐（图 1-13-1）。

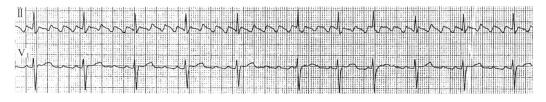

图 1-13-1　Ⅰ型房扑（常见型）

Ⅱ导联锯齿状 F 波尖端负向，V₁ 导联 F 波尖端正向，FF 间距 0.23s，频率 261 次/分。R₁～R₅ 为 F 波 4∶1 的房室传导，传导比例固定，故室律齐。R₆ 为 F 波 5∶1 的房室传导，使 R₅～R₆ 间期延长。其后 F 波下传比例为 3∶1 及 4∶1 不等，使得 RR 间期不固定而引起室律不齐。

（2）少见型心电图表现：F 波尖端正向（主要表现在 Ⅱ、Ⅲ、aVF 导联），其他同常见型（图 1-13-2）。

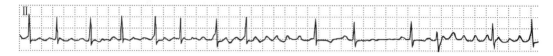

图 1-13-2　Ⅰ 型房扑（少见型）

Ⅱ导联的 R_9 之前 F 波形态不同、振幅不等，频率 300 次/分，为不纯性房扑。R_{10}、R_{11} 为房扑终止后的两次窦性激动下传，此后一次房性期前收缩诱发 F 波尖端正向的房扑，频率 300 次/分。

由于折返方向的变化，可使得Ⅰ型房扑常见型及少见型交替出现（图 1-13-3）。

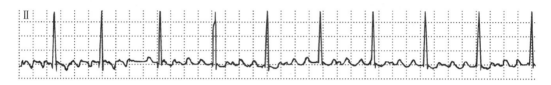

图 1-13-3　Ⅰ 型房扑（常见型及少见型交替）

Ⅱ导联前段 F 波尖端负向（频率 330 次/分），其后 F 波尖端正向（频率 300 次/分）。

2.Ⅱ型房扑（非典型房扑）　少见。

心电图表现：①F 波圆钝直立，频率多为 350～430 次/分；②FF 波之间有等电位线（图 1-13-4）。

Ⅰ型房扑食道调搏可终止，Ⅱ型房扑调搏无效，而且常可转变为房颤。

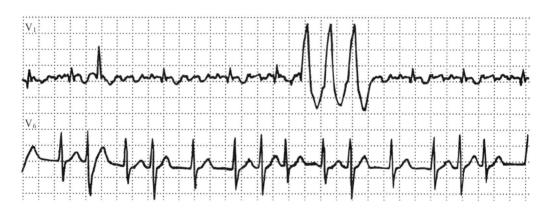

图 1-13-4　Ⅱ 型房扑

V_1 及 V_6 导联为非同步记录，V_1 导联可见 F 波圆钝直立，振幅相同，FF 间期 0.12s，频率 500 次/分，FF 波之间有等电位线。V_1 及 V_6 导联室律不齐，平均心室率 170 次/分，部分 QRS 波群宽大畸形（其前均有一较长的前周期），且以终末部增宽为主，属于室内差异性传导。

二、特殊类型的心房扑动

1.不纯性房扑　以扑动波为主并伴有少量颤动波（图 1-13-2）；

2.不纯性房颤　以颤动波为主并伴有少量扑动波；

3.心房扑动-心房颤动　扑动波与颤动波持续的时间大致相等。

三、心房扑动发生机制

目前认为大折返或微折返参与了房扑的形成,属于单环路折返(图1-13-5)。

1.大折返(解剖折返)　见于Ⅰ型房扑。激动绕心脏结构的某一解剖障碍区进行,例如心房内的静脉开口、房室口。常见的折返路径是由右心房和房间隔形成的逆钟向环路,即心房激动沿右房间隔上行(左房也由下向上激动),达心房上部后经右心房游离壁向下折回,使F波倒置;若为顺钟向环路,则F波直立。大折返特点:①折返途径长度固定;②激动头尾之间存在可应激间隙;③期前收缩刺激可进入应激间隙,拖带或终止激动折返。

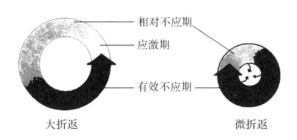

相对不应期
应激期
有效不应期

大折返　　　　　　　微折返

图1-13-5　房扑的形成示意图

大折返为逆钟向,微折返为顺钟向。

2.微折返(功能折返)　见于Ⅱ型房扑。微折返在相当局限的有病变的小块心肌中进行,多为顺钟向折返。微折返特点:①折返途径长度随心肌电生理特性的改变而变动;②环绕时间(波长)与不应期呈正比;③折返环内可以有短路(使环内组织应激);④环的首尾相接,没有可应激间隙;⑤期前收缩刺激难以进入折返环路,不能终止折返。

第二节　心房颤动

心房颤动(atrial fibrillation)简称房颤,是整个心房失去了协调一致的收缩,呈不停息的颤动状态,影响心排血功能。房颤时可减少心排血量约15%,并易在心房内形成附壁血栓。绝大多数房颤患者有导致心房扩大及心房肌受损伤的器质性心脏病,找不到心脏器质性病变者,称为孤立性房颤。临床上将房颤分为:①初发房颤:首次发现的房颤;②阵发性房颤:持续时间小于7天;③持续性房颤:持续时间大于7天;④永久性房颤:不能终止的或终止后又复发的。

一、心房颤动的心电图表现

房颤时由于心房激动极其快速而且不规则,因此到达房室交接区的激动也不规则,大部分将会在房室交接区发生隐匿性传导而不能下传心室。房颤频率越快,发生的隐匿性房室传导也越多,这样导致小部分下传心室的激动极不规则。房颤频率与下传心室率呈反比关系。

心电图表现(图1-13-6):①P波消失,代之以一系列大小不同、形态各异、间隔不等的房颤波(f波),其频率350～600次/分,f波通常在V₁导联最清楚;②室律绝对不齐,发生三度房室阻滞时室律规则。诊断时须注意不要将 QRS 波群前的 f 波误认为 P 波。有时可见到房性期前收缩诱发的房颤(图 1-13-7)。

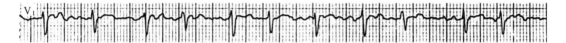

图 1-13-6　心房颤动

V₁ 导联 f 波振幅＞0.1mV,为粗波型心房颤动,平均心室率 108 次/分,为快室率房颤。

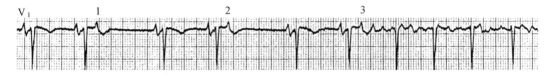

图 1-13-7　房性期前收缩诱发心房颤动

V₁ 导联可见三个未下传的房性期前收缩呈三联律,第三个诱发了粗波型心房颤动。

二、心房颤动分型

1.根据 f 波粗细分型　①粗波型心房颤动:f 波振幅＞0.1mV,多见于风心病、甲状腺功能亢进等,电击及药物复律效果好(图 1-13-6、1-13-7);②细波型房颤:f 波振幅≤0.1mV,多见于冠心病及慢性房颤,复律效果差(图 2-23-4)。

2.根据心室率快慢分型　①慢室率房颤:平均心室率＜60 次/分,见于慢性房颤、双结病变,洋地黄治疗者;②正常室率房颤:平均心室率 60～100 次/分,也见于上述几种情况;③快室率房颤:平均心室率在 101～180 次/分,此型最常见,常需洋地黄减慢心室率(图 1-13-6);④极快室率房颤:平均心室率＞180 次/分,此时应考虑存在心室预激,处理时禁用洋地黄类药物,如伴有晕厥或低血压,应立即电复律。

三、心房颤动发生机制

发生心房颤动的机制还不十分清楚,认为与以下因素有关:①局灶触发机制:心房肌组织延伸并缠绕于肺静脉或腔静脉壁上称为肌袖。肌袖内有起搏细胞,且肌袖不应期短于心房而造成两者不应期离散度增大,易于形成折返。肌袖因触发活动而产生快速的电活动传至心房即可触发房颤。多支肺静脉或腔静脉可以同时产生电活动,这种电活动持续数秒或数分钟后可以自行终止,也可以持续数小时或数天,这为肺静脉隔离术治疗心房颤动提供了理论依据。②心房内多源性折返:由于心房内不应期离散度增大,以及传导速度不均一而引起多发子波折返导致房颤(图 1-13-8)。

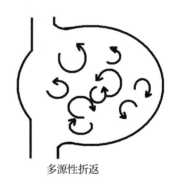

多源性折返

图 1-13-8　房颤的形成示意图

第十四章　逸搏、逸搏心律及加速性异位心律

当窦房结的兴奋性减低或被抑制时,原来兴奋性较低的心房、房室交接区及心室就有可能产生激动来代替窦房结而激动心房和心室,这种在心动过缓时延迟出现的被动性搏动称为逸搏(escape beat),逸搏连续出现 3 次及 3 次以上时形成逸搏心律(escape rhythm)。它们的出现避免了心脏长时间的停跳,属于一种生理性的保护机制。如果逸搏心律的频率大于自身频率,但小于 100 次/分,则称为加速性异位心律(accelerated rhythm),此种心律失常通常在病理情况下出现,如洋地黄中毒、电解质紊乱、心肌梗死等。

第一节　逸　　搏

起源于同一起搏点的逸搏,无论是散在的或是形成逸搏心律,其逸搏间期通常是固定的。

一、房性逸搏

心房起搏点被动地发放 1 次或连续 2 次激动称为房性逸搏(atrial escape)。异位的房性 P 波(P′波)与窦性不同,形态多样,其房内起源点距窦房结越远,P′波变化越明显,起源点在心房下部时出现倒置 P′波,可伴有室上性 QRS 波群,也可不伴有 QRS 波群(未下传 P′波,图 1-14-1)。

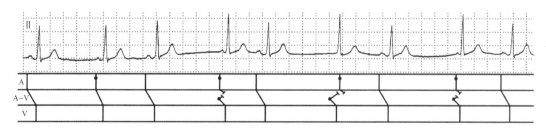

图 1-14-1　房性逸搏及房室交接区性逸搏

图中见 5 个窦性 P 波,其余 4 个为房性逸搏的 P′波,除第 1 个房性逸搏的 P′波下传外,另外 3 个 P′波均没下传,为干扰现象。还可见到 3 次 QRS 波群电压稍高的交接性逸搏并出现交接性逸搏—窦性夺获二联律(最后三对)。

心电图表现:①延迟出现的房性 P′波与窦性 P 波不同,形态多样;②P′R 间期≥0.12s;③QRS 波群呈室上性。

二、房室交接区性逸搏

房室交接区起搏点被动地发放 1 次或连续 2 次激动称为房室交接区性逸搏(atrioventricular junctional escape),简称交接性逸搏(图 1-14-1)。房室交接区范围包括房室结及希氏束两部分,但因为体表心电图难以确定起源于房室交接区激动的具体位置,故以往使用的房室结性心律已被房室交接区性心律取代。电生理研究证实,房室结有上、中、

下三个电生理功能不同的部分,分别称为:①房结区(A-N 区):心房下部与房室结相交处;②结区(N 区):房室结部;③结希区(N-H 区):房室结下部与希氏束相交处。三个区都有自律性。

心电图表现:①延迟出现的室上性 QRS 波群,其形状与窦性 QRS 波群相同或相似;②有或无逆行 P 波(P⁻波),P⁻波在 QRS 波群之前者,P⁻R 间期<0.12s,在 QRS 波群之后者,RP⁻间期<0.20s;③常为中心型 P⁻波(I导联 P⁻波低平、aVF 导联 P⁻波倒置)(图 1-14-2)。

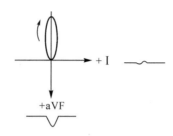

图 1-14-2　中心型逆行 P 波

交接性搏动逆传并同时激动左右心房底部形成自下而上的心房除极,使 P 环平行于-aVF 导联,形成倒置 P 波及垂直于 I 导联形成低平 P 波。

三、室性逸搏

心室起搏点被动地发放 1 次或连续 2 次激动称为室性逸搏(ventricular escape)。当室上性起搏点受抑制或自律性减低或出现二度房室阻滞时,心室内起搏点发出激动,以避免心脏长时间停搏(图 1-14-3)。

心电图表现:①延迟出现宽大畸形的 QRS 波群,时间≥0.12s,T 波与 QRS 主波方向相反;②QRS 波群前无相关 P 波或无 P 波。

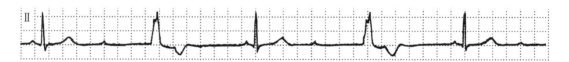

图 1-14-3　二度房室阻滞及室性逸搏

第二节　逸搏心律

一、房性逸搏心律

房性逸搏连续出现 3 次或 3 次以上称为房性逸搏心律(atrial escape rhythm)。心电图表现:房性逸搏连续出现 3 次或 3 次以上,频率 50～60 次/分(图 1-14-4)。

二、房室交接区性逸搏心律

房室交接区性逸搏连续出现 3 次或 3 次以上称为房室交接区性逸搏心律(atrioventricular junctional escape rhythm)。心电图表现:连续 3 次或 3 次以上的房室交接区性逸搏,频率 40～60 次/分(图 1-14-5)。

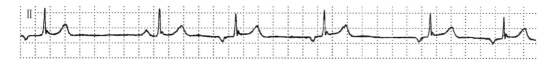

图 1-14-4　房性逸搏心律

频率约 53 次/分,P′R 间期 0.16s。

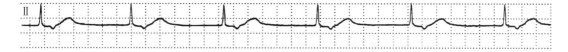

图 1-14-5　房室交接区性逸搏心律

频率 45 次/分,RP¯间期 0.18s。

三、室性逸搏心律

室性逸搏连续出现 3 次或 3 次以上称为室性逸搏心律(ventricular escape rhythm)。常在室上性的起搏点功能低下或停搏时出现,因此见于病理情况。心电图表现:连续 3 次或 3 次以上的室性逸搏,频率 30～40 次/分(图 1-14-6)。

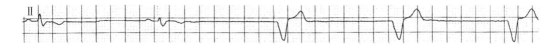

图 1-14-6　室性逸搏心律

图示窦性心动过缓及室性逸搏心律(37 次/分),第 2 个 QRS 波群为室性融合波。

第三节　加速性异位心律

当异位起搏点的自律性受某些因素的影响而增高,频率超过窦性心律时即形成加速性异位心律。电生理特点:①是由于异位起搏点 4 相自动除极化速度增快引起,故属于自律性心律失常,不能被电刺激诱发和终止;②起步现象(treppe phenomenon),又称温醒现象(warm up),心律失常开始时频率较慢,并逐渐加快直至稳定;③常与窦性心律失常并存,相互竞争激动心房或心室,形成完全或不完全性房室脱节;④频率仅略大于窦性频率,通常不超过 100 次/分。这种相近的频率易导致干扰性脱节的发生。

一、加速性房性心律

加速性房性心律(accelerated atrial rhythm)又称为加速性房性逸搏心律或非阵发性房性心动过速,由心房起搏点的自律性增高而引起。

心电图表现:房性逸搏连续出现 3 次或 3 次以上,频率 60～100 次/分。若房率与窦率相近,可出现房性融合波(图 1-14-7)。

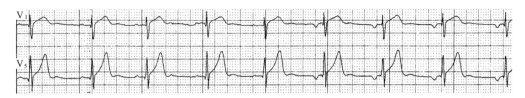

图 1-14-7　加速性房性心律

频率 63 次/分,第 4 及第 5 个 P 波形态介于窦性 P 波与房性 P′波之间为房性融合波。

二、加速性交接性心律

加速性交接性心律(accelerated junctional rhythm)又称为加速性交接性逸搏心律或非阵发性交接性心动过速,由交接区起搏点的自律性增高而引起。

心电图表现:①房室交接性逸搏连续出现 3 次或 3 次以上,频率 60～100 次/分;②QRS 波群呈室上性,其前或后可出现 P⁻波;③窦性与交接性心律频率接近时,可竞争激动心室;④常见房性融合波、心室夺获(窦性夺获心室)及房室分离(图 1-14-8)。

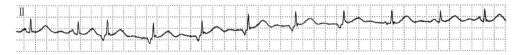

图 1-14-8　加速性交接性心律

频率 75 次/分,P⁻R 间期 0.10s,第 8～10 个 P 波为房性融合波,此后窦性夺获心室。

三、加速性室性心律

加速性室性心律(accelerated ventricular rhythm)又称为加速性室性逸搏心律或非阵发性室性心动过速,由心室起搏点的自律性增高而引起。

心电图表现:①室性逸搏连续出现 3 次或 3 次以上,频率 40～100 次/分;②常伴有干扰性房室脱节(房室分离)、室性融合波及心室夺获(图 1-14-9)。

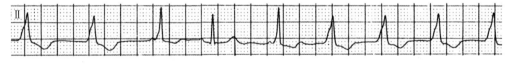

图 1-14-9　加速性室性心律

图示窦性心律不齐,心室率 73～93 次/分,第 3 及第 5 个 QRS 波群形态介于室性与窦性之间为室性融合波,第 4 个 QRS 波群为窦性夺获心室。

此种心律失常最常见的是急性心肌梗死经冠脉溶栓治疗后,血栓溶解冠脉再通出现的再灌注心律失常,是冠脉再通的标志之一。

第四节　反复搏动及逸搏-夺获性搏动

一、反复搏动

在心脏某一部位(心房、房室交接区或心室)发出的电信号激动心房或心室的同时,又沿另一条传导通路折返回原处并再次激动心房或心室,称为反复搏动(reciprocal beat),也称为回波(echo)。当一次基本心搏引起 3 次或 3 次以上的反复搏动时称为反复心律(reciprocal rhythm),即折返性心动过速。

1.房性反复搏动　　指激动起源于心房的反复搏动,表现为房性 P 波—室上性 QRS 波群—逆行 P 波的序列,即 P′—QRS—P⁻,常伴有 P′R 间期延长(图 1-14-10)。

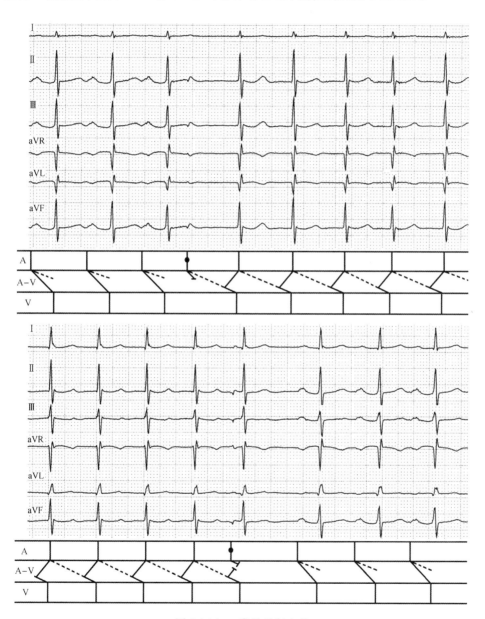

图 1-14-10　房性反复心律

　　上下两图为动态心电图非连续记录。上图一个房性期前收缩经过慢径路顺传(下传)及快径路逆传再次激动心房而形成房性反复搏动,P⁻波与 QRS 波群重叠,在 Ⅱ、Ⅲ 及 aVF 导联的 QRS 波群终末部出现假性 r′波、在 aVR 导联的 QRS 波群终末部出现假性 s′波。该图房性反复搏动连续出现形成了房性反复心律即慢快型房室结折返性心动过速,频率96 次/分。因存在一度房室阻滞(PR 间期 0.28s)导致心动过速的频率较慢。下图一个房性期前收缩终止了心动过速,假性 r′及 s′波消失。

2.交接性反复搏动　指激动起源于房室交接区的反复搏动,表现为两个室上性 QRS 波群相距约 0.5s,它们之间有一逆行 P 波,即呈交接性 QRS 波群—逆行 P 波—室上性 QRS 波群的序列,即 QRS—P⁻—QRS(图 1-14-11)。

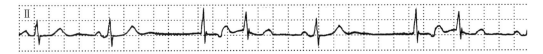

图 1-14-11　交接性反复搏动

第 3 及第 6 个 QRS 波群为交接性逸搏并出现了反复搏动。

3.室性反复搏动　指激动起源于心室的反复搏动,表现为室性 QRS 波群—逆行 P 波—室上性 QRS 波群的序列,即 QRS′—P⁻—QRS(图 1-14-12)。

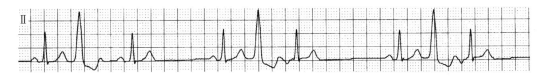

图 1-14-12　室性反复搏动

第一个室性期前收缩为插入性,第 2 及第 3 个室性期前收缩形成心室起源的反复搏动。

4.窦性反复搏动　指激动起源于窦房结的反复搏动,表现为窦性 P 波—室上性 QRS 波群—逆行 P 波的序列,即 P—QRS—P⁻,常伴有 PR 间期延长(图 2-25-4)。

二、逸搏-夺获性搏动

常见的是在房室交接区性逸搏之后,紧跟着一个窦性激动下传心室,便形成交接性逸搏-窦性夺获性搏动。心电图表现:呈交接性 QRS 波群-窦性 P 波-窦性 QRS 波群的序列。

逸搏-夺获性搏动与反复搏动的不同之处在于前者两个 QRS 波群之间为一直立的窦性 P 波(原来称此为"伪反复搏动"),出现的窦性 P 波下传心室,称为心室夺获。如果连续出现逸搏-夺获性搏动可形成逸搏-夺获二联律(escape-capture bigeminy)(图 1-14-1)。

第十五章 室性快速性心律失常

起源于希氏束分叉处以下的搏动称为室性搏动。其特点是：①QRS波群宽大畸形，时间≥0.12s；②QRS波群主波与T波方向相反；③其前无相关P波或无P波。当3个或3个以上的室性搏动连续出现则形成室性心律，频率达到或超过100次/分时称为室性快速性心律失常(ventricular tachyarrhythmia)，表现为室性心动过速、心室扑动和心室颤动。这些心律失常通常是由折返引起的。

第一节 室性心动过速

3次或3次以上的室性期前收缩连续出现，频率达到或超过100次/分时称为室性心动过速(ventricular tachycardia，VT)，简称室速。如室速发作小于30s称为非持续性室速；如发作大于或等于30s称为持续性室速。心动过速表现为连续3～7次的室性快速心律或最多数秒钟即可恢复窦性心律者称为短阵性室速。

15-1 室性心动过速

一、心电图诊断

1.QRS波群宽大畸形，时间≥0.12s，若时间>0.14s则更有助于室速的诊断。但起源于高位室间隔的室性搏动，QRS波群时间可<0.12s。

2.频率常为100～200次/分。

3.房室分离 又称干扰性房室脱节，表现为房律与室律相互独立，故P波与QRS波群无关，室率大于房率。

4.心室夺获 心室被室上性激动(通常为窦性激动)夺获，出现室上性的QRS波群。此时夺获的R'R间期通常是缩短的，也可以不变。若室上性下传心室的激动与心室本身的节律点发出的激动共同激动心室，即形成室性融合波，称为不完全夺获。室性融合波的形态介于室上性与室性的QRS波群之间。

5.胸导联(V₁～V₆)QRS波群均不呈RS(包括rS、Rs)型 QRS波群主波在V₁～V₆导联可以表现为均负向或均正向，即同向一致性。

6.胸导联(V₁～V₆)QRS波群有呈RS(包括rS、Rs)型的但RS间期>100ms RS间期是从QRS波群的起点到S波的最低点的水平距离(图1-15-1)。

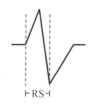

图1-15-1 RS间期测量

7.电轴极右偏 心动过速时电轴在−90°～−180°之间。

除具备前两条外，在第3～7条中再具备任何一条都有利于室速的诊断。

二、室性心动过速的心电图类型

(一)单形性室速

室速的 QRS 波群相同及 T 波形态一致称为单形性室速(uniform ventricular tachycardia),临床上最常见。可表现为持续性的,也可表现为非持续性的或反复短阵性的室速。可见于器质性心脏病患者,也可见于非器质性心脏病患者。产生机制大多是折返,程序刺激可诱发和终止。发作时频率>100 次/分,常在 130~180 次/分,节律通常规则(图 1-15-2)。

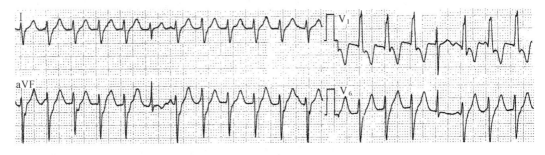

图 1-15-2　单形性室速

QRS 波群时间 0.13s,R′R′间期规则,频率 143 次/分,电轴极右偏(−106°)。Ⅰ、aVF 的 R₆ 及 V₁、V₆ 的 R₄

为心室夺获,R′R 间期稍短于 R′R′间期,其后见到房室分离(P 波未下传)。

(二)多形性室速

多形性室速(polymorphic ventricular tachycardia)指伴有 QRS 波群形态连续变化及节律不规则,但不伴有 QT 间期延长的室速(图 1-15-3),若伴有 QT 间期的延长或出现大 U 波则称为尖端扭转型室速(torsades de pointes,TdP),两者在形态上相同(图 1-15-4)。尖端扭转型室速的发生机制与心室肌复极弥漫性不均一、激动折返及早期后除极有关。临床上引起 QT 间期延长的疾病、药物或电解质紊乱等可以诱发尖端扭转型室速。

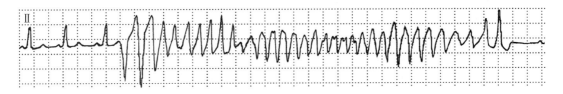

图 1-15-3　多形性室速

一个 R on T 型室性期前收缩诱发了多形性室速,其前窦性 QT 间期正常。5s 后自行终止,恢复窦性心律。

尖端扭转型室速常见的心电图表现是发作前后基础心律多缓慢,QT 间期延长或 U 波增高。发作期心电图表现为:①QRS 波群尖端以基线为轴上下扭转,频率 150~300 次/分,通常为 200~250 次/分,呈周期性改变,反复发作,典型表现是一串室速呈梭形(纺锤形);②每次发作数秒至 10 多秒,可自行终止。

(三)双向性室速

室速发作时 QRS 波群主波方向交替性改变称为双向性室速(bidirectional ventricular tachycardia)。多见于洋地黄中毒以及严重器质性心脏病、低血钾等。

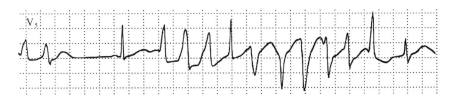

图 1-15-4　尖端扭转型室速

V_5 导联见到在一长间歇后出现的一次窦性搏动伴有明显的 U 波,随后的一次落在 U 波上的室性期前收缩诱发了尖端扭转型室速。

1. 发生机制

(1)自律性双向性室速:心室内有两个相距较远的起搏点,交替发放激动。起搏点位置可以在左、右心室,也可以在同一心室,但一个在心尖、另一个在心底。

(2)折返性双向性室速:①心室内有两个固定的折返环路交替传导激动;②束支及其分支间的交替;③触发活动:部位不同,交替出现。

2. 心电图表现　同一导联中 QRS 波群电轴、形态呈交替改变,QRS 时限≥0.12s,R′R′间期规则或长短交替出现(图 1-15-5)。

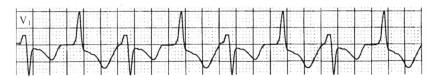

图 1-15-5　双向性室速

发作时平均室率 103 次/分。

(四)特发性室速

无明确器质性心脏病的室速称为特发性室速(idiopathic ventricular tachycardia),即用目前所有手段找不出心脏病变者。此种室速通常发生于年轻人,预后良好。维拉帕米能有效终止和预防发作。发生机制与触发活动有关。

第二节　心室扑动与颤动

一、心室扑动

心室扑动(ventricular flutter)是一种介于室性心动过速与心室颤动之间的心律失常,属于致命性的心律失常。产生机制为:①心室激动点自律性增高;②激动沿心室内固定的环路快速折返。

1. 心电图表现　①QRS 波群与 T 波相连,两者难以区别;②出现频率 150～250 次/分的规律、快速、粗大、连续的心室扑动波(图 1-15-6)。

2. 治疗　心室扑动通常迅速转变为心室颤动,故应立即处理。①心前区中等力量叩击2～3 次可能会终止扑动;②电击复律,早期应用效果好。

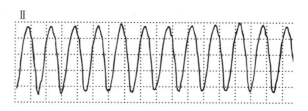

图 1-15-6   心室扑动

二、心室颤动

心室颤动(ventricular fibrillation)是引起心脏性猝死最常见的心律失常,此时心肌只有杂乱的电活动,没有协调的心脏收缩。心室颤动一旦发生,通常不会自行终止,需立即紧急处理,最佳的治疗是电击复律。

1.产生机制　①多源性激动形成学说:心室内多个激动点自律性增高,先后或同时激动心室;②单源多发性折返学说:心肌病变使心肌兴奋性、传导性不一致,不应期缩短,利于快速折返的形成;③环行运动学说:激动沿大折返环传导,沿途发出快速而又不规则的子波。

2.心电图表现　①P-QRS-T 波消失;②呈现波形、振幅、时距完全不相等的心室颤动波,频率 150～500 次/分(图 1-15-7)。

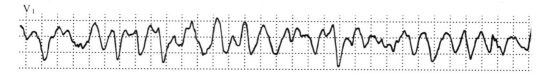

图 1-15-7   心室颤动

第十六章　阵发性室上性心动过速

激动起源于心室以上或折返环路不局限于心室的心动过速称为室上性心动过速。因这类心动过速通常表现为突发突止的特点，故又称为阵发性室上性心动过速（paroxysmal supraventricular tachycardia，PSVT）。该类心动过速的频率大于或等于 100 次/分，其激动起源点通常是在心房或房室交接区，也可位于心室。后者的激动通过房室交接区或房室旁路逆传而形成折返环路，导致室上性心动过速的发作。心动过速的频率过快时，异位 P(P′) 波或逆行 P(P⁻) 波可被掩盖，使该类心动过速难以区分（尤其是记录不到发作开始与终止的心电图时），故在分辨不确切时仍统称为室上性心动过速。

第一节　位于心房的室上性心动过速

一、窦房折返性心动过速

窦房折返性心动过速（sinoatrial reentrant tachycardia，SART）指窦房结与邻近的心房组织间发生激动折返而引起的心动过速。窦房折返性心动过速患者通常均伴有器质性心脏病，多见于冠心病、瓣膜性心脏病、高血压性心脏病等。刺激迷走神经可使心率减慢或使心动过速终止。因窦房结是折返环路的一部分，故形成的 P 波与窦性 P 波通常是相同的。当窦房结的有效不应期大于其周围心房肌的不应期时即可形成折返。当窦房结处于相对不应期时，适时的房性期前收缩的激动进入窦房结内则出现缓慢传导，当该激动传出时可再次激动心房形成环形运动，如持续折返，则形成窦房折返性心动过速。

心电图表现：①可由房性或窦性期前收缩诱发和终止；②常伴有温醒现象（warm up），即发作开始时频率逐渐加快直至稳定，也可以伴有冷却现象（cool down）即发作终止前心率逐渐减慢；③P 波形态与窦性 P 波相同或相似；④心动过速的频率常为 100～150 次/分，可慢至 80 次/分；⑤呈短阵反复发作；⑥刺激迷走神经可减慢或终止心动过速；⑦心动过速终止后的代偿间歇等于或略长于窦性周期（图 1-16-1A、B）。

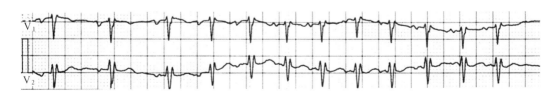

图 1-16-1A　窦房折返性心动过速

第 4 个 P 波为窦性期前收缩，并诱发了频率为 130 次/分的心动过速，可见温醒现象。

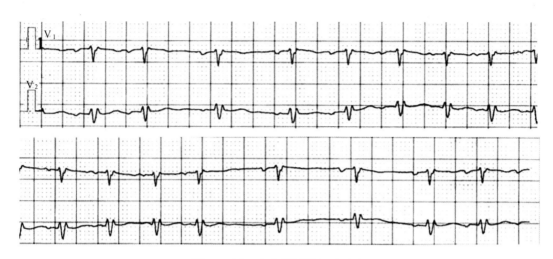

图 1-16-1B　窦房折返性心动过速

第 2、5、17 个 P 波为窦性期前收缩，第 5 个 P 波诱发了一阵频率为 140 次/分的心动过速，可见温醒现象。V₁ 及 V₂ 导联为同步连续的半电压记录，与图 1-16-1A 为同一个患者。

二、房性心动过速

房性心动过速(atrial tachycardia)指位于心房内的异位性心动过速，可表现为自律性及折返性。

(一)自律性房性心动过速

自律性房性心动过速(automatic atrial tachycardia，AAT)指心房的异位起搏点自律性增高引起的心动过速。可表现为短暂、反复、持续或无休止的发作。心动过速每天发作 12h 以上，其间与窦性心律交替出现称为无休止性。无休止性心动过速最终可发展为心动过速性心肌病。

心电图表现：①可以由房性期前收缩诱发，诱发心动过速的房性期前收缩形态与心动过速时的 P′波形态相同；②心动过速时的 P′波形态与窦性 P 波不同；③房率通常为 100～180 次/分；④发作开始可以出现温醒现象，随后的节律可以规整，终止时可以出现冷却现象；⑤刺激迷走神经及心房程序刺激不能终止心动过速(图 1-16-2)。

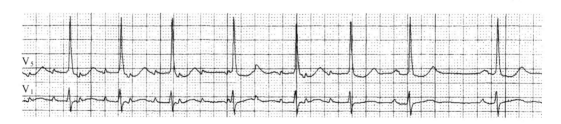

图 1-16-2　自律性房性心动过速

P′P′间期最大互差 0.08s，房率 160 次/分，呈 2∶1～3∶1 的房室传导，提示自律性房性心动过速。

自律性房性心动过速可发生于器质性心脏病患者,也可发生于无器质性心脏病的患者。通常为单源性,即心动过速发作时房性 P 波形态一致;也可表现为多源性,即心动过速发作时房性 P 波出现两种或两种以上形态(图 1-16-3)。多源性房性心动过速(multifocal atrial tachycardia)可发展为心房扑动或心房颤动。

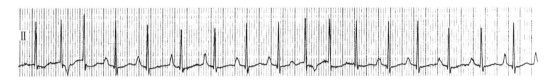

图 1-16-3　多源性房性心动过速

可见房性 P 波有直立高尖、低平及倒置等多种形态,P′P′间期不等,平均房率 130 次/分。

（二）折返性房性心动过速

折返性房性心动过速(reentrant atrial tachycardia)指激动在心房内折返而引起的心动过速。心房组织内的传导速度和不应期不一致是形成折返性房性心动过速的基础。折返环路可发生于心房内的任何部位,可以是大折返,也可以是微折返。环绕心房内的手术瘢痕而形成的折返是常见的原因。若折返环路多变,则可表现为 P′波形态多样化的多形性房性心动过速(multiform atrial tachycardia),但这种心动过速的心电图表现与多源性房性心动过速难以区别。

心电图表现:①心动过速的发作常由房性期前收缩诱发;②心动过速时的 P′波形态与窦性 P 波不同;③房率通常为 100～240 次/分,节律规则;④心房程序刺激可诱发及终止心动过速(图 1-16-4)。

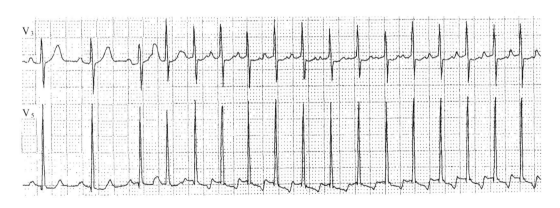

图 1-16-4　折返性房性心动过速

心动过速由房性期前收缩诱发,P′P′间期相等,房率 160 次/分,心动过速时 V₃ 导联的 T 波逐渐变得低平及 V₅ 导联的 T 波倒置逐渐加深,由此使 P′波形态改变。

自律性与折返性房性心动过速虽然有不同的心电图特征,但是两者也具有共同的心电图表现,尤其是在未记录到心动过速开始发作的心电图中,体表心电图难以将两者区分开来,在分辨不清时往往只诊断房性心动过速。电生理检查有助于两者的鉴别。

第二节 位于房室交接区的室上性心动过速

一、房室交接区自律性心动过速

这种心动过速是起源于房室交接区的自律性心动过速。自律性起搏点可位于房室结（即房室结自律性心动过速），也可位于希氏束（即希氏束自律性心动过速），两者在体表心电图上难以鉴别。这种心动过速具有反复发作、持续发作或呈无休止性发作趋向。儿童与成年人均可发病。儿童发病有家族遗传倾向，常呈无休止性发作，可以导致心律失常性心肌病。治疗效果通常不佳，预后差。成年人发病的治疗效果及预后相对较好。心脏外科手术引起房室结周围组织损伤也可导致心动过速的发作。这种心律失常几乎都与器质性心脏病有关。

心电图表现：①心率100～220次/分；②节律通常规则，也可以不规则；③QRS波群呈室上性，通常是正常的；④逆行P波常位于QRS波群之后或重叠于QRS波群之中，也可以位于QRS波群之前，可以出现房室分离或窦性夺获（图1-16-5、图1-16-6）。

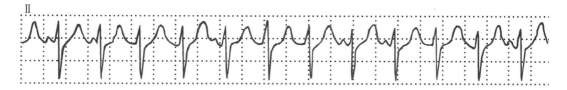

图 1-16-5 房室交接区自律性心动过速

可见房室分离及窦性心动过速(150次/分)，R′R′间期最大互差0.04s，心动过速时心室率158次/分，提示房室交接区自律性心动过速。

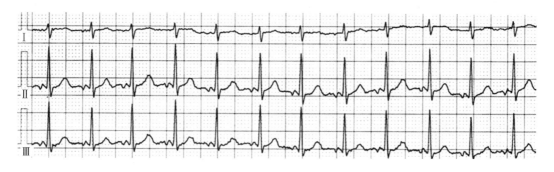

图 1-16-6 房室交接区自律性心动过速

可见逆行P波在QRS波群之前，P⁻R间期0.08s，R′R′间期最大互差0.04s，心动过速时心室率130次/分，提示房室交接区自律性心动过速。

　　当逆行 P 波出现在 QRS 波群之后时,体表心电图难以与房室折返性或房室结折返性心动过速相鉴别。但刺激迷走神经不能终止心动过速或节律不规则及心率不断变化常提示房室交接区的自律性心动过速。

二、房室交接区折返性心动过速

　　房室结不应期的不一致可以引起房室结双径路。房室结双径路是形成房室结折返性心动过速的基础。根据双径路传导速度的不同,房室结双径路可分为快径路和慢径路。顺向性房室结双径路最常见,逆向性房室结双径路少见。激动在这两条径路内折返即形成房室结折返性心动过速(atrioventricular nodal reentrant tachycardia,AVNRT)。随着心电生理研究的不断深入及射频消融术的广泛开展,已认识到该类心动过速的折返环并不局限于房室结,还包括很少部分的心房肌,因此称为房室交接区折返性心动过速(atrioventricular junctional reentrant tachycardia,AVJRT)较为合适,但是目前临床上仍习惯称为房室结折返性心动过速(图 1-16-7)。

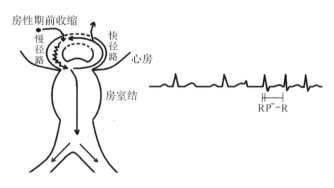

图 1-16-7　房室结双径路及慢快型房室结折返性心动过速示意图

图示房性期前收缩发生时快径路处于不应期,激动沿慢径路下传及快径路逆传,心电图出现房性的 P'R 间期明显延长,并由此诱发了慢快型房室结折返性心动过速,QRS 波群终末部出现的 P⁻ 波形成假性 s 波。

(一)慢快型房室结折返性心动过速

　　激动由慢径路下传,经快径路逆传,这样连续的折返即形成慢快型房室结折返性心动过速(slow-fast atrioventricular nodal reentrant tachycardia,SFAVNRT)。在室上性心动过速中,这种类型最常见,约占整个室上性心动过速的 50%。通常由房性期前收缩诱发,该次房性期前收缩的偶联间期短于快径路的不应期而长于慢径路的不应期,故激动沿慢径路缓慢下传(见第二十五章)。当激动到达下端的共同径路时,快径路的不应期已结束而恢复应激,此时激动在该处向两个方向传导:①经房室结沿希氏束继续下传至心室;②经房室结沿快径路逆传至心房。经快径路逆传心房与经希氏束下传心室的时间大致相等,造成心房与心室的同步除极,使得 P⁻ 波与 QRS 波群形成重叠的关系,引起 RP⁻ 间期明显短于 P⁻R 间期(图 1-16-7)。

心电图表现:①心动过速突发突止;②常由一个房性期前收缩诱发,该房性期前收缩的 P'R 间期呈跳跃式延长(较窦性 PR 间期延长>60ms);③心率通常为 140~220 次/分,节律规则;④P⁻波可重叠在 QRS 波群之中或位于 QRS 波群终末部(RP⁻间期≤70ms),在下壁导联形成假性 s 波,在 V₁ 导联形成假性 r 波,偶尔在 QRS 波群前形成假性 q 波;⑤QRS 波群为室上性的,通常不增宽;⑥可伴有房室阻滞(图 1-16-7、图 1-16-8、图 1-16-9)。

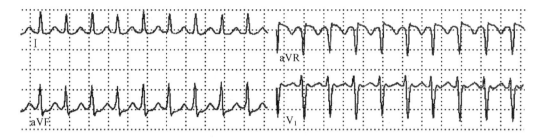

图 1-16-8 慢快型房室结折返性心动过速

R'R'间期规则,频率 214 次/分。在 aVR 及 V₁ 导联的 P⁻波形成假性 r 波。

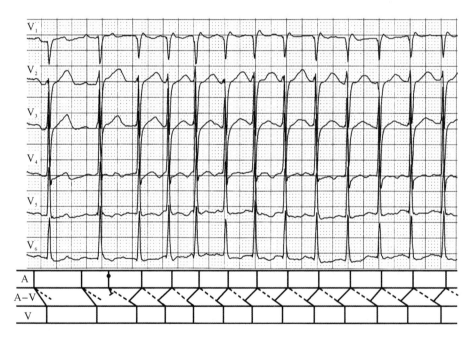

图 1-16-9A 房性期前收缩诱发慢快型房室结折返性心动过速

房性期前收缩经延长的 PR 间期诱发了慢快型房室结折返性心动过速,频率 150 次/分,心动过速时 V₁ 的 QRS 波群终末部出现了 P⁻波形成假性 r 波。

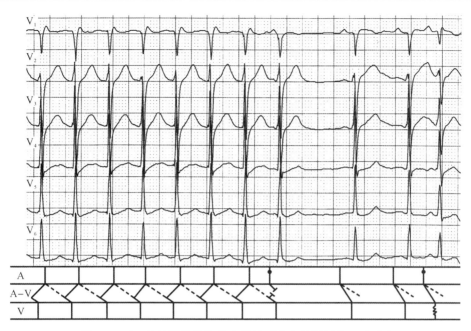

图 1-16-9B　房性期前收缩终止慢快型房室结折返性心动过速

慢快型房室结折返性心动过速发作时一个未下传的房性期前收缩终止了心动过速,使 V_1 的 QRS 波群终末部的假性 r 波消失。

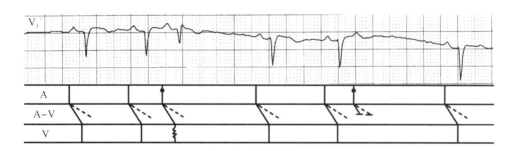

图 1-16-9C　房性期前收缩呈三联律未诱发慢快型房室结折返性心动过速

第一个房性期前收缩 PR 间期正常未诱发慢快型房室结折返性心动过速,出现了室内差异性传导,导致 QRS 波群终末部出现了真性 r 波。第二个房性期前收缩在快、慢径路均阻滞,形成未下传的房性期前收缩。

以上 A、B 及 C 三图为同一患者非连续记录。

(二)快慢型房室结折返性心动过速

激动由快径路下传,经慢径路逆传,这样连续的折返即形成快慢型房室结折返性心动过速(fast-slow atrioventricular nodal reentrant tachycardia,FSAVNRT)。这种类型的室上性心动过速不常见。其产生机制是,由于快径路的前向不应期短于慢径路,而逆向不应期却长于慢径路,这种反常现象使得激动沿慢径路缓慢逆传,并经快径路快速下传,导致 P^- 波出现在 QRS 波群之前,使得 RP^- 间期长于 P^-R 间期。

心电图表现:①室性或房性期前收缩及窦性心率轻度增快均可以诱发;②心动过速的频率通常为 100～150 次/分,节律规则;③P^- 波位于 QRS 波群之前,P^-R 间期短于 RP^- 间期;④QRS 波群为室上性的,通常不增宽;⑤可伴有房室阻滞。

第三节　房室折返性心动过速

这种类型的室上性心动过速是心室预激的旁路参与而形成的大折返,折返环路包括心房、房室交接区、心室及旁路。如激动从房室交接区(正路)下传、旁路逆传而形成的心动过速称为顺向型房室折返性心动过速(orthodromic atrioventricular reentrant tachycardia,OAVRT)。此型临床上常见,约占整个室上性心动过速的 40%,QRS 波群呈室上性。由于心室除极结束后激动才能经过旁路逆传至心房,故 P⁻波位于 QRS 波群之后,并与 QRS 波群保持一定的距离(图 1-16-10)。

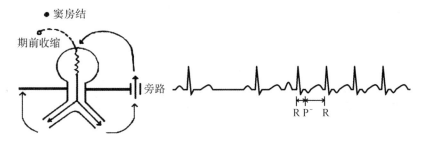

图 1-16-10　房性期前收缩诱发顺向型房室折返性心动过速及折返环路示意图
　　当房性期前收缩发生时,旁路处于不应期,激动经房室结下传引起心室除极。当激动到达旁路时,旁路恢复应激使激动得以较快地通过旁路逆传至心房而形成逆行 P⁻波,引起较短的 RP⁻间期;该次激动经过心房又可沿房室结较慢地下传心室,引起较长的 P⁻R 间期,这样连续的折返即形成顺向型房室折返性心动过速。此时 RP⁻间期<P⁻R 间期。

当激动从旁路下传、从正路逆传时称为逆向型房室折返性心动过速(antidromic atrioventricular reentrant tachycardia,AAVRT),该型少见,且 QRS 波群宽大畸形。由于激动沿旁路下传,故 P⁻波位于 QRS 波群之前(图 1-16-11)。

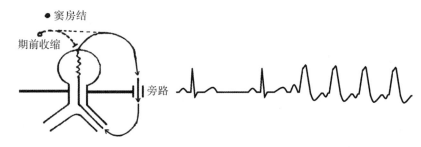

图 1-16-11　房性期前收缩诱发的逆向型房室折返性心动过速及折返环路示意图
　　P⁻波位于宽大畸形的 QRS 波群之前。

一、顺向型房室折返性心动过速

由于旁路前向有效不应期大于正路,而旁路逆向有效不应期小于正路,故激动总是沿正路下传,沿旁路逆传。旁路两端心室质量大,产生的电势强于心房,也易于逆传。这种传导方式连续发生即形成了顺向型房室折返性心动过速。

　　心电图表现:①通常为期前收缩诱发,房性期前收缩诱发时无 P'R 间期跳跃式延长,室性期前收缩也可以诱发;②频率 150~240 次/分,节律规则,常呈突发突止;③QRS 波群后可见逆行 P^- 波,RP^- 间期>90ms,因经旁路逆传的室房传导速度快于正路下传的速度,故 RP^- 间期<P^-R 间期;④P^- 波为偏心型:P^- 波形态与旁路出现的部位有关,旁路附着侧的心房先除极,随后对侧心房除极,形成偏心型 P^- 波,即 P^- 波在I及 V_6 倒置、在 V_1 直立为左侧旁路;P^- 波在I及 V_6 直立、在 V_1 倒置为右侧旁路;P^- 波在II、III及 aVF 深倒置为后间隔旁路;⑤可伴有电交替:QRS 波群电交替与心率有关,心率快时易发生(图 1-16-12、图 1-16-13);⑥可伴有功能性束支阻滞(functional bundle branch block,FBBB):由于室房传导较快,折返周期短于束支不应期而引起。当发生旁路同侧功能性束支阻滞时,折返环路改变,使 RP^- 或 RR 间期比未发生功能性束支阻滞时延长 35ms 以上,旁路对侧发生功能性束支阻滞时,折返环路不变,故 RP^- 或 RR 间期不改变,这种现象称为 Coumel 定律(图 1-16-14、图 1-16-15);⑦二度房室或室房阻滞发生时心动过速终止,因为这种阻滞发生时使折返环路中断。

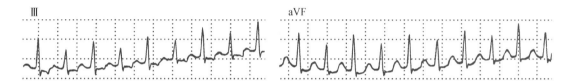

图 1-16-12　顺向型房室折返性心动过速发作时的心电图

　　III导联 P^- 波位于 ST 段与 T 波交界处,RP^- 间期 120ms。RR 间期规则,室率 207 次/分。QRS 波群时间正常,可见 2:1 电交替。

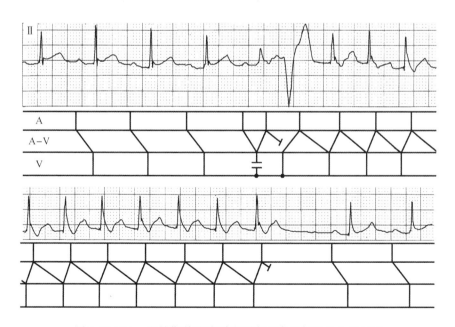

图 1-16-13A　室性期前收缩诱发顺向型房室折返性心动过速

　　上下两段为II导联连续记录。窦性 PR 间期为 0.24s,可见两次室性期前收缩,第一次为室性期前收缩与窦性 QRS 波群形成的室性融合波且诱发了一次顺向型房室折返;第二次为室性期前收缩诱发了顺向型房室折返性心动过速,频率 120 次/分,心律齐,QRS 波群后出现 P^- 波,RP^- 间期 0.12s。由于存在一度房室阻滞,导致心动过速频率较慢。心动过速出现 10 个心搏后突然终止,使 P^- 波消失。

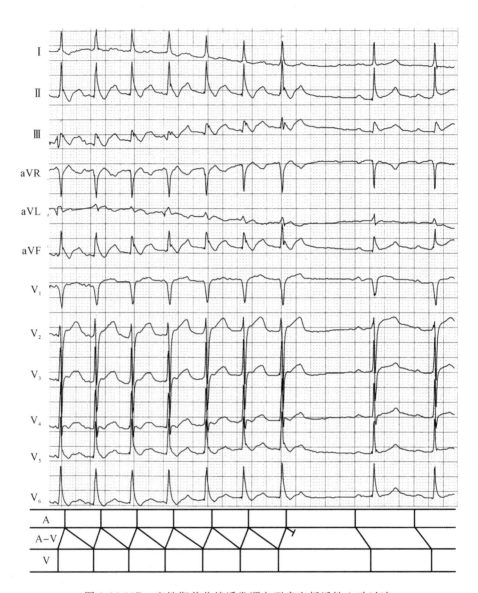

图 1-16-13B　室性期前收缩诱发顺向型房室折返性心动过速

　　十二导联同步记录的顺向型房室折返性心动过速发作时 QRS 波群后出现的 P⁻波形态及心动过速的突然终止后恢复窦性心律。

　　以上 A 及 B 图为同一患者心电图。

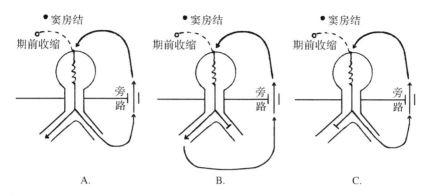

图 1-16-14　顺向型房室折返性心动过速合并旁路同侧及对侧功能性束支阻滞时折返环路的变化

A.无功能性束支阻滞时激动的折返沿最短环路进行;B.旁路同侧发生功能性束支阻滞时折返环路延长;C.旁路对侧发生功能性束支阻滞时折返环路不变。

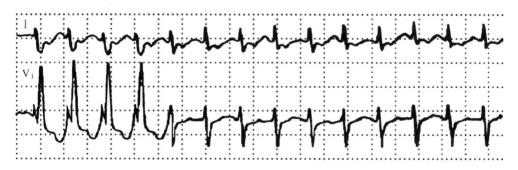

图 1-16-15　顺向型房室折返性心动过速合并与不合并功能性右束支阻滞时的心电图表现

顺向型房室折返性心动过速合并功能性右束支阻滞与无右束支阻滞时 RR 间期不改变(300ms)及 I 导联 RP⁻ 间期不改变(110ms),说明右束支未参与折返环路,为左侧旁路。

二、逆向型房室折返性心动过速

此型心动过速的形成基础是旁路的前向不应期短于正路。如果房性期前收缩发生时正路处于不应期,激动则从旁路下传。当激动逆行到达正路时,如果正路已脱离逆向不应期,激动则可从正路(或另一旁路)逆传心房,这样连续的折返即形成逆向型房室折返性心动过速,表现为心室完全预激。

心电图表现:①由房性期前收缩诱发,诱发的 P′R 间期缩短;②QRS 波群宽大畸形,与室性心动过速相似;③频率常＞200 次/分,节律规则;④逆行 P⁻ 波在 QRS 波群之前,P⁻R＜RP⁻,P⁻ 与 QRS 波群有固定关系;⑤二度房室或室房阻滞发生时心动过速终止(图 1-16-11)。

通常正路的逆向不应期较长,故不易形成逆向型房室折返性心动过速,这也是该型心动过速不常见的原因之一。

第十七章　其他心肺疾病心电图

心肺疾病往往会引起一些心电图的改变,这种改变虽然多不具有特异性,但是能够给临床提供一些有益的线索,可用于病情演变的观察及治疗效果的判断等。以下是一些较为常见心肺疾病的心电图表现,这些心电图表现可以只出现一种,也可以几种联合出现。

第一节　心肌炎

心肌炎(myocarditis)是由感染性(病毒、细菌、寄生虫等)和非感染性(药物、毒物、放射性损伤等)因素导致心肌的炎性疾病。由于这些因素作用于心肌的部位及程度不同而引起的心电图改变也不相同。心肌炎最常见的原因为柯萨奇 B 病毒引起的病毒性心肌炎,本节叙述病毒性心肌炎。

一、病理生理学基础

病毒通过消化道和呼吸道进入血循环后再侵入心肌细胞内繁殖,直接导致心肌细胞损伤、缺血、变性、坏死及炎性细胞浸润;病毒与机体的免疫反应也可以导致心肌损害。这些心肌损害呈局限性或弥漫性的急性、亚急性或慢性炎性病变,可以导致复极障碍,引起 ST-T 改变及 QT 间期延长;病变累及心脏的起搏-传导系统则可以出现各型心律失常,常见为房室阻滞及室性期前收缩等。病毒侵犯冠状动脉可以引起冠状动脉炎而导致严重的心肌缺血,甚至出现病理性 Q 波。

二、心电图表现

1.传导阻滞　通常以一度房室阻滞多见,也可以出现二度及三度房室阻滞。少数出现右束支阻滞或左束支及其分支阻滞。

2.ST-T 改变　表现为 ST 段压低、T 波低平、双向或倒置。

3.QT 间期延长。

4.其他心律失常　以室性期前收缩多见,也可以出现窦性心动过速、阵发性室上速、室性心动过速等。

5.重症者可以出现 ST 段抬高及一过性病理性 Q 波(图 1-17-1A、图 1-17-1B)。

三、临床联系

心电图是心肌炎患者的必检项目,但是心电图表现无特异性,故不能以此诊断心肌炎。

病毒性心肌炎诊断要密切结合临床,有助于诊断的是患者具有前驱的病毒感染史,具有心悸、胸闷等症状,具有心肌酶学等改变,心电图改变随病情加重而加重,随病情缓解而减轻或消失。伴有 ST 段抬高的急性病毒性心肌炎往往预后较差。

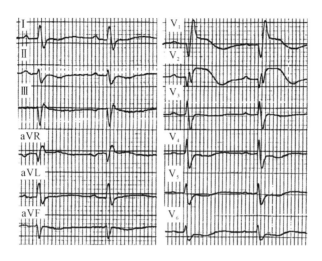

图 1-17-1A 急性病毒性心肌炎心电图(入院当天)

女性,22 岁。临床诊断:急性病毒性心肌炎。心电图示:窦性搏动,频率 81 次/分。心电轴－68°。QRS 波群时间为 0.11s,在 V_1 导联呈 qR 型,在 V_2 导联呈 qrs 型。V_1 及 V_2 导联 ST 段呈水平型抬高 0.1～0.2mV,T 波在 V_1～V_2 导联倒置。心电图诊断:窦性搏动;不完全性右束支阻滞、左前分支阻滞;病理性 Q 波、ST 段抬高及 T 波倒置(V_1～V_2 导联)。

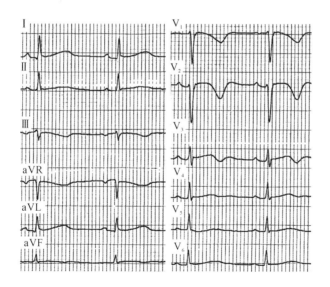

图 1-17-1B 急性病毒性心肌炎心电图(入院第七天)

与图 1-17-1A 为同一患者。心电图示:窦性搏动,频率 72 次/分。心电轴 11°。QRS 波群时间为 0.08s,QRS 波群形态基本正常。T 波在 V_1～V_3 导联倒置。心电图诊断:窦性搏动;T 波倒置(V_1～V_3 导联)。

第二节　心肌病

心肌病是由不同病因引起的心肌病变导致心肌功能障碍的一类疾病。该类疾病不是由心脏瓣膜病、冠心病、先天性心脏病、高血压性心脏病等所引起的心肌病变。心肌病可分为扩张型心肌病、肥厚型心肌病、限制型心肌病、致心律失常型右室心肌病等。

一、扩张型心肌病

扩张型心肌病(dilated cardiomyopathy)表现为全心腔的扩大,以左心室及左心房扩大为主,心脏重量增加,伴有纤维瘢痕形成,可见附壁血栓。组织学可见心肌细胞肥大、变性。病变累及心脏的起搏传导系统则可引起多种心律失常。通常扩张型心肌病患者均有心电图的异常。

心电图表现如下:

1.心房及心室肥大　出现左心房或双心房扩大的 P 波异常。心室肥大多为左心室肥大或双心室肥大。

2.病理性 Q 波　这种 Q 波时限可以≥0.03s,类似心肌梗死的异常 Q 波。异常 Q 波的产生与心肌广泛纤维化、室内传导阻滞或心脏转位引起 QRS 波群起始向量的变化有关。

3.心律失常　是常见的心电图表现。可出现心房颤动、室上性及室性心律失常等;房室阻滞,多为一度房室阻滞;心室内阻滞,多为左束支阻滞、左束支分支阻滞或不定型室内阻滞等。

4.ST-T 改变　表现为 ST 段压低,T 波低平、双向或倒置。ST-T 改变与心肌细胞变性影响心肌细胞复极所致。

5.其他表现　可有肢体导联 QRS 波群低电压。胸导联 R 波递增不良、出现 R/S 比例突然改变,即 $V_1 \sim V_4$ 导联呈 rS 型而 V_5 或 V_6 导联突然呈 Rs 型,R 波增高,这种情况多见于心腔扩大伴左心室肥大。胸导联心电图的表现是因为扩大的右心室靠近前壁导联($V_1 \sim V_4$ 导联),扩大的左心室向左后方移位,左心室更加靠近左侧壁导联(V_5 及 V_6 导联),导致水平面 QRS 向量环向左后方增大,使得 QRS 波群在 $V_1 \sim V_4$ 导联以负向波为主,V_5 及 V_6 导联以正向波为主(图 1-17-2)。

扩张型心肌病的心电图表现不具有特异性,故只依据心电图表现不能做出扩张型心肌病的诊断,诊断时需结合临床及超声心动图等资料综合判断。

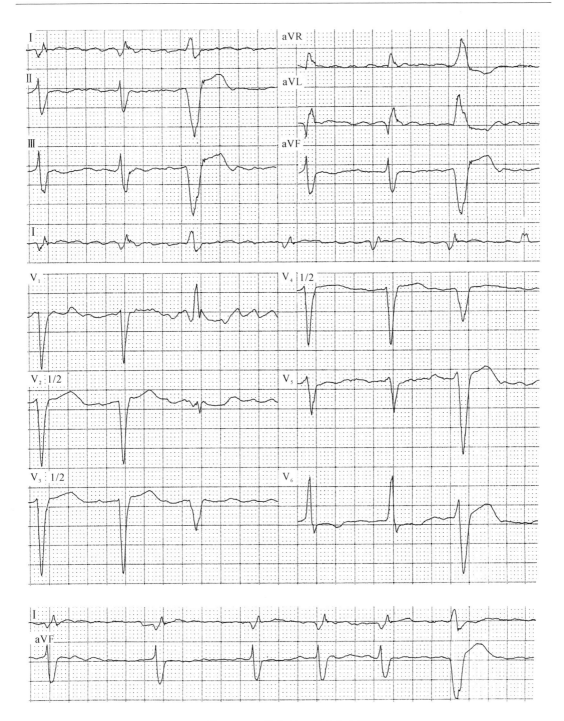

图 1-17-2 扩张型心肌病心电图

男性,47 岁。临床诊断:扩张型心肌病。心电图示:P 波消失,出现 f 波。心电轴 $-90°$,室上性 QRS 波群时间 0.13s,在 Ⅰ 及 aVL 导联出现病理性 Q 波,$V_1 \sim V_5$ 导联呈 rS 型,V_6 导联呈 Rs 型,RR 间期不等,平均心室率 66 次/分,可见偶联间期不等及形态不同的室性期前收缩,室性 QRS 波群时间 0.20s。ST 段在 V_6 导联呈水平型压低 0.1mV,T 波在 V_6 导联倒置。心电图诊断:心房颤动;多源性室性期前收缩;不定型室内阻滞;ST 段压低及 T 波倒置。

二、肥厚型心肌病

肥厚型心肌病(hypertrophic cardiomyopathy)是以心室非对称性肥厚为特征的遗传性心肌病,常为青年猝死的主要原因之一。根据左心室流出道有无梗阻分为梗阻型及非梗阻型肥厚型心肌病。梗阻型者表现为主动脉瓣下部室间隔明显肥厚;非梗阻型者的一个特殊类型是以左心室乳头肌以下的心尖部心肌肥厚为特征的心尖部肥厚型心肌病。肥厚型心肌病的组织学特征是心肌细胞肥大,排列紊乱及瘢痕形成。绝大多数肥厚型心肌病患者都有心电图异常,少数患者心电图可以正常。

心电图表现如下:

1. 左心室肥大　为最常见的表现。

2. 深而不宽的病理性 Q 波　由于明显肥厚的室间隔产生了过大的自左向右下或右上的除极向量,因此在左心导联(Ⅰ、aVL、V_5、V_6 导联)或下壁导联(Ⅱ、Ⅲ、aVF 导联)可出现病理性 Q 波。由于激动仍然沿传导系统进行,传导速度也正常,故导致这种病理性 Q 波呈深而不宽的特点,时限通常< 0.03s。这种病理性 Q 波出现时其后的 T 波通常直立,即 Q 波方向与 T 波方向相反(图 1-17-3)。

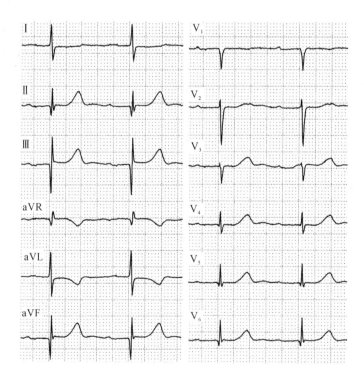

图 1-17-3　肥厚型心肌病心电图

女性,37 岁。临床诊断:肥厚型心肌病。心电图示:窦性搏动,一度房室阻滞,Ⅱ、Ⅲ、aVF 导联出现深而不宽的病理性 Q 波,Ⅲ及 aVF 导联 ST 段水平型抬高 0.05 ~ 0.1mV,Ⅱ、Ⅲ、aVF 导联 T 波直立。

3.心律失常　可出现心房颤动、室上性及室性心律失常等；心室内阻滞，多为左束支阻滞、左束支分支阻滞等。

4.ST-T 改变　表现为 ST 段压低，T 波倒置。心前区导联出现巨大倒置的 T 波（>1.0mV）常见于心尖部肥厚型心肌病。ST-T 改变与心肌细胞变性影响心肌细胞复极有关。

三、其他类型心肌病

（一）限制型心肌病

限制型心肌病（restrictive cardiomyopathy）是由于心内膜面心肌纤维化导致心室壁僵硬、心室舒张功能障碍、充盈受限而引起以右心衰为特征的心肌病。临床表现类似于缩窄性心包炎。

心电图表现：可有双心房扩大、双心室肥大。ST 段压低，T 波低平或倒置。常见的心律失常为窦性心动过速、心房颤动等。

（二）致心律失常型右室心肌病

致心律失常型右室心肌病（arrhythmogenic right ventricular cardiomyopathy）又称为致心律失常性右室发育不良，是与遗传有关的心肌病。病理学特征为右心室心肌组织不同程度地被纤维脂肪组织所取代，导致右心室弥漫性扩张、室壁变薄。这些病变可以造成右心室剩余的心肌细胞除极及复极的异常，使心电图的主要异常表现在右心导联。

心电图表现如下：

1.可出现完全性或不完全性右束支传导阻滞。

2.常见到右心导联（$V_1 \sim V_3$ 导联）T 波倒置，这种倒置的 T 波也可以波及 V_4 或 V_5 导联。

3.局限性 V_1 导联 QRS 波群时限增宽≥110ms，即 QRS 波群的时限在 V_1 导联大于 I 导联和 V_6 导联，这与右心室延迟除极有关。

4.部分患者出现 ε（Epsilon）波，即在 QRS 波群终末部分可见一直立的小波（常见于 V_1 及 V_2 导联），ε 波是部分被脂肪组织包绕的右心室心肌细胞延迟除极而形成。

5.反复出现起源于右心室的室性心律失常，故这种心律失常表现为呈左束支阻滞图形的室性期前收缩、室性心动过速，这种心律失常是由于结构异常的右心室发生了延迟除极所致，可导致猝死（图 1-17-4）。

心电图上出现 Epsilon 波及右心导联 T 波倒置在致心律失常型右室心肌病诊断中有重要价值。

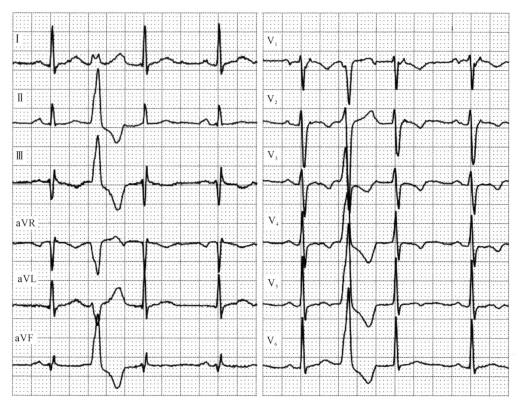

图 1-17-4　致心律失常型右室心肌病心电图

男性,57 岁。临床诊断:致心律失常型右室心肌病。心电图示:窦性心律。V_1 及 V_2 导联出现 Epsilon 波。$V_1 \sim V_5$ 导联 T 波倒置。可见起源于右心室且呈左束支阻滞图形的插入性室性期前收缩。

第三节　心包炎

心包炎(pericarditis)是心包脏层和壁层的炎症性病变,可以单独存在,也可以是某种疾病累及心包的表现。心包炎的病因可以是细菌、病毒、肿瘤、尿毒症、自身免疫性疾病或物理化学因素等。按病情进展可分为急性心包炎、慢性缩窄性心包炎等。

一、急性心包炎

急性心包炎(acute pericarditis)是心包脏层和壁层的急性炎症性病变,可伴有或不伴有心包积液。因为心包不参与心电活动,故局限于心包的急性心包炎通常不影响心肌细胞的除极和复极。当炎症波及心外膜下浅层心肌时可影响心肌细胞的复极。

(一)病理生理学基础

急性心包炎的病理变化分为纤维蛋白性心包炎和渗出性心包炎。在炎症早期,心包脏层及壁层有纤维蛋白、白细胞的渗出形成纤维蛋白性心包炎。当渗出性炎症波及心外膜下心肌时即形成浅表性心肌炎,造成心外膜下心肌损伤并产生损伤电流,导致心室肌复极异常,在心电图上表现为广泛的 ST 段抬高及 T 波倒置。由于心包炎症通常只波及心外膜下的浅层心肌,故 ST-T 改变程度也较小。因为浅层心肌受损不影响心室肌的除极,故不出现病理性 Q

波。若心包炎症波及心外膜下的心房肌,则导致心房肌复极异常,引起心电图上 PR 段压低。由于心房肌较薄,易受损伤,故 PR 段压低可早于 ST 段抬高。若心包炎症波及窦房结或出现发热,则可导致窦性心动过速。随着病情进展,心包腔内渗出液逐渐增多则形成渗出性心包炎,即心包积液。心包积液可以导致心肌细胞除极产生的电流发生"短路"造成 QRS 波群低电压。大量的心包积液造成心脏在积液中规律地摆动可以出现心脏电交替。

(二)心电图表现

1. PR 段偏移 PR 段偏移通常是出现最早的心电图异常。除了 aVR 及 V₁ 导联 PR 段抬高外,其他导联往往压低。PR 段偏移比较明显的是 Ⅱ、aVR、aVF、V₄～V₆ 导联,偏移的范围通常为 0.05～0.15mV。判断 PR 段偏移通常以 TP 间期为基线。

2. ST-T 演变 心包炎的早期在左心导联及下壁导联出现 ST 段呈凹面型或斜型抬高伴 T 波直立,aVR 和 V₁ 导联可以出现 ST 段压低伴 T 波倒置;一至数日后 ST 段回到基线,T 波开始出现振幅降低、低平及倒置;数周至数月后 T 波逐渐恢复正常(图 1-17-5)。

3. QRS 波群低电压 在心电图的演变过程中出现 QRS 波群低电压通常提示心包积液的形成。

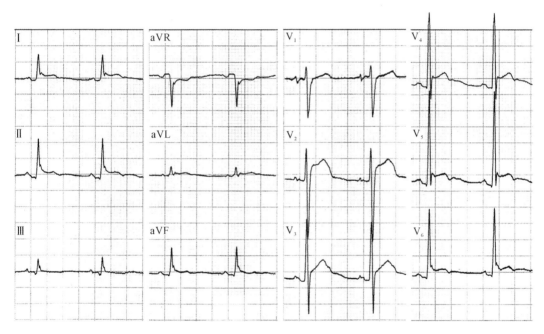

图 1-17-5 急性心包炎心电图

男性,51 岁。临床诊断:急性心包炎。心电图示:窦性搏动。PR 段在 Ⅰ、Ⅱ、aVF、V₃～V₆ 导联压低 0.05mV,在 aVR 导联抬高 0.05mV。ST 段在 Ⅰ、Ⅱ、aVF、V₄～V₆ 导联呈凹面型抬高 0.05～0.4mV,在 V₂、V₃ 导联呈斜型抬高 0.3～0.5mV,在 aVR 导联压低 0.1mV。T 波直立或低平。

4. 电交替 大量心包积液发生心脏压塞时可以出现电交替现象,这种电交替是振幅的交替。如果仅出现 QRS 波群电交替则为不完全性电交替;如果 P 波、QRS 波群及 T 波均出现电交替则为完全性电交替。

5. 心律失常 主要为窦性心动过速,若出现其他类型的心律失常应考虑存在有基础心脏病。

二、慢性缩窄性心包炎

慢性缩窄性心包炎(chronic constrictive pericarditis)是心脏被致密增厚的纤维化或钙化的心包所包围,导致心室舒张期充盈受限而产生一系列循环障碍的疾病。其病因以结核性多见。

(一)病理生理学基础

心包出现纤维组织增生、心包增厚粘连、壁层与脏层融合钙化,可以造成心肌细胞萎缩、心室舒张期扩张受阻,导致心搏出量下降。

(二)心电图表现

1.P 波改变　可出现双峰 P 波,峰距大于 0.04s,在 V_1 导联出现 $PtfV_1$ 负值增大,这与左心房压力升高及负荷增加有关。

2.QRS 波群低电压　可表现为肢体导联低电压、胸导联低电压或全导联低电压。这种低电压可能与心肌细胞萎缩有关。

3.ST-T 改变　部分患者可以出现 ST 段压低,多个导联可以出现 T 波低平或倒置,往往 T 波倒置越深心包黏附心肌的程度也越重,心包切除术也更困难(图 1-17-6)。

4.心律失常　可以出现窦性心动过速,也可以出现房性心律失常,如心房颤动等。

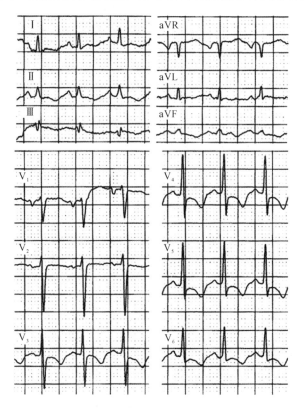

图 1-17-6　慢性缩窄性心包炎心电图

男性,68 岁。临床诊断:慢性缩窄性心包炎。心电图示:窦性心动过速。V_1 导联出现 $PtfV_1$ 为 $-0.06mm·s$,肢体导联 QRS 波群低电压,ST 段在 $V_3 \sim V_6$ 导联压低 $0.05 \sim 0.1mV$,T 波在 Ⅰ、Ⅱ、Ⅲ、aVF、$V_3 \sim V_6$ 导联倒置,在 aVR 导联直立。

第四节　急性肺栓塞

急性肺栓塞(acute pulmonary embolism)是急性肺源性心脏病(acute cor pulmonale)的常见类型,是由于肺动脉及其主要分支栓塞而引起肺动脉阻力及肺动脉压急剧升高,导致右心(右心室及右心房)扩张,可以造成一系列临床症状及心电图改变。肺栓塞以肺血栓栓塞最为常见,也见于脂肪栓塞、羊水栓塞、空气栓塞等。肺栓塞漏诊率、误诊率高及病死率高。

一、病理生理学基础

急性肺栓塞可以引起急性肺动脉高压,由于堵塞肺动脉的大小不同而产生的肺动脉高压程度也不同。较小的肺动脉栓塞可以不出现血流动力学改变,心电图可以正常。较大的肺动脉或较多的肺动脉分支栓塞往往出现血流动力学改变,肺循环阻力急剧增加而引起急性肺动脉高压,导致急性右心扩张,心电图也随之出现异常改变。

二、心电图表现

急性肺栓塞心电图表现的特异性及敏感性均不高,是导致漏诊及误诊率高的原因之一。但是急性肺栓塞随着发展的不同阶段心电图也将出现不同的改变,即具有动态变化(时序性变化)过程,这种动态变化的心电图对诊断有一定的帮助。

1.心律失常

(1)窦性心动过速:是最常见的心律失常,发生率约70%。有部分患者心率虽然达不到窦性心动过速的标准,但可见窦性心率的加快并超过90次/分。窦性心率的加快与肺栓塞导致的心排血量降低及低氧血症有关,为机体代偿反应,故当窦性心率超过90次/分时对诊断即有帮助。

(2)房性心律失常:是少见的心律失常,可表现为心房扑动或心房颤动,与右心房扩大及其负荷过重有关。

(3)右束支阻滞:可表现为完全性或不完全性右束支阻滞,发生率约25%,以不完全性右束支阻滞多见,在右心导联 QRS 波群也可以呈现 QR、Qr、qR、qr 型。新出现的右束支阻滞通常提示肺动脉主干的堵塞,其产生机制与急性右心室扩张和右束支缺血缺氧有关。

2.$S_I Q_{III} T_{III}$ 图形　发生率约25%。S_I 即 I 导联新出现的 S 波增深,Q_{III} 即 III 导联新出现的 Q 波,T_{III} 即 III 导联新出现倒置的 T 波(图 1-17-7)。有时 III 导联的 QRS 波群呈现 rSr′图形或 R 型。II 导联通常不出现新的 Q(q)波。$S_I Q_{III} T_{III}$ 图形的出现是由于急性右心室扩张导致心脏顺钟向转位所致。

3.aVR 导联 R 波增高　aVR 导联 R 波的增高可导致 R/Q 比值增大,甚至 R/Q ≥ 1。R 波的增高与肺动脉压增高呈正相关,随着肺动脉内血栓的溶解,这种增高的 R 波逐渐降低或消失。

4.心电轴及顺钟向转位　心电轴右偏的发生率约30%,也可以左偏或正常。胸导联 QRS 波群可以呈明显的顺钟向转位,导致 $V_4 \sim V_5$ 或 V_6 导联呈 rS 型,发生率约35%。这些改变均是由于急性右心室扩张所致。

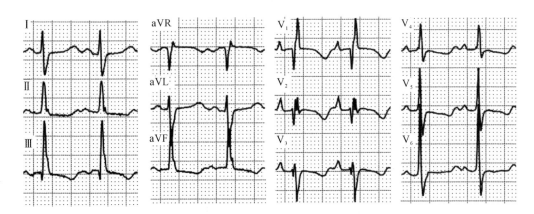

图 1-17-7　急性肺栓塞心电图

男性,55 岁。临床诊断:肺栓塞。心电图示:窦性搏动,频率 97 次/分。P 波在 V_1~V_3 导联高尖,为肺型 P 波。可见 $S_I Q_{III} T_{III}$ 图形,心电轴+90°。QRS 波群在 II、III、aVF 导联出现 J 波,在 V_1 导联呈 QR 型(不完全性右束支阻滞),在 V_2 及 V_3 导联可见碎裂 QRS 波群。T 波在 V_1~V_3 导联倒置。

5.ST-T 改变　ST 段可以出现压低,也可以出现抬高,但程度均较轻,通常不超过 0.1mV。T 波可呈对称性倒置,倒置的深度不等,这种 T 波倒置通常出现较早,持续时间较长。ST-T 改变主要出现在 II、III、aVF、V_1~V_3 导联,也可以波及 V_4 导联。由于右心室压力负荷增加导致右心室心内膜面缺血而引起 ST-T 改变,故主要影响右心导联及下壁导联。

6.其他少见表现

(1)肺型 P 波:为右心房扩大的表现,由于肺动脉高压导致右心房的急性扩张或负荷过重所致。

(2)肢体导联低电压:表现为肢体导联 QRS 波群低电压(图 1-17-7、图 1-17-8)。

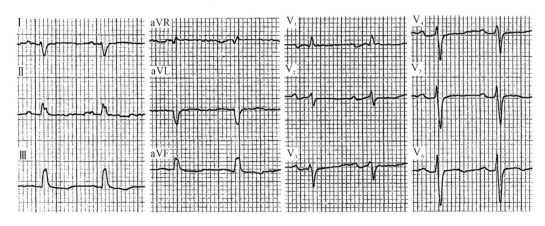

图 1-17-8　急性肺栓塞心电图

女性,58 岁。临床诊断:肺栓塞。心电图示:窦性心动过速,频率 103 次/分。可见肢体导联低电压,QRS 波群在 I 导联呈 rS 型,III 导联呈 qR 型(q 波很小)伴有 T 波倒置,心电轴+120°。aVR 导联 r/q=1。V_1 导联呈 qR 型,V_3~V_6 导联呈 rS 型,为明显的顺钟向转位。

三、鉴别诊断

肺栓塞患者可以在下壁（Ⅲ、aVF）及右心（$V_1 \sim V_2$）导联出现异常 Q 波，类似于下壁及前间壁心肌梗死。但是肺栓塞的异常 Q 波往往呈间歇性，即随着栓子的溶解及肺动脉高压的解除而导致异常 Q 波消失；这种异常 Q 波通常不出现在Ⅱ导联。心肌梗死的病理性 Q 波通常是持续性的，下壁心肌梗死在Ⅱ、Ⅲ、aVF 导联均出现病理性 Q 波。当下壁（Ⅲ、aVF）及右心（$V_1 \sim V_2$）导联同时出现异常 Q 波时，通常首先考虑肺栓塞而不是首先考虑下壁及前间壁心肌梗死。

第五节　慢性肺源性心脏病

慢性肺源性心脏病（chronic pulmonary heart disease，简称慢性肺心病）是由支气管、肺组织、肺血管或胸廓的慢性病变所引起的肺循环阻力增加，产生肺动脉高压，进而引起右心室肥大，最后导致右心功能不全的疾病。

一、病理生理学基础

慢性肺心病以慢性阻塞性肺疾病最常见。由于长期的慢性支气管炎导致支气管黏膜充血水肿造成支气管的不完全阻塞，吸气时支气管管腔扩大，空气尚能进入肺泡，呼气时管腔缩小，气体排出困难而积于肺泡内，导致残气量增加及肺泡膨胀而形成慢性阻塞性肺气肿。慢性阻塞性肺气肿引起缺氧、高碳酸血症等导致肺血管痉挛而形成肺动脉高压。长期的肺动脉高压引起右心室肥大及右心房扩大，最终导致右心衰竭。

二、心电图改变

1. 右心房扩大　表现为 P 波高尖呈肺型 P 波，心房复极波（Ta 波）也增大而引起 PR 段压低。除了右心房扩大外，肺型 P 波也见于右心房内传导障碍。

2. 右心室肥大　除具备一般的右心室肥大的特征外，还可以出现显著顺钟向转位使得 $V_1 \sim V_6$ 导联 QRS 波群均呈现 rS 型。在极度电轴右偏时Ⅰ、Ⅱ、Ⅲ导联可出现深 S 波而呈现 $S_I S_{II} S_{III}$ 图形，此时，在三个标准肢体导联上出现 R/S 比值小于或等于 1，且Ⅱ导联比Ⅲ导联的 S 波更深。

3. QRS 波群低电压　严重的肺气肿时，过度膨胀的肺组织压迫心脏，降低横膈，导致心脏垂位，增加了心脏与记录电极间的距离，以及肺组织含气量过多均影响心肌电流向体表传导，使体表产生的电位减小。

4. 心律失常　由于缺氧可出现窦性心动过速。

在心电图表现中，肺型 P 波、QRS 波群低电压、$V_1 \sim V_6$ 导联 QRS 波群均呈现 rS 型及窦性心动过速同时出现，是慢性肺心病的有力佐证。$V_1 \sim V_6$ 导联 QRS 波群均呈现 rS 型也是慢性阻塞性肺疾病最具特征性的心电图表现（图 1-17-9）。

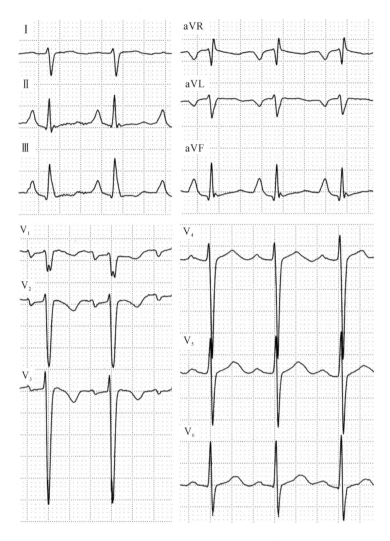

图 1-17-9　慢性肺心病心电图

　　男性,60 岁。临床诊断:慢性支气管炎、肺气肿、慢性肺心病。心电图示:窦性心律,频率 100 次/分。Ⅱ、Ⅲ、aVF 导联出现肺型 P 波。心电轴 125°,QRS 波群显著顺钟向转位,$V_1 \sim V_4$ 导联 QRS 波群呈现 rS 型,V_5 导联 $R/S<1$,V_5 及 V_6 导联 S 波增深均超过 0.7mV。

第六节　右位心

　　右位心(dextrocardia)是指心脏主体位于右侧胸腔,是心脏位置异常的一种表现。右位心可以是先天性的,也可以是后天获得性的。一般将右位心分为以下三种类型。

一、镜像右位心

　　镜像右位心(mirror image dextrocardia)在三型中最常见,属于先天性心脏位置异常,导致心脏位于右侧胸腔。

（一）病理生理基础

此型为心脏在胚胎发育过程中出现了转位而使心脏移位于右侧胸腔，其心房、心室和大血管位置如同正常心脏的镜像改变，即左心房、左心室及心尖部位于右侧胸腔，右心房、右心室位于左侧胸腔，上、下腔静脉位于左侧，主动脉弓位于右侧（图1-17-10）。通常伴有内脏转位。心脏若无其他先天性畸形则不引起明显的病理生理变化；若伴有较严重的先天性心血管畸形则可引起明显的病理生理变化。

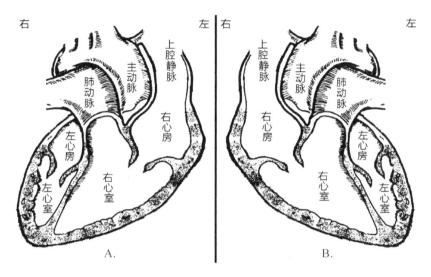

图 1-17-10　镜像右位心（A）与正常心脏（B）解剖图

（二）异常心电图形成机制

正常心脏大部分位于左侧胸腔，心尖部在左下，导致心房与心室的除极及复极向量正常，指向左下稍偏前或偏后。镜像右位心使心脏大部分位于右侧胸腔，心尖部在右下，右心房位于胸腔左侧，窦房结位于左上方，导致心房与心室的除极及复极向量不同于正常心脏，而指向右下稍偏前或偏后。在额面心电图中，镜像右位心的除极及复极向量同时背离Ⅰ及aVL导联（正常心脏的除极及复极向量只背离aVR导联），故投影在Ⅰ及aVL导联的负侧，导致Ⅰ及aVL导联的P波、QRS波群及T波均倒置，在Ⅰ导联镜像右位心与正常心脏的心电图呈镜像改变；Ⅱ与Ⅲ导联、aVR与aVL导联波形互换；由于镜像右位心与正常心脏的除极及复极向量分别从右下及左下方位投影在aVF导联上，且投影的振幅相同，故导致aVF导联波形不变（图1-17-11、图1-17-12）。在横面心电图中，镜像右位心的除极及复极向量略指向右前（或略指向右后），使位于右前的探查电极记录出高的电位，位于左前的探查电极背离且远离除极及复极向量，故记录的电位减低。正常心脏的除极及复极向量指向左前（或左后），使位于左前的探查电极记录出高的电位，位于右前的探查电极背离且远离除极及复极向量，故记录的电位减低。这两种情况的心脏位置及心电图表现构成了镜像改变（图1-17-13）。

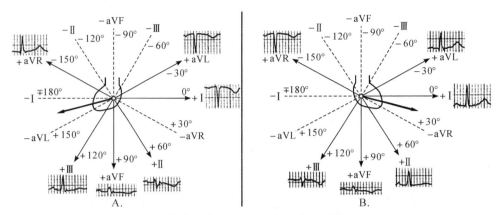

图 1-17-11　镜像右位心（A）与正常心脏（B）的额面心电图

短箭头代表心脏的除极及复极向量的大致方位，镜像右位心在右下（150°～180°）、正常心脏在左下（0°～30°），呈现出镜像改变。

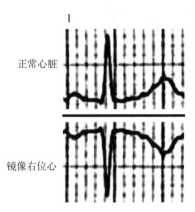

图 1-17-12　正常心脏与镜像右位心的 I 导联心电图呈镜像改变

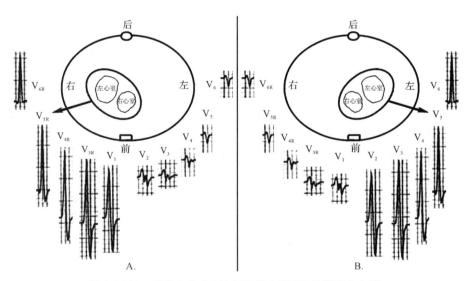

图 1-17-13　镜像右位心（A）与正常心脏（B）的横面心电图

镜像右位心除极及复极向量（箭头）指向右前，正常心脏除极及复极向量（箭头）指向左前，右位心的心脏位置及心电图表现恰为正常心脏的镜中像。

（三）心电图表现

1.Ⅰ及 aVL 导联的 P 波、QRS 波群及 T 波均倒置，Ⅰ导联各波形态为正常时的镜像改变。

2.Ⅱ与Ⅲ导联、aVR 与 aVL 导联波形互换，aVF 导联波形不变。

3.V₁ 与 V₂ 导联波形互换，即 V₁ 导联 QRS 波群的 R 波增高，V₂ 导联则呈 rS 型，V₃～V₆ 导联逐渐远离心脏而呈 rS 型，且电压逐渐减低。

4.将两上肢电极左右反接记录六个肢体导联心电图；按照 V₂、V₁、V₃ᵣ～V₆ᵣ的位置记录 V₁～V₆ 六个胸导联心电图（即 V₁ 导联置于 V₂ 处、V₂ 导联置于 V₁ 处、V₃ 导联置于 V₃ᵣ处、V₄ 导联置于 V₄ᵣ处、V₅ 导联置于 V₅ᵣ处、V₆ 导联置于 V₆ᵣ处），这样矫正可以获得与正常心脏位置完全相同的十二导联心电图（图 1-17-13、图 1-17-14）。

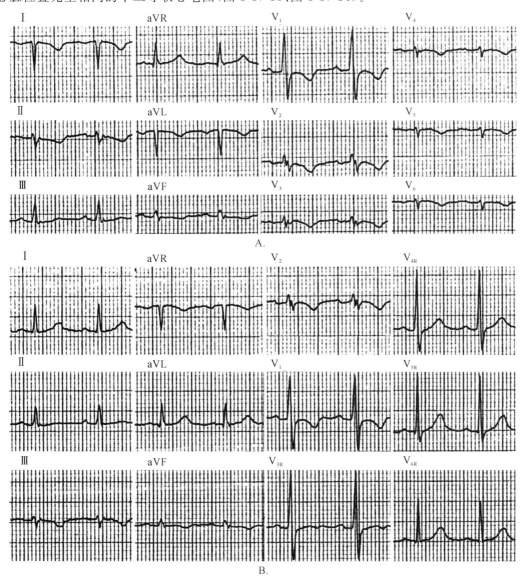

图 1-17-14　镜像右位心心电图

　　图 A 女性，61 岁。因淋巴结肿大 10 天行常规十二导联心电图检查。图 B 与图 A 为同一患者，经两上肢电极左右反接、胸导联电极从左至右依次置于 V₂、V₁、V₃ᵣ～V₆ᵣ导联得到的正常心电图。

　　上述心电图表现有确诊镜像右位心的价值。诊断时应排除左右上肢电极反接导致的误差。左右上肢电极反接时只影响肢体导联心电图,导致肢体导联心电图出现镜像右位心的图形,其胸导联心电图不受影响,可以此鉴别。

二、右旋心

　　右旋心(dextroversion of heart)指心脏沿其长轴做逆钟向转位,导致大部分心脏移位于右侧胸腔,由于心脏的旋转使心尖指向右侧,但各心腔的关系未改变,左心房、左心室仍在左侧但偏前,右心房、右心室仍在右侧但偏后。此病变为先天性心脏发育异常,常伴有先天性心脏病。

　　心电图表现:①肢体导联 P 波极性正常;② Ⅰ 、aVL 及 Ⅱ 、Ⅲ 、aVF 导联可见异常 Q 波,Ⅰ 导联 QRS 波群主波负向及 T 波通常倒置;③右心前导联 R 波振幅较高且 T 波通常直立,左心前导联 R 波振幅较低且 T 波通常倒置。

三、心脏右移

　　心脏右移(dextroposition of heart)指由于肺、胸膜或横膈的病变而使心脏移位于胸腔右侧,心脏及大血管的解剖位置无改变,心尖仍指向左侧。心电图通常无特异性改变。

第十八章　药物及电解质紊乱对心电图的影响

许多药物及血清电解质浓度的异常可以直接或间接地影响心电图,这些心电图的改变为临床正确判断药物疗效及毒副作用提供帮助,也为较早诊断某些电解质紊乱提供参考依据。药物及电解质紊乱可以通过以下途径影响心电图:①直接作用于心房肌、心室肌和起搏传导系统细胞膜的动作电位而影响 P 波、QRS 波群、ST 段、T 波及 U 波的形态,影响心率、心律及激动的传导;②影响血流动力学或心肌的代谢过程,间接使心电图发生改变;③对心肌细胞的毒性作用而产生器质性改变,导致心电图变化;④上述途径的不同组合。药物及电解质紊乱引起心电图的改变不少是非特异性的,可以见到不同的药物引起相同的心电图改变以及电解质出现紊乱而心电图仍然正常。

第一节　药物对心电图的影响

临床上的一些药物即使在常规剂量的应用下也会对心脏产生一定的影响而引起心电图的改变,这通常称为药物效应,是药物开始起作用的表现,往往不需要停药。随着用药时间的延长或药物剂量的增加,药物对心脏的影响程度加重而导致心电图明显的改变或出现新的心律失常等,这通常称为药物中毒,往往需要及时停药。药物对心脏的作用常见于循环系统的药物(如洋地黄类及抗心律失常药物等),也见于一些非循环系统的药物。本节只介绍洋地黄类及抗心律失常药物对心电图的影响。

一、洋地黄类药物

(一)电生理机制

1.洋地黄使心室肌细胞动作电位 2 相缩短或消失,引起动作电位时程缩短。在心电图上表现为 ST 段缩短、压低,T 波低平,进而 ST 段与 T 波的起始部分融合并随 ST 段压低呈现负向,终末部分呈现正向,QT 间期缩短。这种 ST-T 改变的形态似"鱼钩形"(图 1-18-1)。

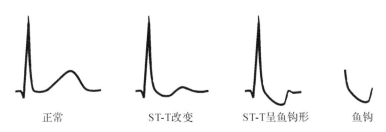

正常　　　　　ST-T改变　　　　ST-T呈鱼钩形　　　鱼钩

图 1-18-1　洋地黄效应的心电图形成示意图

2.洋地黄通过抑制浦肯野纤维细胞膜的 Na^+-K^+-ATP 酶使细胞内失钾,导致最大舒张电位负值减小,自律性增高,出现期前收缩及心动过速等心律失常。

3.洋地黄可兴奋迷走神经使窦房结和房室结的不应期延长,导致窦房结自律性降低及房室结传导阻滞,可引起窦性心动过缓、窦房阻滞、窦性停搏和房室阻滞等。由于迷走神经的分布仅到达房室结的底部而不到达束支系统,故由迷走神经兴奋产生的传导阻滞不出现在束支系统。

(二)心电图表现

1.洋地黄效应(digitalis effect)的心电图表现　①ST 段缩短、压低,T 波低平或呈现负正双向,ST-T 呈"鱼钩形"改变;②QT 间期缩短(图 1-18-2 Ⅱa)。当洋地黄类药物开始对心肌起作用时的心电图表现称为洋地黄效应,不需要停药。

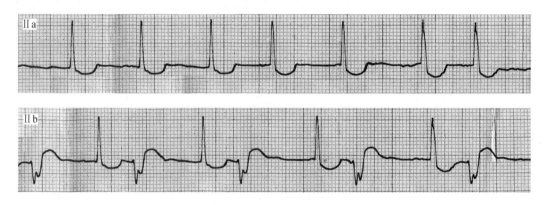

图 1-18-2　洋地黄效应及中毒

心房颤动患者正在施行地高辛治疗。Ⅱa 示心房颤动,RR 间期不规则,平均心室率 76 次/分,可见"鱼钩形" ST-T 改变,QT 间期 0.30s,为洋地黄效应的心电图表现。Ⅱb 示心房颤动,RR 间期不规则,可见提前出现的宽大畸形的 QRS 波群,为室性期前收缩呈二联律,平均心室率 100 次/分。ST-T 呈"鱼钩形"改变,QT 间期 0.30s,提示为洋地黄中毒的心电图表现。Ⅱa 及 Ⅱb 为同一个患者不同时段的记录。

2.洋地黄中毒(digitalis toxicity)时的心电图表现

(1)出现洋地黄效应的心电图表现。

(2)用药后出现新发的心律失常:①最常见的心律失常是室性期前收缩二联律;②最严重的心律失常是室性心动过速、心室颤动及心脏停搏;③最具特征性的心律失常是加速性交接性心律、房性心动过速伴房室阻滞;④其他心律失常可表现为窦性心动过缓、窦房阻滞、窦性停搏、心房扑动、心房颤动及不同程度的房室阻滞等(图 1-18-2 Ⅱb)。

上述两条若同时存在则为洋地黄中毒的表现,应及时停药。低钾血症可以促进洋地黄中毒的发生。

二、抗心律失常药物

目前抗心律失常药物分为四类,由于它们对心脏的影响程度不同,因而引起的心电图改变程度也不同。Ⅰa 类及Ⅲ类抗心律失常药物对心脏的影响较明显,它们的主要危险是影响心脏的复极过程,造成 T 波及 U 波的异常,可以引起 QT(或 QU)间期的延长,最终诱发恶性室性心律失常而导致患者猝死。这种改变类似于低钾血症的心电图改变,当 U 波的增高或增深引起 T 波与 U 波的融合时,可以导致 QT 间期难以测量或不能测量,这种情况下测量的 QT 间期的延长实际上是 QU 间期。这种含有大 U 波的所谓的 QT 间期延长仍能起到警示作用,大 U 波的出现可以诱发恶性室性心律失常的发作,若同时存在低钾血症时将使这种危险性加大。

（一）Ⅰ类抗心律失常药物

Ⅰ类抗心律失常药物是钠离子通道阻滞剂。根据该类药物对钠离子通道的阻滞程度不同及对其他离子通道兼有的阻滞作用不同等情况分为 a、b、c 三类。Ⅰa 类抗心律失常药物对心电图有明显的影响,此类药物包括奎尼丁、普鲁卡因胺和丙吡胺等,可以延长不应期,减慢传导。Ⅰb 类抗心律失常药物通常对心电图没有影响,此类药物包括利多卡因、美西律等。Ⅰc 类抗心律失常药物通常对心电图影响较轻,可以引起 QT 间期轻微延长,此类药物包括氟卡尼、普罗帕酮等。以下介绍Ⅰa 类抗心律失常药物。

1.电生理机制　Ⅰa 类抗心律失常药物阻断钠离子通道、抑制 0 相上升速率,减慢心室内传导,使 QRS 波群时限增宽;抑制 2 相及 3 相钾离子外流,使动作电位时程延长,导致 QT 间期延长、T 波低平、U 波增高;抑制 4 相自动除极速率,使窦房结受抑制,引起缓慢的窦性心律失常。

2.心电图表现

(1)ST 段压低、T 波低平或倒置、U 波增高。

(2)QT(或 QU)间期延长,中毒时可明显延长,当 QT(或 QU)间期较用药前延长＞25％时即应停药。

(3)QRS 时限增宽,增宽程度与用药剂量大小呈正比,当 QRS 时限较用药前延长 25～50％时即应停药。

(4)心律失常:出现窦性心动过缓、窦房传导阻滞、窦性停搏、房室传导阻滞及束支阻滞,也可引起室性期前收缩、室性心动过速甚至尖端扭转性室速(TDP)及心室颤动而诱发阿斯氏综合征。

Ⅰ类抗心律失常药物主要用于室上性及室性快速性心律失常的治疗及预防。在用于房颤复律时,由于使房颤频率减慢,房室交接区隐匿性传导减少,更多的房性激动下传心室,会使心室率明显加快。由于奎尼丁的副作用较多,导致临床应用逐渐减少。近年来发现奎尼丁能够有效治疗 Brugada 综合征、短 QT 综合征伴发的恶性室性心律失常及特发性心室颤动等,使得这个濒临淘汰的百年老药又重新受到临床的重视。

（二）Ⅱ类抗心律失常药物

Ⅱ类抗心律失常药物是 β 受体阻滞剂。该类药物具有 β 受体阻断作用和类似Ⅰ类抗心律失常药物的膜稳定作用。能够减少交感神经对心脏的影响,抑制 4 相舒张期自动除极,减慢窦房结和浦肯野纤维的自律性;延长房室结的有效不应期;促进 3 相钾离子外流,加快心室复极,导致 QT 间期缩短。对心电图的各波形无明显影响。此类药物包括普萘洛尔(心得安)、美托洛尔(倍他乐克)等。

心电图表现如下：

(1)窦性心动过缓,此为最常见的表现。

(2)PR 间期延长,当剂量较大或房室结存在病变时易出现。

(3)QT 间期缩短。

（三）Ⅲ类抗心律失常药物

Ⅲ类抗心律失常药物是钾离子通道阻滞剂。该类药物延长动作电位时程,包括胺碘酮、索他洛尔等。电生理机制是抑制 2、3 相钾离子外流,导致动作电位时限延长,表现为 QT 间期延长;延长心房肌、房室结、心室肌及浦肯野纤维的传导时间及不应期,引起 PR 间期延长、T 波低平或倒置、U 波明显。抑制窦房结自律性而引起缓慢的窦性心律失常。胺碘酮除具有Ⅲ类药物的作用外,还具有Ⅰ类、Ⅱ类及Ⅳ类药物的作用;索他洛尔除具有Ⅲ类药物的作用外,还具有Ⅱ类药物的作用,故它们都是广谱抗心律失常药物,用于室上性及室性快速性心律失常,包括心房颤动的转复治疗。

心电图表现:窦性心动过缓;PR 间期延长;T 波低平或倒置、U 波增高;QT(或 QU)间期延长(图 1-18-3A、图 1-18-3B)。

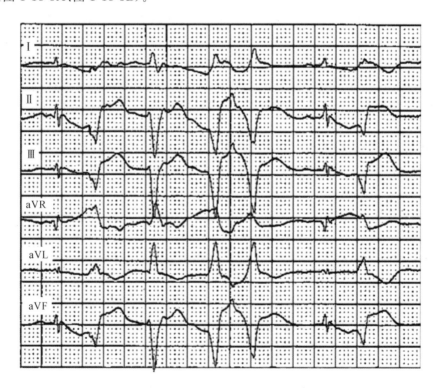

图 1-18-3A　胺碘酮治疗前的心电图

女性,62 岁。因心悸胸闷行心电图检查示:可见窦性 P 波,PR 间期 0.16s;室性期前收缩及短阵多源性室性心动过速;窦性节律的 T 波在Ⅰ、Ⅱ、Ⅲ、aVF 导联倒置;未见 QT 间期延长。

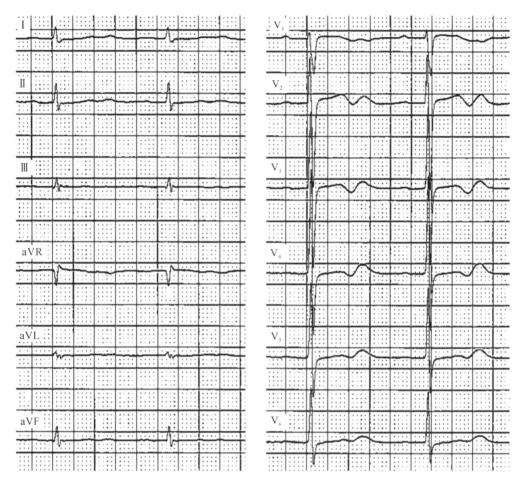

图 1-18-3B　胺碘酮治疗 7 天后的心电图

　　与上图同一个患者,电解质正常。心电图示:窦性心动过缓(55 次/分),一度房室阻滞(PR 间期 0.24s);
室性期前收缩及短阵多源性室性心动过速消失;T 波低平或倒置、U 波增高,多导联出现 TU 融合,V₁ 导联
QT 间期 0.50s,QTc 间期 0.48s,QU 间期 0.64s。

（四）Ⅳ类抗心律失常药物

　　Ⅳ类抗心律失常药物是钙离子通道阻滞剂。该类药物包括维拉帕米、地尔硫革。电生
理机制是抑制钙离子内流,使窦房结和房室结 4 相舒张期自动除极速率降低、0 相最大上升
速率和振幅降低,导致窦房结起搏功能和房室结传导功能降低。当窦房结及房室结存在病
变时,可以引起明显的窦性心动过缓及房室传导障碍。该类药物缩短旁路的前传有效不应
期,可以使快速性房性心律失常(如心房颤动)加速通过旁路下传心室而引起心室颤动导致
猝死。用于房性期前收缩及阵发性室上性心动过速,也用于中止触发活动引起的室性心动
过速。

　　心电图表现:窦性心动过缓、PR 间期延长。

第二节　电解质紊乱对心电图的影响

电解质紊乱(electrolytes disturbance)可以引起心肌细胞动作电位的异常而导致心电图的改变,这种改变通常是可逆性的,随着电解质紊乱的纠正心电图则恢复正常。心室肌细胞的离子流与心电图密切相关,QRS波群的形成与钠离子流有关,ST段的形成与钙和钾离子流有关,T波的形成与钾离子流有关,临床上通常只有血清钾及钙浓度的异常可以在心电图上有明显的表现。因此,钾及钙浓度的异常在心电图上主要的表现是ST-T的异常,即复极异常。随着离子浓度异常的加重也会导致除极异常,如高钾血症引起QRS波群时间异常。若同时存在其他离子浓度的异常或存在酸或碱中毒则可减轻或加重钾离子或钙离子浓度异常所致的心电图改变,钾离子及钙离子浓度同时异常将共同对心电图造成影响。临床上多种电解质异常同时存在较单一电解质异常多见。

一、血钾对心电图的影响

(一)高钾血症

1.电生理机制　高钾血症(hyperkalemia)时细胞外钾离子浓度增高引起细胞膜内外电位差缩小,膜静息电位降低,使0相上升速率和幅度下降,造成心房内和心室内传导阻滞,心肌细胞膜对钾离子通透性增高,使得动作电位3相钾离子外流增加,复极加快,引起T波高尖。由于窦房结及其三条结间束对钾离子的敏感性低于心房肌,故在血钾浓度逐渐增高的过程中心房肌首先被抑制,此时窦房结的激动通过三条结间束经过房室交接区下传心室而形成窦室传导。窦室传导发生时因心房肌处于抑制状态,故P波消失。随着血钾浓度的继续增高,窦房结、结间束及心室内传导系统均受抑制而导致QRS波群宽大畸形,若宽大畸形的QRS波群与T波融合则呈正弦波,也可以出现室性期前收缩、心室颤动及心室停搏。高钾血症可以降低心肌对人工心脏起搏器刺激的反应。

2.心电图表现(图1-18-4、图1-18-5)

(1)高钾血症早期:T波高尖,基底变窄,呈帐篷状T波。

(2)高钾血症进展期:PR间期延长,P波低平,直至P波消失;窦室传导;QRS波群时间延长(室内阻滞),R波降低,S波加深;正弦波出现;室性期前收缩、心室颤动及心室停搏。

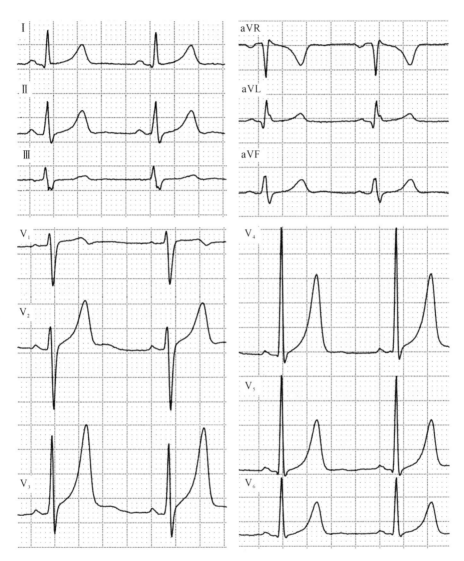

图 1-18-4　高钾血症心电图

男性,61 岁。血钾 6.0mmol/L。T 波高尖。

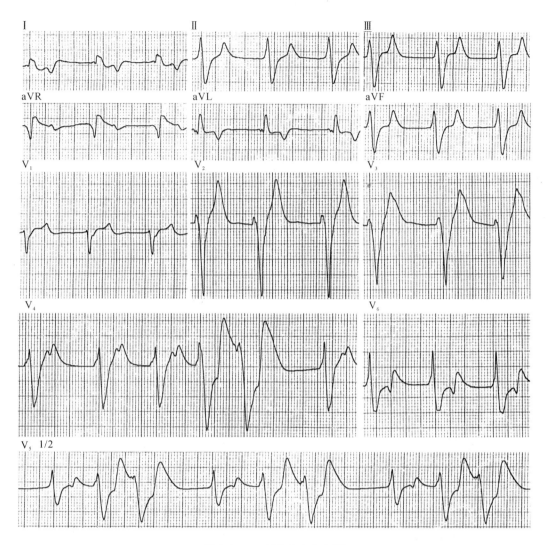

图 1-18-5　高钾血症心电图

　　男性,72 岁。血钾 7.5mmol/L。心电图示:P 波消失。QRS 波群时间增宽为 0.24s,心室率约 70 次/分,在 V_4、V_5 导联可见成对的室性期前收缩。T 波在 Ⅱ、Ⅲ、aVF、V_2、V_3 导联高尖直立似帐篷样。心电图诊断:①高钾血症心电图改变;②提示窦室传导;③成对的室性期前收缩。

（二）低钾血症

1.电生理机制　　低钾血症(hypokalemia)时细胞外钾离子浓度降低,心肌细胞膜对钾离子的通透性降低,使钾离子外流减少,动作电位 2 相及 3 相复极延长,可引起 ST 段压低、T波低平、U 波增高;钾离子外流减少使细胞膜静息电位降低,导致 4 相舒张期自动除极速率加快,引起异位兴奋灶自律性增高,可以出现各种异位搏动,也可以引起室性心动过速及心室颤动等异位心律;细胞膜静息电位降低使钠离子通道不能有效开放,0 相上升速率减慢,导致房室阻滞及室内阻滞的出现。低钾血症可诱发及加重洋地黄中毒。

2.心电图表现(图 1-18-6)

(1)ST 段进行性压低;T 波低平或倒置,U 波增高可以超过 T 波,TU 融合。

(2)P 波增宽及振幅增高。

(3)出现各种类型的心律失常,如室性期前收缩、室性心动过速、心室颤动等,也可以出现房室阻滞。

低钾血症时通常出现 TU 融合导致 T 波终点不能确定,使 QT 间期不能测量,U 波的增大可以导致 QU 间期延长。由于严重的低钾血症伴有明显的 QT(U)间期延长,在这种情况下即使出现偶发性室性期前收缩,也易于落在 T(U)波之上,形成 R on T(U)现象,诱发室速或室颤的发生而引起猝死,故应将低钾血症患者的室性期前收缩作为猝死前心脏的报警信号加以重视。

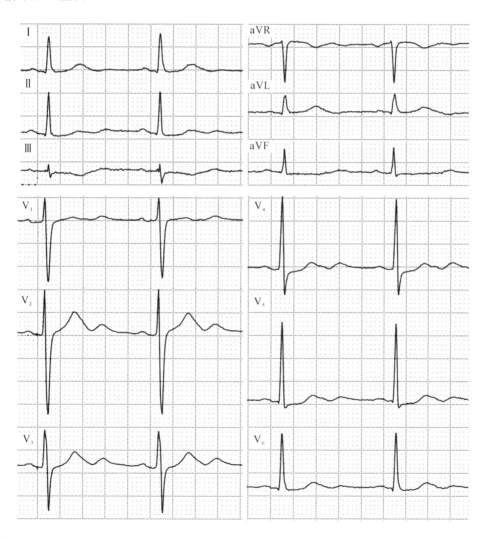

图 1-18-6 低钾血症心电图

男性,50 岁。血钾 2.5mmol/L。在Ⅱ、Ⅲ、aVF 导联可见 T 波低平或倒置及 U 波增高,胸导联 U 波增高。QU 间期为 0.64s。

二、血钙对心电图的影响

(一)高钙血症

1.电生理机制　高钙血症(hypercalcemia)时使细胞膜内外钙离子浓度差增大,钙离子内流加快,动作电位 2 相平台期缩短,导致整个动作电位时程缩短,在心电图上表现为 ST 段缩短或缺失,导致 QT 间期缩短。高钙血症通常不影响 P 波和 T 波的形态,心律失常也很少发生。钙剂与洋地黄有协同作用,二者合用易引起心律失常。

2.心电图表现(图 1-18-7)

ST 段缩短或缺失,QT 间期缩短。

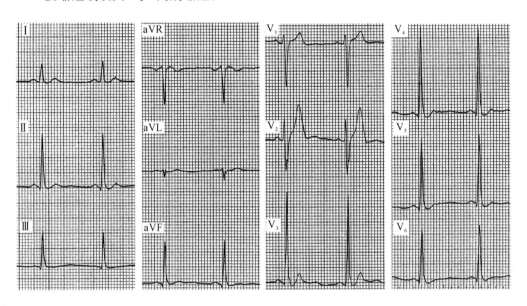

图 1-18-7　高钙血症心电图

男性,45 岁。血钙 3.95mmol/L(正常值 2.25～2.58mmol/L)。心电图示:ST 段缺失,QT 间期缩短为 0.30s。

(二)低钙血症

1.电生理机制　低钙血症(hypocalcemia)时使细胞膜内外钙离子浓度差减少,钙离子内流减慢,动作电位 2 相平台期延长,导致整个动作电位时程延长,在心电图上出现 ST 段延长,导致 QT 间期延长。低钙血症通常不影响 P 波和 T 波的形态,心律失常也很少发生。因此,不伴有 T 波改变的 QT 间期延长通常是低钙血症的特征,这种 QT 间期延长不引起尖端扭转型室性心动过速,故与其他原因引起的 QT 间期延长不同。

2.心电图表现(图 1-18-8)

(1)ST 段平直延长,T 波直立无增宽。

(2)QT 间期延长(系 ST 段延长所致)。

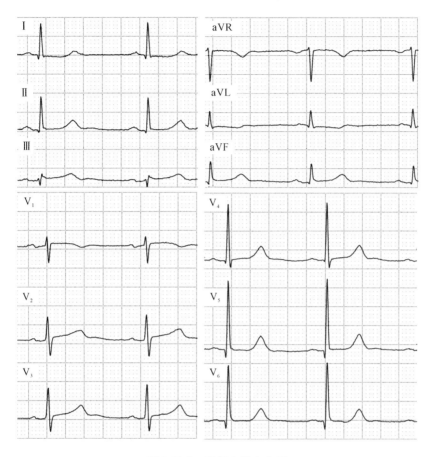

图 1-18-8　低钙血症心电图

　　男性,49 岁。血钙 1.36mmol/L(正常值 2.25～2.58mmol/L)。心电图示:窦性心动过缓(58 次/分),
ST 段 0.20s 及 QT 间期 0.48s 均延长。

第二篇　心电图学

（提高部分）

第十九章　文氏现象

第一节　概　　述

心脏传导系统中任何部位的传导逐搏减慢，最后发生传导中断的现象称为文氏现象（Wenckebach phenomenon）。文氏现象由多个文氏周期（Wenckebach cycle）构成。文氏周期是指激动的传导逐搏延缓并中断，出现相邻两个长间歇后的第一个下传或逆传搏动之间的距离。因此，不同部位的文氏现象有着共同的产生机制及不同的心电图表现形式。文氏现象要求激动来自同一个起源点。

在心电图机发明之前的 1899 年，Wenckebach 在观察脉搏与心脏的关系时发现了颈静脉波周期性出现 a-c 间期逐渐延长，最终 a 波后面不伴有 c 波引起一次缺脉的现象，这种房室传导障碍被称为文氏现象。在颈静脉搏动图中，a 波代表心房收缩，c 波是当心室等容收缩时三尖瓣向心房挤压，引起右心房压力升高，使颈静脉压力再次升高而产生。因此，a-c 间期代表房室传导时间。1924 年，Mobitz 通过心电图仪记录到了这种心电现象。

一、文氏现象发生机制

1.心脏某部位的有效不应期轻度延长、相对不应期明显延长即可引起文氏现象。这种变化基于不应期的延长，故为病理性文氏现象，与递减性传导有关。随着每次心搏的出现，传导速度逐搏减慢，使激动逐次落在相对不应期较早的时期。当激动一旦落在有效不应期时即发生阻滞，结束一次文氏周期。此后，传导系统得以休息而恢复正常传导能力并开始下一个文氏周期。

2.生理性干扰　为生理性文氏现象。这种变化无不应期的延长，由于快速的激动落入生理性不应期而产生，是心脏的一种保护性机制。

3.双径路传导　房室结可以纵向分离为传导性能不一致的快、慢径路，激动在快径路传导时所用时间短、在慢径路传导时所用时间长，故可产生不典型的文氏现象。

4.迷走神经功能作用　迷走神经功能亢进可延长窦房结、房室结的不应期，形成窦房及房室传导的文氏现象。

二、文氏现象发生部位

文氏现象可以发生在心脏传导系统的任何部位，如窦房交接区、心房内、房室结、希氏束、束支、分支、心室内、期前收缩的折返径路及异位起搏点与心肌组织之间等，但最常见于房室结。

三、文氏现象的表现形式

文氏现象是二度阻滞的一种表现形式（二度Ⅰ型阻滞），可以是典型的或非典型的，也可以是前向性的或逆向性的。

第二节　不同部位的文氏现象

一、房室交接区的文氏现象

房室交接区的文氏现象又称为二度Ⅰ型房室阻滞，是最常见的文氏现象。主要表现为 PR 间期的逐搏延长，最后 P 波下传受阻，导致 QRS 波群脱落而结束一个文氏周期（见第九章）。

二、窦房交接区的文氏现象

窦房结至心房之间的文氏现象称为窦房交接区的文氏现象，即二度Ⅰ型窦房阻滞。表现为窦房结的激动向心房传导的时间逐渐延长，最后传导中断，使 PP 间期出现特征性的逐渐缩短，最后突然延长的文氏现象。因窦房结的激动不能被常规心电图仪记录，故诊断只能根据 PP 间期的规律性来推断（见第八章）。

三、束支及分支内的文氏现象

（一）束支内的文氏现象

激动在束支内传导逐搏减慢，最后传导中断的现象称为束支内的文氏现象。如果两侧束支传导时间不同步，相差大于 0.04～0.06s，即可呈现完全性束支阻滞图形。此时，传导缓慢的束支并未真正阻滞，当其激动抵达心室时，对侧正常束支的激动已经穿过室间隔使两个心室先后除极，形成了有效不应期，使随后的激动不能下传，故出现宽大畸形的 QRS 波群。当一侧束支传导时间继续延迟直至真正阻滞时，两个心室先后除极的顺序及时间不再变化，故宽大畸形的 QRS 波群不再继续增宽，使束支内文氏现象呈隐匿性，心电图仍然表现出完全性束支阻滞图形。

1.直接显示性束支内文氏现象　病变侧束支呈文氏传导，即开始传导正常，继之传导延迟，最后传导中断。QRS 波群显示束支阻滞程度逐搏加重，即呈现正常→不完全性束支阻滞→完全性束支阻滞序列（图 2-19-1）。

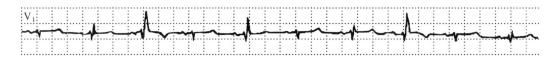

图 2-19-1　直接显示性右束支内文氏现象

2.不完全隐匿性束支内文氏现象　文氏周期中只有第1个心搏的两侧束支传导时间相差小于 0.04～0.06s，因此可呈现不完全性束支阻滞图形或正常图形；第 2 个心搏的两侧束支传导时间相差即大于 0.04～0.06s，故呈现完全性束支阻滞图形；此后心搏的两侧束支传导时间相差更加延长直至一侧束支完全阻滞，但心电图仍呈现完全性束支阻滞图形，即呈不完全性束支阻滞（或正常）→完全性束支阻滞→完全性束支阻滞序列。此型缺乏阻滞程度逐搏加重的典型文氏现象，故难以与间歇性束支阻滞区别（图 2-19-2）。

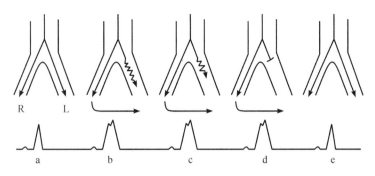

图 2-19-2　不完全隐匿性束支内文氏现象示意图

a.当右(R)及左束支(L)传导时间正常时左右心室同步除极,表现为正常的 QRS 波群;b.当左束支传导时间较右束支延长大于 0.04～0.06s 时心室除极顺序发生变化,右心室先除极、左心室后除极,表现为完全性左束支阻滞图形;c 及 d.左束支传导时间更加缓慢直至完全阻滞,两个心室先后除极的顺序及时间不再变化,心电图仍呈现完全性左束支阻滞图形;e.左束支阻滞后传导时间恢复正常。

3.完全隐匿性束支内文氏现象　文氏周期开始的第 1 个心搏的两侧束支传导时间相差即大于 0.04～0.06s,此后心搏的两侧束支传导时间相差更加延长直至一侧束支完全阻滞。因此,心电图一开始即表现为完全性束支阻滞图形,与真正的完全性束支阻滞不易区别(图 2-19-3)。

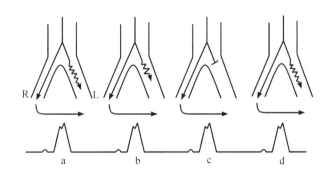

图 2-19-3　完全隐匿性束支内文氏现象示意图

a.左束支(L)传导时间较右束支(R)延长大于 0.04～0.06s 时心室除极顺序发生变化,右心室先除极左心室后除极,表现为完全性左束支阻滞图形;b.左束支传导时间更加缓慢,两个心室先后除极的顺序及时间不再变化,心电图仍呈现完全性左束支阻滞图形;c.左束支完全阻滞后心电图仍然表现为完全性左束支阻滞图形;d.左束支内开始下一个文氏周期。在所有文氏周期中,左束支的传导障碍均发生在左束支内,当右心室与左心室先后除极结束时左束支内的激动仍然没有传出,表现为完全隐匿性束支内文氏现象。

束支内文氏现象心电图诊断标准:①PP 与 PR 间期规则固定;②周期性出现外形基本正常的 QRS 波群;③如果后继的 QRS 波群显示束支阻滞逐搏加重,可诊断为直接显示性束支内文氏现象;④除第 1 个心搏外,后继的 QRS 波群均显示完全性束支阻滞,应考虑是不完全隐匿性束支内文氏现象。

(二)左束支分支内的文氏现象

左束支分支内的文氏现象也可表现为直接显示性、不完全隐匿性和完全隐匿性。当左前及左后分支的传导时间相差小于 0.02～0.03s,即可表现为直接显示性及不完全隐匿性分支内文氏现象。如果分支的传导时间相差大于 0.02～0.03s,即表现为完全隐匿性分支内文氏现象。左前及左后分支内文氏现象以电轴的逐搏偏移为主要表现,如果逐搏左偏为左前分支内文氏现象;逐搏右偏为左后分支内文氏现象(图 2-19-4)。

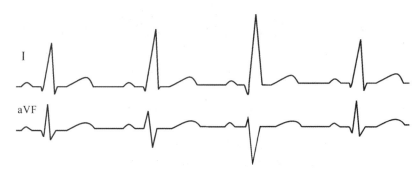

图 2-19-4　左前分支内文氏现象示意图

心电图诊断:①PP 与 PR 间期规则固定;②周期性出现电轴基本正常的 QRS 波群;③如果后继的 QRS 波群显示电轴左偏或右偏程度逐搏加重,则为直接显示性分支内文氏现象;④除第 1 个心搏外,后继的 QRS 波群均显示固定而明显的电轴左偏或右偏,常为不完全隐匿性分支内文氏现象。

四、折返径路中的文氏现象

由折返引起的期前收缩其偶联期是固定的。当折返性期前收缩出现偶联间期逐搏延长,直至折返中断后无期前收缩而结束一个文氏周期,这种现象周而复始地出现即称为折返径路中的文氏现象。可发生在心房、房室交接区及心室,以心室多见(图 2-19-5)。

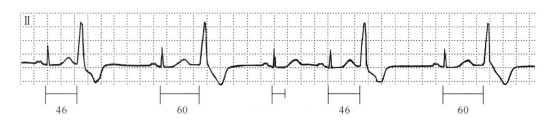

图 2-19-5　室性期前收缩伴折返径路中的文氏现象

室性期前收缩的偶联间期 0.46 及 0.60s。折返径路中激动呈 3∶2 文氏型传导。

五、异位起搏点的文氏型传出阻滞

异位起搏点的激动传向外周心肌过程中出现的文氏型阻滞称为异位起搏点的文氏型传出阻滞。异位起搏点可以是逸搏心律,加速性自身心律,阵发性心动过速及并行心律。异位起搏点的部位也遍及心脏各处。心电图表现为 P'P'或 R'R'间期逐搏缩短,最后突然延长;出现的长 P'P'或 R'R'间期小于最短 P'P'或 R'R'间期的 2 倍;周而复始的出现(图 2-19-6)。

六、心房内文氏现象

主要是房内结间束的文氏现象。心电图表现为:①PP 间期规则;②P 波振幅逐搏增高

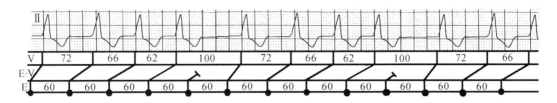

图 2-19-6　室性心动过速伴文氏型传出阻滞

异位起搏点周期 0.6s,心率 100 次/分,起搏点激动以 5：4 文氏型传出。E. 异位起搏点;E-V. 异-室交接区;
V. 心室。

或时间逐搏增宽直至恢复正常;③周期性出现。右心房内文氏现象为 P 波逐搏增高,左心房内文氏现象为 P 波逐搏增宽(图 2-19-7)。

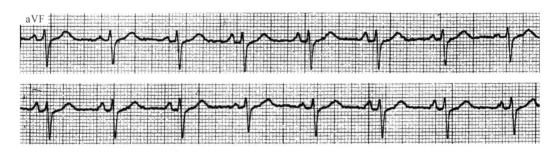

图 2-19-7　右心房内文氏现象及反文氏现象

可见 P 波由低逐搏增高(文氏现象)再逐搏降低(反文氏现象)。上下两条为连续记录。

七、心室内文氏现象

不能归纳为左或右束支阻滞及分支阻滞的心室内文氏型阻滞称为心室内文氏现象。心电图表现:①PP 及 PR 间期规则固定;②QRS 波群逐搏增宽直至恢复正常;③周期性出现。

此种文氏现象常提示浦肯野纤维、心室肌有广泛阻滞,故预后差。

八、房室结双径路的文氏现象

当激动在快径路传导时所用时间短,形成正常的 PR 间期,若快径路阻滞则激动改在慢径路传导,传导时间延长,形成长的 PR 间期,若慢径路阻滞则激动不能下传,形成 P 波后面的 QRS 波群脱落,产生了不典型的文氏现象(见第二十五章)。房室结的快、慢径路也可以先后出现文氏传导,形成双文氏现象(图 2-19-8)。

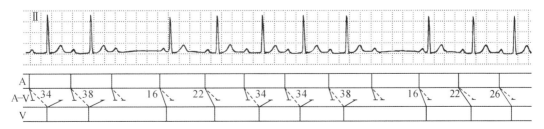

图 2-19-8　房室结双径路的双文氏现象

第三节　其他文氏现象及文氏现象的临床意义

一、其他文氏现象

1.交替性房室传导文氏现象　在2∶1房室传导的基础上,下传心搏的PR间期逐搏延长,最后传导中断,造成连续2个或3个P波不能下传称为交替性房室传导文氏现象(见第二十四章)。

2.反文氏现象(reverse Wenckebach phenomenon)　指激动的传导时间由延长逐搏缩短直至恢复正常的现象,也称为倒文氏现象(图2-19-7、图2-19-9)。

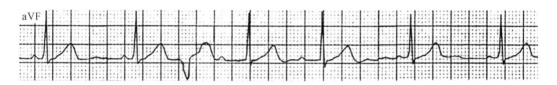

图 2-19-9　插入性室性期前收缩伴房室交接区的反文氏现象

PR间期由延长逐搏缩短直至恢复正常。

反文氏现象与逆行文氏现象(retrograde Wenckebach phenomenon)不同,后者指心室或交接区的激动逆传入心房的过程中出现的文氏现象,表现为RP^-间期逐搏延长,直至P^-波脱落或该次激动折回心室而结束一个文氏周期(图2-19-10)。

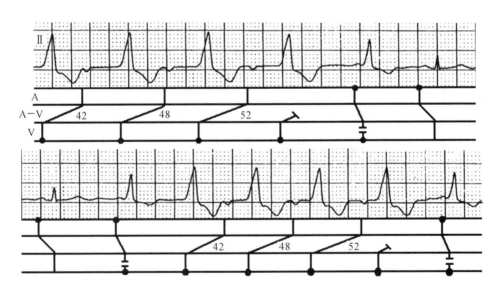

图 2-19-10　加速性室性心律伴逆传文氏现象

图示窦性心律不齐。$R'P^-$间期逐搏延长,最后该次激动阻滞使P^-波脱落,窦性激动得以下传而形成室性融合波或心室夺获。上下两条为连续记录。

二、文氏现象的临床意义

文氏现象常呈一过性,通常预后较好。但不同部位的文氏现象其临床意义也不尽相同。房室结内文氏现象大多可以完全恢复,故预后较好。窦房交接区的文氏现象大多伴有器质性心脏病或与洋地黄、β受体阻滞剂等药物有关,也见于迷走神经张力增高的正常人。心房内文氏现象在房内病变时出现,均见于器质性心脏病。加速性交接性心律伴文氏型传出阻滞现象多见于洋地黄中毒、急性心肌炎、急性下壁心肌梗死等。束支内文氏现象如果发生于右束支者预后较好,发生于左束支及其分支者预后较差。

第二十章 干扰与干扰性脱节

第一节 干 扰

一、概 述

正常的心肌和心脏的传导组织在接收刺激后即进行除极,除极后的心肌细胞即出现生理性不应期(正常的不应期),包括有效不应期、相对不应期。当心脏传导系统或心肌处于前一次激动引起的生理性不应期时,对下一次到达的激动不再应激或应激迟缓的现象称为干扰(interference)。若下一次激动落在前一次激动的生理性有效不应期内则引起传导中断现象,即绝对性干扰现象(又称为完全性干扰现象);若下一次激动落在前一次激动的生理性相对不应期内则引起传导延缓现象,即相对性干扰现象(又称为不完全性干扰现象)。因此,干扰现象产生的条件为:①发生干扰的部位存在生理性不应期;②通常心脏内应出现两个节律点,特殊情况下一个节律点的激动经过两条径路下传(顺传),也可以导致干扰现象的产生,如心室预激。

生理性不应期正常范围如下:

(1)心房肌不应期:从 P 波起点至 QRS 波群的 R 波顶峰为有效不应期;R 波顶峰至 T 波开始为相对不应期(图 2-20-1)。

(2)房室交接区不应期:P 波起点后的 0.04s 至 T 波顶峰附近为有效不应期(约 0.40s),P 波起点后的 0.04s 也是窦性激动通过结间束到达房室结并使其除极的时间;有效不应期结束至 T 波结束为相对不应期(图 2-20-1)。

(3)心室肌不应期:QRS 波群起点至 T 波顶峰为有效不应期;T 波顶峰至 T 波结束为相对不应期(图 2-20-1)。

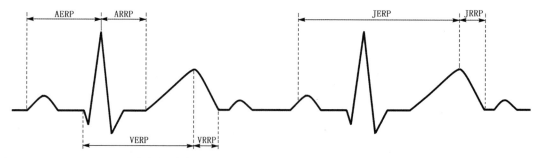

AERP:心房有效不应期;ARRP:心房相对不应期;JERP:房室交接区有效不应期;
JRRP:房室交接区相对不应期;VERP:心室有效不应期;VRRP:心室相对不应期。

图 2-20-1 心脏不应期示意图

当激动在生理性不应期之内发生的传导障碍为干扰;当激动在生理性不应期之外发生的传导障碍为阻滞,此时的不应期为病理性延长。

干扰现象的表现形式为:①对传导的干扰,表现为传导中断或延缓;②对节律点的干扰,表现为重整节律点。

二、干扰现象的心电图表现

(一)窦房结内干扰

通常是由于异位起搏点的激动逆行通过窦房交接区侵入窦房结内,引起窦房结内干扰现象。最常见的是较早的房性期前收缩在窦房结的下一次激动尚未完全形成之前即侵入窦房结内使其节律重整,导致不完全的代偿间歇。若房室交接性或室性期前收缩伴有室房传导,则逆传心房的激动也可侵入窦房结内而重整窦性节律。

心电图表现:期前收缩的代偿间歇不完全,见于房性期前收缩及伴有逆传功能的房室交接性或室性期前收缩(图 2-20-2)。

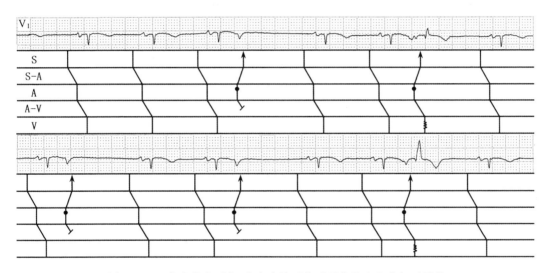

图 2-20-2　窦房结内干扰、房室交接区绝对干扰及心室内相对干扰

图示 5 次房性期前收缩代偿间歇不完全,为房性期前收缩隐匿性逆向侵入窦房结并重整了其节律所致。3 次房性期前收缩未下传心室,为激动在房室交接区遇到了顺向性绝对干扰所致。2 次房性期前收缩下传心室时遇到了心室内的相对干扰而出现了心室内差异性传导。上下两图为 V₁ 导联连续记录。

(二)窦房交接区干扰

异位起搏点的激动逆向传至窦房交接区,使窦房交接区形成了新的不应期,由于激动未侵入窦房结内,故窦性激动能够正常形成。当窦性激动传出时,若遇到窦房交接区新形成的有效不应期则使随后的窦性激动发生传出阻滞,表现出窦房交接区的绝对干扰现象;若遇到窦房交接区新形成的相对不应期则使随后的窦性激动延迟传出,表现出窦房交接区的相对干扰现象。

心电图表现:①窦房交接区绝对干扰:表现为期前收缩的代偿间歇完全,见于舒张晚期房性期前收缩及伴有逆传功能的房室交接性或室性期前收缩(图 2-20-3);②窦房交接区相对干扰:表现为插入性房性期前收缩时,夹有房性期前收缩(P′波)的窦性 PP 间期略大于一个窦性周期,房性期前收缩后的第一个窦性 PP 间期略小于一个窦性周期,这两个窦性 PP 间期相加等于两倍的窦性 PP 间期(图 2-20-4)。

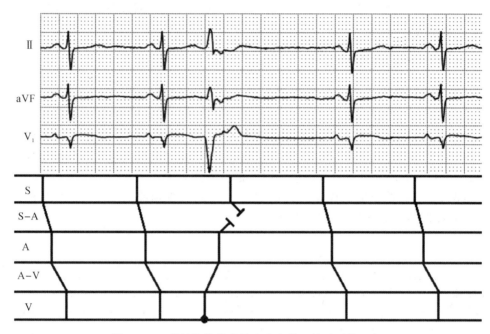

图 2-20-3　室性期前收缩伴窦房交接区绝对干扰现象

　　图示室性期前收缩伴室房传导,导致其 QRS 波群之后有 P⁻ 波,因该激动在窦房交接区形成了逆向性绝对干扰,使已形成的窦性激动不能传至心房,故代偿间歇完全。

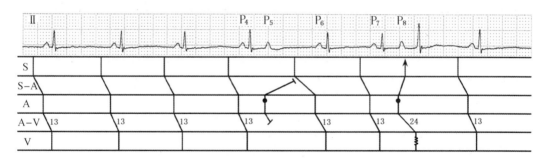

图 2-20-4　房性期前收缩伴窦房交接区相对干扰、窦房结内干扰、房室交接区绝对及

相对干扰、心室内相对干扰

　　图示 P_5 为未下传的插入性房性期前收缩,且逆向性激动窦房交接区,在该区引起了不完全性干扰,使其后窦性激动 P_6 延迟下传,P_7 不受影响,导致 P_4P_5+P_5P_6 略大于一个窦性周期,P_6P_7 略小于一个窦性周期,P_4P_7 仍等于两倍的窦性 PP 间期。P_5 在房室交接区出现了顺向性绝对干扰(未下传)。P_8 为房性期前收缩伴窦房结内干扰导致代偿间歇不完全;P_8 在房室交接区出现顺向性相对干扰(PR 间期延长至 0.24s)及心室内相对干扰(心室内差异性传导)。

(三)心房内干扰

1.心房内绝对干扰(房性融合波)　两个不同来源的激动同时激动了一部分心房肌,并在心房内出现相互干扰对方激动的传导而形成心房内绝对干扰现象,由此而产生的 P 波称为房性融合波(atrial fusion beat)。通常见于窦性激动与房性激动、窦性激动与房室交接性或室性激动的逆传 P⁻ 波融合。房性融合波的心电图特点:①记录足够长的同一导联可以出现三种类型的心房波即窦性 P 波、异位 P'波(或 P⁻波)及介于两者之间的 P 波形态即房性融合波,其形态多变;②房性融合波出现的位置是窦性 P 波及异位 P'波(或 P⁻波)预期出现的位置(图 2-20-5)。

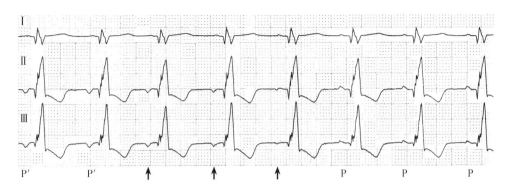

图 2-20-5　心房内绝对干扰及干扰性心房内脱节

图示窦性心律(P);加速性房性心律(P');房性融合波(箭头)为心房内绝对干扰现象且连续出现 3 次

形成了干扰性心房内脱节;不定型室内阻滞;碎裂 QRS 波群。

2.心房内相对干扰(心房内差异性传导)　当心房肌处于前一次激动的相对不应期时激动到达心房,导致激动在心房内传导延缓而形成心房内差异性传导,分为时相性及非时相性心房内差异性传导。在单源性房性期前收缩或单源性房性心动过速时,若 P'P'间期缩短而 P'波形态出现变化,考虑发生了时相性心房内差异性传导。在房性或伴有逆传功能的房室交接性及室性异位搏动后的第一个或若干个窦性 P 波出现变形,则考虑发生了非时相性心房内差异性传导(图 2-20-6)。非时相性心房内差异性传导的发生机制是异位激动在心房内逆传(未侵入窦房结),导致心房肌或结间束产生了新的不应期,当下一次窦性激动传出时遇到了相对不应期使窦性 P 波发生变形。

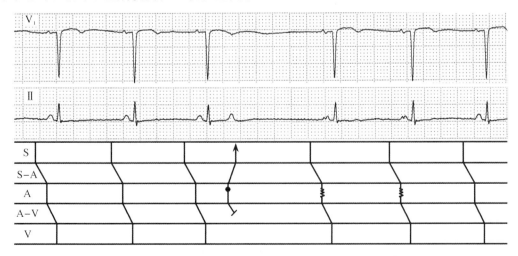

图 2-20-6　房性期前收缩伴窦房结内干扰、心房内相对干扰及房室交接区绝对干扰

图示可见未下传的房性期前收缩(P₄)且代偿间歇不完全,故为窦房结内干扰现象及房室交接区顺向性

绝对干扰现象;在房性期前收缩之后连续 2 次出现了窦性 P 波变形,为心房内相对干扰现象,即非时相性心

房内差异性传导。

（四）房室交接区干扰

窦房结及心房的激动可以通过房室交接区顺传心室，心室的激动可以通过房室交接区逆传心房，当这些激动通过房室交接区或交接区本身产生搏动时，均可以在该处产生生理性不应期。此时，若有激动到达房室交接区并遇到生理性有效不应期则出现绝对干扰现象，导致激动不能通过该区顺传或逆传；若有激动到达房室交接区并遇到生理性相对不应期则出现相对干扰现象，导致激动通过该区顺传或逆传的速度延缓。

1.房室交接区绝对干扰

（1）顺向性干扰：指快速的心房激动顺传时落在前一次同为顺传的窦性或房性激动的生理性有效不应期而产生顺向性干扰，导致 QRS 波群脱落（图 2-20-4、图 2-20-6）。见于房性期前收缩及房性心动过速的 P′波之后无 QRS 波群及心房颤动出现不规则的心室率。

（2）逆向性干扰：指房室交接性或室性的逆传激动在房室交接区形成生理性有效不应期而产生逆向性干扰，导致窦性或房性 QRS 波群脱落（图 2-20-7）；房室交接性或室性的激动逆传时遇到窦性或房性激动在房室交接区形成的生理性有效不应期而产生逆向性干扰导致 P⁻ 波脱落。见于房室交接性或室性期前收缩伴完全性代偿间歇、房室交接性或室性逸搏导致 P 波顺传受阻、窦性或房性搏动的出现导致伴有逆传功能的房室交接性或室性搏动的 P⁻ 波消失。

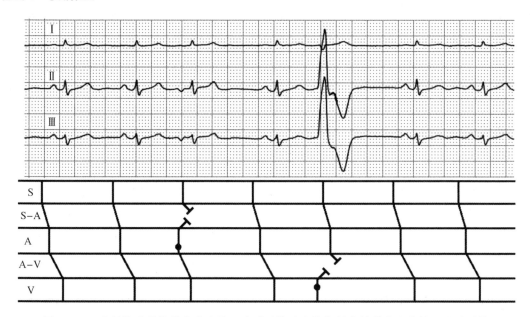

图 2-20-7　房性期前收缩伴窦房交接区绝对干扰及室性期前收缩伴房室交接区绝对干扰

图示房性期前收缩（P₃）隐匿性逆向传至窦房交接区，使窦房交接区形成了新的有效不应期，导致窦性激动不能传出，引起窦房交接区绝对干扰现象，使房性期前收缩的代偿间歇完全。室性期前收缩（R₅）的逆传激动在房室交接区形成了生理性有效不应期并引起了逆向性绝对干扰导致窦性 QRS 波群脱落。

2.房室交接区相对干扰　指激动传导至房室交接区时，交接区仍然处于前一次激动的相对不应期而出现相对干扰现象，导致传导时间延长。

（1）顺向性干扰：见于房性期前收缩伴干扰性 P′R 间期延长（图 2-20-4）。

（2）逆向性干扰：见于插入性房室交接性及室性期前收缩伴干扰性 PR 间期延长、干扰性房室脱节伴窦性夺获心室时的干扰性 PR 间期延长(图 2-20-8)。

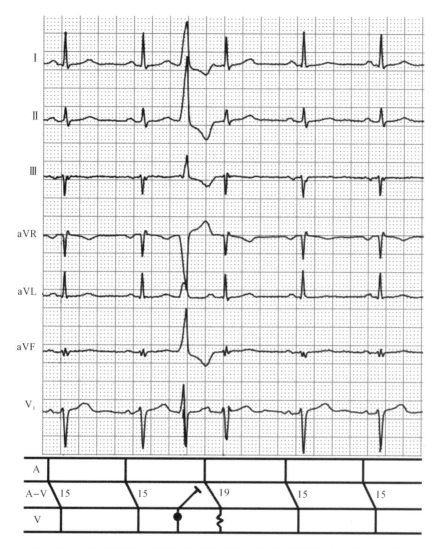

图 2-20-8 室性期前收缩伴房室交接区逆向性相对干扰及心室内相对干扰

图示插入性室性期前收缩(R_3)之后的 PR 间期延长至 0.19s,为室性期前收缩逆传至房室交接区并使其产生了逆向性相对干扰现象所致,其后的 QRS 波群变形为心室内相对干扰导致的心室内差异性传导,呈不完全性右束支阻滞图形。

(五)心室内干扰

1. 心室内绝对干扰(室性融合波) 两个不同来源的激动分别激动了一部分心室肌,并在心室内出现相互干扰对方激动的传导而形成心室内绝对干扰现象,由此而产生的 QRS 波群称为室性融合波(ventricular fusion beat)。

常见的室性融合波是窦性心律和室性心律组成的室性融合波,少见的室性融合波的组成为房性心律和室性心律、交接性心律和室性心律等。特殊的室性融合波为典型的心室预激,其融合方式为一个节律点(窦性或房性)的激动分别沿房室旁路和房室交接区正路下传心室,并先后各激动一部分心室肌而形成同源性室性融合波。

常见的室性融合波的心电图表现：①同一导联出现两种节律点即窦性及室性节律点；②记录足够长的同一导联可以出现三种类型的 QRS 波群，一种是窦性下传的、另一种是室性的、第三种是介于两者之间的且形态多变的 QRS 波群即室性融合波；③室性融合波出现的时间为两种节律点的 QRS 波群均应出现的时间；④室性融合波前通常有相关的窦性 P（或 P'）波，且 PR 间期短于窦性下传的 PR 间期（图 2-20-9）；若室性融合波为两个室性起搏点融合而成，这种融合波前则没有相关的窦性 P(P')波。

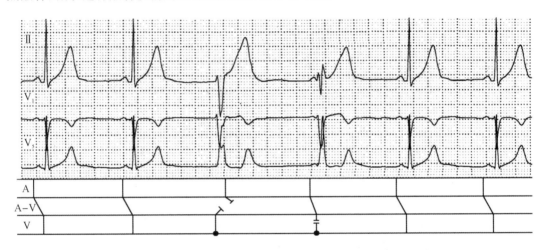

图 2-20-9　室性搏动伴房室交接区绝对干扰及心室内绝对干扰

图示窦性及室性两种节律点，R_3 为室性搏动伴激动逆传至房室交接区并使其产生了逆向性绝对干扰现象，导致一个窦性 P 波未下传；R_4 的形态介于窦性与室性搏动之间，且 PR 间期变短，为两个节律点在心室内形成的绝对干扰现象即室性融合波。

2. 心室内相对干扰（心室内差异性传导）　当激动传导至心室时，心室内某一束支或分支仍然处于前一次激动的相对不应期而出现相对干扰现象，激动则沿着已恢复应激的束支或分支传导，使心室内的除极顺序发生改变，导致 QRS 波群形态改变及时间增宽，也可以呈现出束支或分支阻滞的图形，即心室内差异性传导（aberrant ventricular conduction）。若差异性传导的程度较轻时，引起的 QRS 波群的变化程度也较轻，以至于难以确认束支或分支的阻滞（图 2-20-2、图 2-20-4、图 2-20-8）。

心室内差异性传导发生时虽然除极顺序发生了改变，但仍然由一个激动点完成整个心室肌的除极过程，故这种干扰现象为相对干扰（见第二十一章）；室性融合波则通常由两个激动点共同完成整个心室肌的除极过程，故这种干扰现象为绝对干扰。

第二节　干扰性脱节

一、概　述

连续 3 次或 3 次以上的绝对干扰称为干扰性脱节或干扰性分离（interference dissociation）。干扰性脱节可以发生在窦房交接区、心房内、房室交接区及心室内，以干扰性房室脱节（interference atrioventricular dissociation）最为常见。

二、干扰性房室脱节

（一）发生机制

1.窦房结的频率过慢　　例如出现窦性心动过缓、窦房阻滞或窦性停搏时，窦房结的频率接近或低于低位起搏点（房室交接区或心室）的逸搏频率，低位起搏点得以控制心室，同时激动可以逆传至房室交接区，使房室交接区产生生理性不应期。若窦性激动控制心房时，连续（≥3 次）过缓的激动下传均遇到房室交接区的生理性有效不应期，则造成房室交接区的绝对干扰现象，形成干扰性房室脱节。

2.异位起搏点的频率过快　　例如出现加速性交接性或室性心律、交接性或室性心动过速时，窦性激动仍能控制心房，异位起搏点的频率超过窦性频率而控制心室，同时激动可以逆传至房室交接区，使房室交接区产生生理性不应期，并能够在房室交接区造成连续（≥3次）的绝对干扰现象，形成干扰性房室脱节。

3.房室交接区的顺向不应期小于逆向不应期　　这种特性使得激动在房室交接区易于下传而难以逆传，因而不利于交接性及室性激动通过房室交接区逆传至心房，有利于干扰性房室脱节的形成。若心房率与心室率相近，则 P 波可以在 QRS 波群前后游走，两者无固定关系，P 波持续受到房室交接区的生理性有效不应期的干扰而不能下传，形成完全性干扰性房室脱节。在干扰性房室脱节时，若 P 波下传心室则称为心室夺获（ventricular capture），即心室被室上性激动（通常为窦性激动）夺获，QRS 波群呈室上性。当心房率与心室率差别增大，P 波与 QRS 波群的距离增大，有利于脱离有效不应期的干扰，使得 P 波能够下传心室而形成心室夺获。当干扰性房室脱节间断出现心室夺获时即形成不完全性干扰性房室脱节（图 2-20-10）。若 P 波下传心室较晚，可以与室性节律点共同激动心室而形成室性融合波，即不完全性心室夺获，QRS 波群增宽。

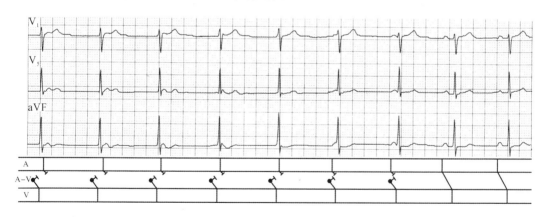

图 2-20-10　交接性逸搏心律伴不完全性干扰性房室脱节及心室夺获

　　图示窦性及房室交接性两种节律点且频率相近，P 波在交接性 QRS 波群前后游走，两者大部分无固定关系，为交接性逸搏心律伴不完全性干扰性房室脱节，最后两个窦性 P 波下传心室，为心室夺获。

（二）心电图表现

1.通常表现为 P 波与 QRS 波群无关。

2.QRS 波群呈室上性或室性。

3.心室率≥心房率。

4.可出现心室夺获或室性融合波。

三、其他部位的干扰性脱节

（一）干扰性心房内脱节

两个起搏点的激动在心房内连续出现绝对干扰而形成 3 次或 3 次以上的房性融合波称为干扰性心房内脱节（interference intra-atrial dissociation）。房性融合波通常由窦性 P 波与房性 P′波或逆行 P⁻波组成（图 2-20-5）。

（二）干扰性心室内脱节

两个起搏点的激动在心室内连续出现绝对干扰而形成 3 次或 3 次以上的室性融合波称为干扰性心室内脱节（interference intraventricular dissociation）。室性融合波通常由室性 QRS 波群与室上性（窦性、房性或房室交接性）QRS 波群组成（图 2-20-11），也可以由两个室性 QRS 波群组成即两个起搏点均源于心室内。

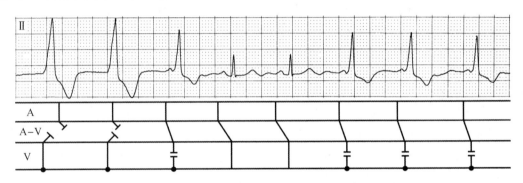

图 2-20-11　加速性室性心律伴心室内绝对干扰及干扰性心室内脱节

图示前两个宽大畸形的 QRS 波群为室性搏动,频率 71 次/分。其后可见窦性心律,中间两个窦性搏动下传心室为心室夺获。其他的 QRS 波群形态介于室性及窦性 QRS 波群之间,其前有短 PR 间期,为室性融合波即心室内绝对干扰,最后 3 次室性融合波连续出现,形成干扰性心室内脱节。

第三节　临床意义

干扰与干扰性脱节是一种生理性传导障碍,干扰本身并无重要意义。这种现象可以见于正常人,也可以见于器质性心脏病患者,发生这种传导障碍时心脏的不应期必须正常;若心脏的不应期病理性延长时出现这种传导障碍则称为传导阻滞。迷走神经张力增高可以导致窦性节律变慢,当窦性频率低于房室交接性或室性逸搏频率时,即可出现干扰性房室脱节,这种情况往往预后较好。某些疾病能够导致心律失常的发生,故可以引起干扰性房室脱节,如心肌炎、心肌病、病窦综合征、冠心病等,其预后取决于原发病的治疗情况与转归。某些药物如洋地黄的毒性作用及抗心律失常药物的致心律失常作用均能够诱发心律失常的发生而导致干扰性房室脱节的出现。若出现完全性干扰性房室脱节,将使房室之间正常的协调收缩持续性丧失而导致心排血量降低。干扰与干扰性脱节是心律失常的常见现象,这种现象的出现可以导致心律失常复杂化而使心电图难以辨认,故掌握这一心电现象对心电图的正确诊断至关重要。

第二十一章　差异性传导

室上性激动在传导的过程中遇到不应期的影响或交接性起搏点偏位,使激动不能按照正常时间或正常路径传导而导致的心电图异常称为差异性传导(aberrant conduction)。这种心电图异常通常是暂时性的,可表现为传导时间延长及/或波形的改变。差异性传导简称差传,所谓的差异性是指其传导与正常传导相比出现了差异。根据发生部位不同,差异性传导可分为心房内差异性传导、房室交接区差异性传导和心室内差异性传导等。

第一节　心室内差异性传导

心室内差异性传导(aberrant ventricular conduction)分为相性和非相性两类。相性心室内差异性传导与时相有关,分为 3 相性及 4 相性。非相性心室内差异性传导与时相无关。

一、3 相性心室内差异性传导

心室内差异性传导最常见的是 3 相性心室内差异性传导。这种差异性传导的发生与 RR 间期变短或/和其前具有长的 RR 间期有关,如出现室上性期前收缩、室上性心动过速、心房颤动、心房扑动等易出现心室内差异性传导。

（一）发生机制

3 相性心室内差异性传导是由于频率加快,使 RR 间期变短,导致激动落在心室内束支、分支或心肌的不应期而产生。这种差异性传导发生时遇到的不应期可以是生理性的,也可以是病理性的。生理性不应期是指正常的传导系统或心肌除极后出现的正常不应期,其后的激动频率须较快时才能落在不应期内而出现 3 相性差异性传导。心室内差异性传导常发生在传导系统,在生理情况下,右束支的不应期大于左束支,左前分支的不应期大于左后分支,故生理性心室内差异性传导的 QRS 波群形态以右束支或左前分支阻滞图形多见。若右束支差传,激动沿左束支引起左心室除极,然后激动穿过室间隔沿心室肌引起右心室除极。此时的 QRS 波群起始部正常,终末部宽大畸形。病理性不应期是指出现病变的传导系统或心肌除极后出现延长的不应期,其后激动的频率稍快时即能落在不应期内而出现 3 相性差异性传导,这种差异性传导由于是不应期的病理性延长所致,故又称为 3 相性束支或分支阻滞。

心室内传导系统的不应期和其前一心动周期（RR 间期）的长度呈正相关,若前一心动周期延长,则其后的不应期也延长,若前一心动周期缩短,则其后的不应期也缩短,这种现象称为阿什曼现象（Ashman phenomenon）。因此,当出现一个长的前心动周期时,易于造成其后的室上性激动落入不应期内而产生心室内差异性传导,若此时其后的激动再提前出现（即短 RR 间期）则形成长-短 RR 间期现象,更加有利于心室内差异性传导的形成（图 2-21-1）。

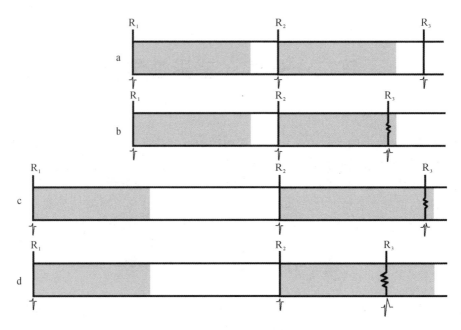

图 2-21-1　差异性传导发生示意图

　　a 为频率正常时的两个心动周期（R_1R_2 及 R_2R_3 间期），可见节律规则，每一次激动均出现在前一次激动的应激期内，故激动均为正常传导；b 为第 2 个心动周期（R_2R_3 间期）缩短，即第 3 次激动提前出现并落在前一次激动的相对不应期内，使 R_3 出现了差异性传导；c 为第 3 次激动未提前，但其前的心动周期（R_1R_2 间期）延长，导致 R_2 的不应期延长，故使得 R_3 仍落在前一次激动产生的长相对不应期中而出现了差异性传导；d 为第 3 次激动提前出现（R_2R_3 间期缩短）且其前的心动周期（R_1R_2 间期）延长，形成了长-短 RR 间期现象，导致 R_3 出现的差异性传导程度更加明显（Ashman 现象）。

　　注：阴影区为某一部分传导系统的不应期，空白区为传导系统的应激期，R 下方为其对应的心电图变化。

（二）心电图表现

　　1. 畸形的 QRS 波群前有相关的心房波（P、P′、P^-、F 波），房室传导时间≥0.12s，这种畸形的 QRS 波群形态不同于正常的 QRS 波群，时间增宽（≥0.12s）或不增宽（< 0.12s）。

　　2. 具有长-短 RR 间期现象，且具有短 RR 间期的 QRS 波群出现畸形。常见于室上性期前收缩、心房颤动、房室传导比例不规则的心房扑动及显著的心律不齐等。

　　3. QRS 波群呈三相或多相波，以右束支阻滞及左前分支阻滞图形多见。

　　4. 右束支发生差异性传导时 QRS 波群起始向量与正常传导的 QRS 波群相同。在常规十二导联中，QRS 波群起始向量与正常传导的 QRS 波群相同导联数≥10 个导联为起始向量相同。当正常传导的 QRS 波群的起始向量呈 q 或 r 波且振幅小于 0.1mV 时，可以受呼吸、房颤波的干扰而影响起始向量的判断，导致起始向量判断不准确（图 2-21-2、图 2-21-3）。

　　5. 3 相性心室内差异性传导连续出现即形成蝉联现象（linking phenomenon）。常见于阵发性室上性心动过速、快室率心房颤动等。蝉联现象的发生与束支间连续的逆向性隐匿性传导有关（图 2-21-3）。

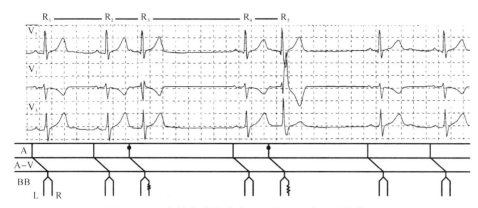

图 2-21-2　房性期前收缩伴 3 相性心室内差异性传导

图示 R₃ 及 R₅ 为两次房性期前收缩下传的 QRS 波群,偶联间期相同,R₃ 呈现不完全性右束支阻滞图形的心室内差异性传导及 R₅ 呈现完全性右束支阻滞图形的心室内差异性传导。R₃ 的前周期(R₁R₂ 间期)明显短于 R₅ 的前周期(R₃R₄ 间期),造成 R₃ 的差异性传导程度比 R₅ 轻。R₃ 及 R₅ 在 V₁ 及 V₅ 导联均呈三相波。

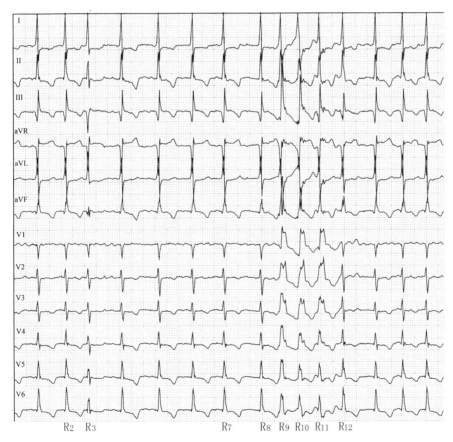

图 2-21-3　心房颤动伴 3 相性心室内差异性传导及蝉联现象

图示心房颤动引起 RR 间期绝对不规则,R₂R₃ 间期较短,不具有一个长的前周期,导致 R₃ 出现的差异性传导程度较轻,该 QRS 波群起始向量与正常 QRS 波群相同(11 个导联相同)。R₇R₈ 与 R₈R₉ 构成了长-短 RR 间期现象,导致 R₉ 出现了明显的心室内差异性传导呈完全性右束支阻滞图形,该 QRS 波群起始向量与正常 QRS 波群相同(12 个导联相同)。R₉~R₁₂ 宽大畸形的 QRS 波群连续出现即形成心室内差异性传导的蝉联现象。R₁₁R₁₂ 间期稍延长导致 R₁₂ 的差异性传导程度减轻。随着 R₁₂ 以后的 RR 间期延长导致心室内差异性传导的消失。

（三）3 相性心室内差异性传导临床意义

3 相性心室内差异性传导分为生理性及病理性两种。生理性心室内差异性传导本身没有意义。病理性心室内差异性传导由于是传导系统的不应期病理性延长所致，故预示传导系统存在潜在性的病变。根据心电图判断 3 相心室内差异性传导是生理性或病理性的参考指标为：①心室内差异性传导的 QRS 波群出现在 U 波之前或频率大于 150 次/分提示为生理性心室内差异性传导；②心室内差异性传导的 QRS 波群出现在 U 波之后或频率小于 150 次/分（尤其是小于 130 次/分）提示为病理性心室内差异性传导。但是，由于正常人束支及分支的不应期范围差别较大，加上个体差异等因素影响，故难以用频率的标准来准确判断生理性或病理性心室内差异性传导。

当 3 相性心室内差异性传导的 QRS 波群时间≥0.12s 时，应该与室性期前收缩或室性心动过速相鉴别。根据 Brugada 四步诊断法及 aVR 导联 Vereckei 四步诊断法进一步作出鉴别（见第二十三章）。

二、4 相性心室内差异性传导

4 相性心室内差异性传导是指激动延迟出现时产生的心室内差异性传导，又称为慢频率依赖性心室内差异性传导或 4 相性束支或分支阻滞，属于病理性心室内差异性传导。发生机制是当心率减慢到一定程度（临界频率点）时，有病变的传导系统（通常是左束支）开始自动除极化，已经除极的部分则产生不应期，此时若有室上性激动到达即遇到不应期的影响而导致心室内差异性传导的发生。此时通常出现短-长 RR 间期序列，即在一较短的 RR 间期后出现一较长的 RR 间期，从而引起 4 相性心室内差异性传导。常见于期前收缩代偿间歇后的室上性搏动及二度房室阻滞时长间歇后的室上性搏动。

心电图表现：①延迟出现的畸形的 QRS 波群，通常时间增宽≥0.12s；②畸形的 QRS 波群前有相关 P 波，PR 间期固定且≥0.12s；③通常可见短-长 RR 间期序列（图 2-21-4）。

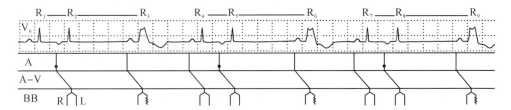

图 2-21-4　房性期前收缩三联律伴 4 相性心室内差异性传导呈左束支阻滞型

图示房性期前收缩形成短 RR 间期，其代偿间歇形成长 RR 间期，呈现短-长 RR 间期序列并出现 4 相性心室内差异性传导（R₃、R₆、R₉）。

三、非相性心室内差异性传导

非相性心室内差异性传导的发生与心肌细胞动作电位的时相无关，发生机制是由于起搏点部位异常而引起心肌除极速度及除极顺序异常。这种差异性传导通常见于房室交接区起搏点的位置不在交接区的中心部位，其位置可以稍偏左（导致左束支先激动）或稍偏右（导致右束支先激动），在心肌细胞除极时引起左及右心室不同步除极而导致 QRS 波群畸形。由于房室交接区范围不大，即使起搏点偏位而导致两心室不同步除极的程度差别不大,故 QRS 波群畸形程度与正常相比差别不大且时间不增宽。这也是交接性搏动的 QRS 波群与正常 QRS 波群相似的机制。

心电图表现:交接性逸搏或逸搏心律的 QRS 波群及 T 波形态出现轻度畸形,QRS 波群时间<0.12s(图 2-21-5)。

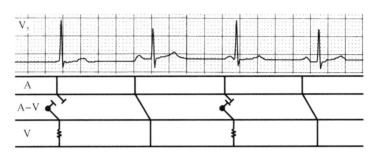

图 2-21-5 交接性逸搏伴非相性心室内差异性传导及心室夺获

图示 R₂、R₄ 为窦性下传的 QRS 波群,R₁、R₃ 为交接性逸搏并在房室交接区干扰了窦性 P 波,导致窦性 P 波未下传,交接性逸搏的 QRS 波群时间正常,QRS 波群形态与窦性者稍有不同,为交接性逸搏伴非相性心室内差异性传导。

第二节 其他部位的差异性传导

一、心房内差异性传导

心房内差异性传导(aberrant atrial conduction)又称心房内相对干扰,以非相性多见。自然发生的相性心房内差异性传导体表心电图难以诊断,不易与多源性房性期前收缩相鉴别。在心脏电生理检查时,由于心房刺激部位固定,故可以诱发出 3 相性心房内差异性传导。

非相性心房内差异性传导表现为房性期前收缩(也可以见于交接性或室性期前收缩)后一个或多个窦性 P 波畸形,发生机制尚不清楚,可能与期前收缩引起有病变的心房肌内房间束的不应期出现差异有关,导致窦性激动不能按照正常路径激动心房而导致 P 波形态改变(见第二十章)。

非相性心房内差异性传导心电图表现:期前收缩(通常为房性期前收缩)的代偿间歇后窦性序列位置上的一个或连续多个 P 波与基本的窦性 P 波不同(图 2-21-6)。诊断时应排除呼吸影响、窦房结内游走性节律点等情况。

二、房室交接区差异性传导

房室交接区差异性传导(aberrant atrioventricular junctional conduction)表现为干扰性 PR 间期延长,这种 PR 间期的延长只要大于其本身的 PR 间期即可,故可以不超过 0.20s。见于发生较早的窦性搏动或房性期前收缩落在房室交接区正常的相对不应期;室性期前收缩发生逆向性隐匿性传导或隐匿性交接性期前收缩使房室交接区产生新的不应期,此时若其后的室上性激动下传遇到相对不应期时即出现干扰性 PR 间期延长,形成房室交接区差异性传导,又称为房室交接区的相对干扰现象(图 2-21-6)。

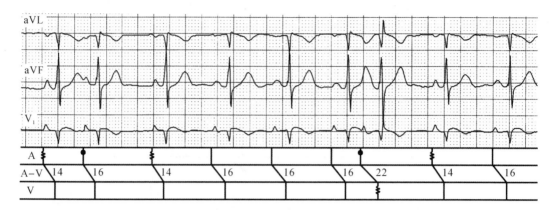

图 2-21-6　房性期前收缩伴心房内差异性传导、房室交接区差异性传导及心室内差异性传导

　　图示两次房性期前收缩,P'R 间期 0.16 及 0.22s,偶联间期不同,代偿间歇不完全,位于代偿间歇后窦性序列位置上的第一个窦性 P 波变形为非相性心房内差异性传导。图中的 P(P')R 间期有 0.14、0.16 及 0.22s 三种,其中 0.16 及 0.22s 为房室交接区差异性传导。第二次房性期前收缩较早出现,导致由此下传的 QRS 波群畸形为心室内差异性传导。

第二十二章　隐匿性传导

第一节　概　述

一、概　念

窦性或异位激动在心脏特殊传导系统中传导时,发生了传导受阻,未走完全程,不能被体表心电图记录,但由于被激动的部分产生了新的不应期,可对下一次能被体表心电图记录的激动造成干扰,这种现象称为隐匿性传导(concealed conduction)。隐匿性传导在体表心电图上不能直接表现出来,只能在干扰了其后激动的传导或形成时才能够推测诊断,故体表心电图只能记录隐匿性传导引起的干扰现象而不能记录隐匿性传导本身的电位。心腔内心电图能直接记录隐匿性传导电位及其引起的干扰现象而确定诊断。隐匿性传导是针对体表心电图而言的。

22-1 隐匿性
传导概述

隐匿性传导是心律失常中常见的现象之一,也是造成干扰现象的常见原因之一。由于它的存在使心律失常更加复杂化。窦性及各种异位心搏均可引起隐匿性传导,它既可以是传导系统功能性变化的一种表现,也可以是病理性的一种反映。隐匿性传导可发生于心脏传导系统的任何部位,但以房室交接区最为常见。

1948 年,Langendorf 首先使用了隐匿性传导这一名称。由于这一现象对其后激动的影响可以造成假性的传导阻滞等心电图的改变,故已越来越受到人们的重视。掌握隐匿性传导可以更好地解释一些与此有关的复杂的心电现象。

二、发生机制

隐匿性传导的发生机制与递减传导有关。当激动落在传导系统的某一部位时,如果该区正处于绝对不应期转向相对不应期的临界期时最易发生隐匿性传导(图 2-22-1)。若激动遇到绝对不应期则传导中断,若遇

22-2 发生机制

到相对不应期则传导延缓。隐匿性传导的方向与正常窦性激动传导方向相同者称为顺向(前向)性隐匿性传导,与正常传导方向相反者称为逆向性隐匿性传导,先顺向后逆向或先逆向后顺向者称为折返性隐匿性传导。隐匿性传导如连续发生称为蝉联现象(linking phenomenon)。蝉联现象产生的基础是要具有两条径路,一条径路处于不应期而出现功能性阻滞,激动则沿另一条径路顺传,同时向阻滞的径路产生隐匿性传导,形成新的不应期,当下次激动到达该处时可以再次遇到不应期而出现功能性阻滞。

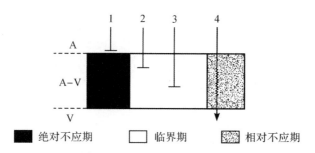

图 2-22-1　房室交接区的隐匿性传导示意图

激动遇到绝对不应期时传导中断(1);遇到相对不应期时传导延缓(4);在临界期时发生隐匿性传导(2、3),越靠近相对不应期隐匿性传导程度越深(3)。

三、隐匿性传导的基本特征

由于隐匿性传导不能在体表心电图上直接表现出来,故以影响其后激动的传导或激动的形成为其基本特征(后继效应)。

(一)影响其后激动的传导

1.延缓或中断　隐匿性传导形成后,在局部产生新的不应期,当其后的激动到达时,若遇到相对不应期时则传导延缓,遇到有效不应期时则传导中断。

2.加强　隐匿性传导的存在促进或改善其后的传导,即韦金斯基现象(Wedensky phenomenon)。

3.折返　隐匿性传导的存在为折返提供了条件,折返连续发生即形成折返性心动过速。

(二)影响其后激动的形成

隐匿性传导的存在可以使下一次激动的节律点受其影响而重整。例如在房室交接区心律发生时,一次窦性激动在房室交接区发生隐匿性传导并侵入原来的交接性起搏点,其节律被打乱并重整,使其激动延迟发放(图 2-22-2)。

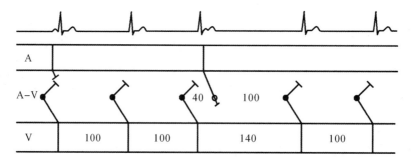

图 2-22-2　未下传窦性搏动在房室交接区发生顺向性隐匿性传导示意图

图示在 $R'_3R'_4$ 之间一次未下传的窦性搏动顺向性隐匿侵入交接性逸搏心律的起搏点,使交接区的节律重整,激动延迟发放,导致交接性逸搏心律间期由 1s 延长至 1.4s。第一次未下传的窦性搏动未侵入交接性逸搏心律的起搏点,故未发生节律重整。

第二节　房室交接区的隐匿性传导

一、房室交接区的顺向性隐匿性传导

22-3 房室交接区
隐匿性传导

房室交接区的顺向性隐匿性传导指窦性、房性或房室交接区性激动通过房室交接区时形成的隐匿性传导。

1. 在房性心动过速、心房扑动及成对房性期前收缩发生时，前面未下传的房性激动在房室交接区产生了顺向性隐匿性传导，使其后本应下传的房性激动不能下传或下传延迟（图 2-22-3）。

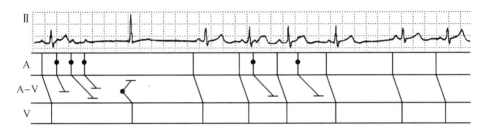

图 2-22-3　房性心动过速及房性期前收缩伴房室交接区顺向性隐匿性传导

开始的一阵（3 个）房性心动过速均没下传，是由于前两个房性激动在房室交接区发生了顺向性隐匿性传导
而引起。此后又发生两次未下传的房性期前收缩，第一次出现了顺向性隐匿性传导，使其后的 PR 间期延长至
0.20s（该图正常 PR 间期为 0.14s）；第二次距其后的窦性 P 波较远，使这次隐匿性传导没有表现出来。

2. 心房颤动时极快的心房率使许多激动在房室交接区发生顺向性隐匿性传导而不能下传，由其造成的不应期干扰其后激动的传导。隐匿性传导发生越多，通过房室交接区的激动越少，心室率也越慢，且 RR 间期也极不规则。当心房扑动或室上性心动过速转为心房颤动时，由于房率突然增加，隐匿性传导增多，心室率反而减慢（图 2-22-4）。

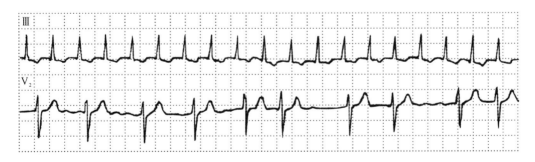

图 2-22-4　室上性心动过速转为心房颤动

Ⅲ导联为室上性心动过速，心室率 176 次/分。V₂ 导联转为心房颤动时 RR 间期绝对不齐，平均心室率
88 次/分。

3. 二度房室阻滞时房室交接区发生顺向性隐匿性传导可表现为：①传导比例改变，如
2∶1传导时突然变为 3∶1 或 4∶1 等传导；②文氏型二度房室阻滞时，QRS 波群脱漏后的
PR 间期未恢复正常，提示前一个未下传的 P 波隐匿性地传至房室交接区深部而影响了下

一个 P 波在此处的传导;③2∶1 房室阻滞时,下传的 PR 间期长短交替,提示长 PR 间期之前被阻滞的 P 波在房室交接区产生了隐匿性传导(图 2-22-5)。

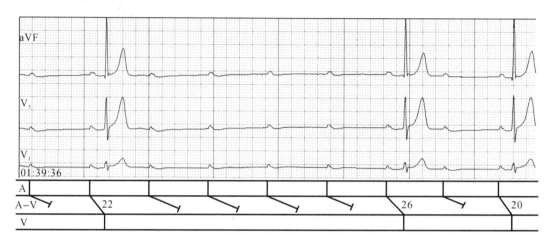

图 2-22-5　二度房室阻滞 2∶1 及 5∶1 房室传导

　　图示 3 次下传的 PR 间期不等,分别为 0.22s、0.26s、及 0.20s,考虑这 3 次激动其前未下传的 P 波在房室交接区产生的隐匿性传导程度减轻而得以下传。中间出现的 5∶1 房室传导考虑为前 3 次连续未下传 P 波在房室交接区产生的隐匿性传导程度加重所致。第 4 次未下传 P 波隐匿性传导程度减轻,使其后的 P 波得以下传。由于下传的 PR 间期不等,本例的二度房室阻滞为一型。

　　4. 心房颤动伴交接性逸搏心律时出现比逸搏周期更长的 RR 间期即出现顺向性隐匿性逸搏点重整(图 2-22-6)。

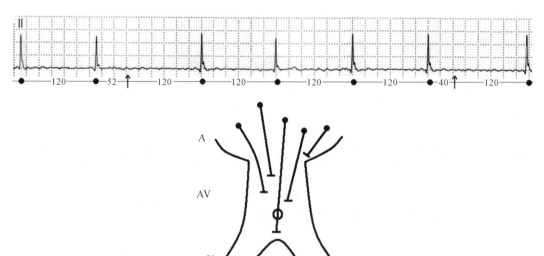

图 2-22-6　心房颤动伴交接性逸搏心律及逸搏点被重整

　　图示心房颤动伴两种 RR 间期,短 RR 间期相等为 1.20s,符合交接性逸搏心律;长 RR 间期不等分别为 1.72s(R_2R_3)及 1.60s(R_6R_7),符合交接性逸搏心律的节律点被顺向性房颤波隐匿性重整。箭头为节律点重整处。A. 心房;AV. 房室交接区;V. 心室。

二、房室交接区的逆向性隐匿性传导

22-4 房室交接区逆
向性隐匿性传导

房室交接区的逆向性隐匿性传导指室性或房室交接区性激动逆向通过房室交接区时形成的隐匿性传导。

1.室性期前收缩在房室交接区产生的逆向性隐匿性传导可表现为：①室性期前收缩后窦性 P 波不下传呈完全性代偿间歇及插入性室性期前收缩后窦性 PR 间期延长（图 2-22-7）；②心房颤动时室性期前收缩之后的类代偿间歇（图 2-22-8）；③心房颤动伴交接性逸搏心律时，室性期前收缩之后出现比逸搏周期更长的 RR 间期，是由于室性期前收缩逆向性隐匿性传导重整了逸搏点的周期，使其延迟出现（图 2-22-9）。

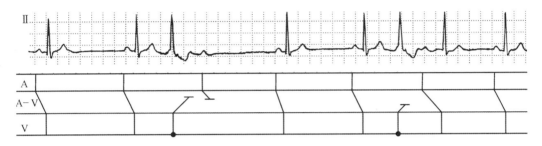

图 2-22-7　室性期前收缩伴房室交接区的逆向性隐匿性传导

图示窦性心动过缓伴不齐，可见室性期前收缩后窦性 P 波不下传（假性二度房室阻滞）及插入性室性期前收缩后窦性 PR 间期延长（假性一度房室阻滞）。由于隐匿性传导而引起房室交接区出现了干扰现象。

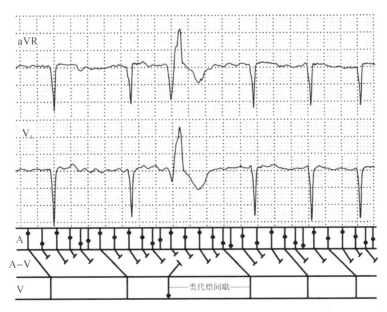

图 2-22-8　心房颤动伴室性期前收缩后的类代偿间歇

图示室性期前收缩逆向性隐匿性激动了房室交接区，使房室交接区形成新的不应期，干扰了房颤波的下传，导致室性期前收缩后出现了长的类代偿间歇。

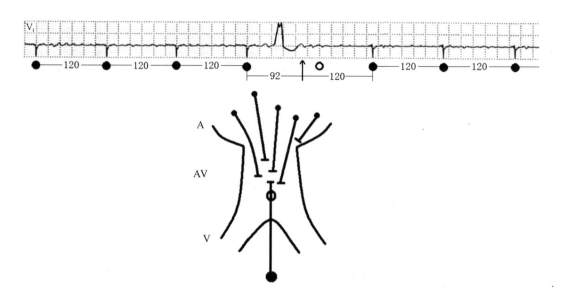

图 2-22-9　心房颤动伴交接性逸搏心律及室性期前收缩重整逸搏节律点

图示心房颤动伴规则的交接性逸搏心律,RR 间期为 1.20s。一次室性期前收缩逆向性隐匿性重整了交接性
逸搏心律的节律点,导致其后一次交接性逸搏延迟出现,使其前后的 RR 间期延长至 2.12s。箭头为节律点重整
处,圆圈为预期的节律点。

2. 二度房室阻滞时合并室性期前收缩或室性逸搏产生的逆向性房室交接区隐匿性传
导可使房室传导比例下降或传导时间延长。

3. 房室结双径路传导中的蝉联现象　窦性激动同时沿快、慢径路下
传,快径路的激动首先到达双径路的下部并可逆向性隐匿性传导至慢径
路,使慢径路的激动传导受阻,这类隐匿性传导称为隐匿性折返,心电图
上不能表现出来,只表现为正常的 PR 间期。当快径路传导中断,激动则
可从慢径路下传,使 PR 间期突然延长,但无 QRS 波群的脱落。此时快
径路经过一次休息后应该恢复正常传导,使下一个 PR 间期缩短。但实

22-5 房室结双径路
传导中的蝉联现象

际上往往其后的 PR 间期会保持多次延长,其原因是激动沿慢径路下传时连续发生向快径
路的逆向性隐匿性传导,使快径路连续不能恢复正常传导,这种现象称为隐匿性传导的蝉
联现象(图 2-25-4)。

4. 房室传导的韦金斯基现象　在高度的顺向性房室阻滞时,在阻滞区以下出现的交
接性或室性搏动可隐匿地逆行性激动阻滞区,并使该区除极及复极,当处于超常期时,如
恰有一个窦性或房性激动到达,就可以通过阻滞区而下传心室,这称为韦金斯基易化作
用,若随后连续多个室上性激动均能下传,即为韦金斯基效应,两者总称为韦金斯基现象
(图 2-22-10)。

三、房室交接区的双向性隐匿性传导

房室交接区的双向性隐匿性传导指房室交接区发出的激动同时顺向及逆向性在房室
交接区传导时形成的隐匿性传导。

房室交接区发出的激动具有双向传导作用,能逆向传导引起 P⁻ 波及顺向传导引起室

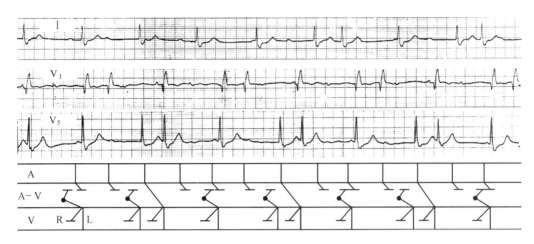

图 2-22-10　高度房室阻滞伴韦金斯基易化

图示大部分窦性 P 波未下传心室,当 P 波落在 QRS 波群之内者均下传心室,落在 QRS 波群终末部者大多下传心室,并且出现了房室交接性逸搏心律及完全性右束支阻滞。

上性 QRS 波群。有时房室交接区激动发出后仅有逆传,故只出现 P⁻ 波,有时仅有下传,只出现 QRS 波群。

　　房室交接性期前收缩如果仅使房室交接区除极而未能使心房及心室除极时称为隐匿性房室交接性期前收缩。若该期前收缩在房室交接区发生顺向及逆向性隐匿性传导,可使随后的窦性 P 波不能下传心室或以缓慢的速度下传心室。前者产生假性二度房室阻滞,后者产生突然延长的 PR 间期,即假性一度房室阻滞。因此,心电图出现上述情况而且同时存在显性房室交接性期前收缩时,即可诊断为隐匿性房室交接性期前收缩(图 2-22-11)。最后确诊需经希氏束电图。

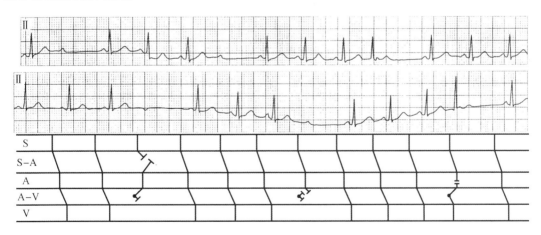

图 2-22-11　隐匿性房室交接性期前收缩

图中部分 P 波未下传。可见到一次较窦性 P 波稍提前的逆行 P 波,考虑是显性房室交接性期前收缩伴下传阻滞,由于激动逆向传入心房,并隐匿性地侵入了窦房交接区而未侵入窦房结,表现为代偿间歇完全,为窦房交接区的隐匿性传导。本例出现了显性的房室交接性期前收缩(上图 R_8 及下图 R_{10}),并干扰了其后窦性 P 波的下传,综合判断其他未下传的 P 波为隐匿性房室交接性期前收缩引起的假性二度房室阻滞。

第三节　其他部位的隐匿性传导

一、窦房交接区的隐匿性传导

窦房结与心房之间的传导组织也可以产生类似于房室交接区的顺向性与逆向性隐匿性传导。

1.二度窦房阻滞时,窦房传导比例突然改变,出现连续心房漏搏,如4∶3或3∶2下传比例突然变为3∶1或4∶1,提示部分窦性激动虽未传到心房,但已使窦房交接区组织除极,形成顺向性隐匿性传导,产生新的不应期,其后的窦性激动落在隐匿性传导产生的有效不应期中而再次不能传出。此时若无低位起搏点的逸搏出现,则可造成长时间的心脏停搏。

2.房性和房室交接区搏动逆行传导与窦性激动在窦房交接区发生干扰,使窦性激动不能下传,但窦性周期又不能被重整,说明在窦房交接区形成了逆向性隐匿性传导,如果是房性或房室交接性期前收缩所致,可表现为完全的代偿间歇(图2-22-11)。

心电图表现:①二度窦房传导阻滞时窦房传导比例突然改变,表现为阻滞程度加重;②房性及房室交接性期前收缩出现完全性代偿间歇。

二、房室束支及分支内的隐匿性传导

22-6 房室束支及分支内的隐匿性传导、隐匿性室早

房室束支及分支内的隐匿性传导可使束支或分支阻滞出现或消失。①房室束支或分支内阻滞时,由于另一侧束支或分支的激动逆向性隐匿地进入受阻滞侧束支或分支,使其产生新的不应期,当下一次室上性激动下传时仍在该处受阻,这种逆向性隐匿性传导连续发生即形成束支或分支内传导的蝉联现象(图2-22-12);②房室束支或分支内阻滞时,由于另一侧束支或分支的激动逆向性隐匿地进入受阻滞侧束支或分支,使其产生新的不应期,当不应期恢复至超常期时下一次室上性激动到达则可以通过束支或分支,使阻滞得以改善或消失,这种现象即韦金斯基现象(图2-22-13);③房性期前收缩二联律呈左、右束支阻滞交替的室内差异性传导或正常传导与束支阻滞交替(图2-22-14)。由于房性期前收缩偶联间期相同,不应该出现这种交替现象。这种不寻常的表现可用束支间的交替逆向性隐匿性传导来解释。当房性期前收缩伴右束支阻滞时,激动先从左束支下传,然后穿过室间隔逆向性隐匿地使右束支除极,造成了左、右束支不同步受激动,引起左、右心室不同步除极。在一个长的代偿间歇后束支恢复正常应激。当下一次窦性激动同时通过左、右束支正常下传时,左、右束支形成了不同的前周期,此时左束支的前周期长于右束支,由此形成的不应期是左束支长于右束支(Ashman现象)。该次窦性激动后面的房性期前收缩虽然仍以相同的偶联间期出现,但因为此次左束支的不应期长于右束支,故出现左束支阻滞,激动先从右束支下传,然后穿过室间隔逆向性隐匿地使左束支除极,形成了左、右束支激动时间的不同,此时右束支长于左束支,造成右束支的不应期长于左束支。这种情况交替出现,形成了房性期前收缩伴交替性左、右束支阻滞(图2-22-15)。当左右束支均出现病变且导致左右束支的不应期延长程度相差不大时,可以发生左右束支交替性阻滞。

心电图表现:①心房颤动、心房扑动或室上性心动过速时产生与不应期规律相矛盾的室内差异性传导提示有束支或分支内的隐匿性传导;②室内差异性传导的蝉联现象;③房

性期前收缩二联律呈左、右束支阻滞交替的室内差异传导或正常传导与束支阻滞交替。

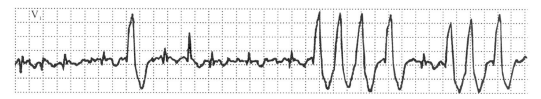

图 2-22-12　二型心房扑动伴右束支阻滞型室内差异性传导及蝉联现象

　　可见间期一致的 F 波,FF 间期为 0.12s,频率 500 次/分。RR 间期绝对不整,平均室率为 150 次/分。QRS 波群形态不一,在 V₁ 导联分别呈①qrs 型,时间正常;②qR 型,宽大畸形,时间不同,个别连续出现。

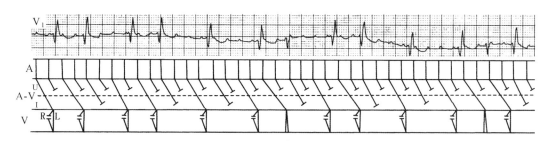

图 2-22-13　心房扑动伴房室交接区交替性文氏周期 A 型及右束支内超常传导

　　F 波以 2:1 或 4:1 下传心室,下传的 QRS 波群在 RR 间期大于或等于 0.50s 时呈完全性右束支传导阻滞图形,当 RR 间期等于 0.44s 时恢复正常的 QRS 波群,表现出与正常不应期规律不相符的心室内差异性传导,是由于右束支内的韦金斯基现象形成的超常传导所致。

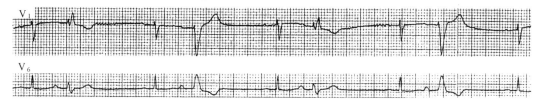

图 2-22-14　房性期前收缩二联律伴左及右束支阻滞交替的室内差异性传导

　　V₁ 及 V₆ 导联为同步记录。

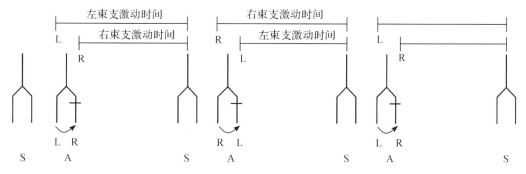

图 2-22-15　房性期前收缩二联律呈交替性右束支(R)与左束支(L)阻滞示意图

　　图示窦性激动(S)与房性期前收缩(A)形成二联律,激动穿过室间隔(箭头)逆向性隐匿地使阻滞侧束支除极,造成两束支激动时间的不同,并由此而引起不应期的不同,形成交替性变化。

三、房室旁路的隐匿性传导

当房室旁路的不应期较房室交接区为长时,激动则不经旁路下传,故无预激表现,而此次激动经房室交接区下传并可经旁路逆传入心房。如果此次激动在旁路与心房交接区遇到不应期而不能逆传心房,但可以在该处形成逆向性隐匿性传导而造成新的不应期,影响随后顺向或逆向到达旁路的激动传导。在心房颤动时,颤动波可大量侵入旁路,发生顺向性隐匿性传导,引起旁路前传阻滞,使预激图形消失。若房室旁路连续发生隐匿性传导即可造成旁路持续性功能阻滞(蝉联现象),则连续出现正常的 QRS 波群(图 2-22-16)。

心电图表现:①心室预激伴心房颤动或心房扑动时出现连续正常的 QRS 波群;②心室预激伴室性期前收缩或未经旁路下传的房性期前收缩,其后出现正常的 QRS 波群。

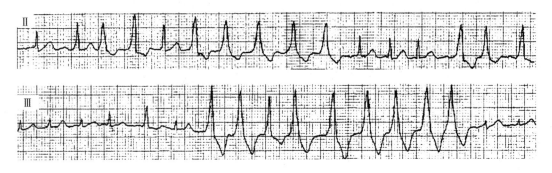

图 2-22-16　心室预激伴心房颤动

可见伴有预激波的 QRS 波群形态不同、RR 间期绝对不齐并可见到间断出现的正常 QRS 波群,有时连续出现正常的 QRS 波群。

四、异位起搏点与心肌之间的隐匿性传导

心房或心室内各异位起搏点与心肌之间的交接区也可以发生隐匿性传导,其表现形式与窦房交接区的隐匿性传导相似,为传出阻滞中的隐匿性传导。由于隐匿性传导的形成,可使传出阻滞突然成倍加重。

第四节　隐匿性期前收缩及隐匿性传导的临床意义

一、隐匿性期前收缩

隐匿性期前收缩(concealed extrasystoles)是一种特殊类型的隐匿性传导,是由于期前收缩的折返径路内发生的传导阻滞。因为折返激动未能传出,所以不能形成心电图上可见的波形,但根据显性期前收缩发生的数学规律,可证实隐匿性期前收缩的存在。隐匿性期前收缩常发生在心室,故以隐匿性室性期前收缩(concealed ventricular extrasystoles)常见(图 2-22-17)。1963 年,Schamroth 和 Marriott 发现一些室性期前收缩的患者当呈现二联律时,各显性室性期前收缩可出现特殊的分布规律,由此首先提出了隐匿性室性期前收缩的概念。

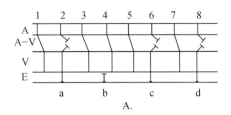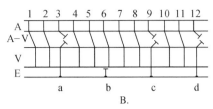

图 2-22-17　隐匿性室性期前收缩二联律(A)及三联律(B)

1.隐匿性期前收缩二联律　各显性期前收缩之间的窦性搏动数目呈奇数,即符合公式 $2n+1$ 的规律,n 为从零起的任何正整数。n 实际代表隐匿性二联律中隐匿性期前收缩的数目。如果无隐匿性期前收缩时 n 为 0,则 $2\times0+1=1$,各显性期前收缩之间仅夹有一个窦性搏动,即通常所称的期前收缩二联律。如果有一次隐匿性期前收缩,则两个显性期前收缩之间的窦性搏动数目为 $2\times1+1=3$;如有两次隐匿性期前收缩,则两个显性期前收缩之间的窦性搏动数目为 $2\times2+1=5$;以此类推(图 2-22-18)。

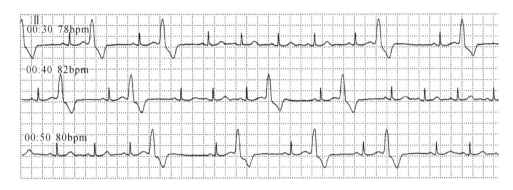

图 2-22-18　隐匿性室性期前收缩二联律

可见室性期前收缩,各显性室性期前收缩之间夹有的窦性搏动数为 1、3、5 及 7 个。Ⅱ导联为连续记录。

2.隐匿性期前收缩三联律　这类期前收缩的特点是各显性期前收缩之间的窦性搏动数目可以呈奇数、也可以呈偶数,即符合公式 $3n+2$ 的规律。如果无隐匿性期前收缩,即 $n=0$,则 $3\times0+2=2$,各显性期前收缩之间夹有两个窦性搏动,即为期前收缩三联律。如果有一次隐匿性期前收缩,则为 $3\times1+2=5$;如果有两次隐匿性期前收缩,则为 $3\times2+2=8$;如果有三次隐匿性期前收缩,则为 $3\times3+2=11$;以此类推可以见到奇数与偶数交替的规律性(图 2-22-19)。

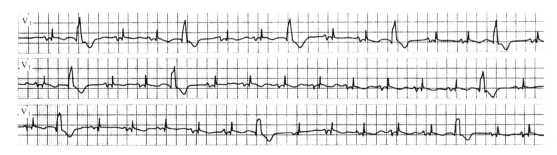

图 2-22-19　隐匿性室性期前收缩三联律

可见各显性室性期前收缩之间夹有的窦性搏动数为 2、5 及 8 个。V_1 导联为连续记录。

二、临床意义

隐匿性传导既可以发生于正常心脏,也可以发生于有病变的心脏。隐匿性传导可以在各种心律失常中出现,使心律失常变得更加复杂。隐匿性传导可以产生与不应期规律不符合的室内差异性传导、持续的差异性传导、超常传导现象及造成不典型文氏现象等。隐匿性期前收缩发生时,体表心电图表现为期前收缩的减少实为一种假象。对隐匿性传导的认识有助于分析复杂的心律失常。药物(尤其是洋地黄类)及电解质紊乱均能引起隐匿性传导。

隐匿性传导可以出现两种结果:①生理性代偿作用:对人体有利,例如当心房颤动时,由于房室交接区出现的隐匿性传导,使心室率不至于过快;②病理性作用:对人体有害,由于隐匿性传导使逸搏延迟出现,心率突然减慢,可以导致阿-斯综合征发作。

第二十三章 宽 QRS 波群心动过速

第一节 概 述

QRS 波群时间≥0.12s 的心动过速称为宽 QRS 波群心动过速(wide QRS complex tachycardia)。这种类型的心动过速最常见于室性心动过速(室速),约占 70%～80%,也见于室上性心动过速(室上速)。当室上速出现了 QRS 波群增宽时,其心电图表现与室速易于混淆,并时常可导致错误诊断。由于两者对患者的危害性及处理方法均不相同,故对两者的鉴别有重要意义。

宽 QRS 波群心动过速可见于室性及非室性心动过速。后者包括:①窦性心动过速、阵发性室上性心动过速、心房颤动或心房扑动伴心室内差异性传导或伴原已存在的左或右束支阻滞;②阵发性室上性心动过速经旁路顺传而形成的逆向型房室折返性心动过速;③心室预激合并心房颤动(心房颤动经旁路顺传)。

第二节 宽 QRS 波群心动过速的鉴别诊断

一、体表心电图的鉴别

(一)Brugada 四步诊断法

具备以下四步中的任何一步即可诊断为室性心动过速,否则为室上性心动过速伴心室内差异性传导。

1.全部胸导联均无 RS 波形 RS(或 Rs 或 rS)波形不包括 QR、QRS、R 或 rsR′波形。

2.至少一个胸导联呈 RS 波形且 RS 间期>100ms RS 间期指 R 波的起点至 S 波的最低点的水平距离,而不是 S 波的终点。

3.存在房室分离 表现为心室率大于心房率。

4.$V_1 \sim V_2$ 和 V_6 导联 QRS 波群形态符合室性心动过速的图形 在正常窦性心律时通常 $V_1 \sim V_2$ 呈 rS、V_6 呈 qRs 型,是因为此时激动沿正常传导束下传而形成。室性心动过速时激动的传导顺序发生改变,导致 QRS 波群的起始向量及形态发生改变。若为右束支阻滞图形(V_1 的 QRS 主波正向)时 V_1 或 V_2 呈 qR、R、双峰 R(兔耳型,前峰>后峰)、QR 或 RS 型,V_6 的 R/S<1。若为左束支阻滞图形(V_1 的 QRS 主波负向)时 V_6 呈 QR 或 QS 型(图 2-23-1、图 2-23-2)。

(二)其他诊断法

1.具备以下任意一条有利于室性心动过速的诊断:

(1)QRS 波群时间>0.14s:QRS 波群时间越宽,越有利于室性心动过速的诊断。需在

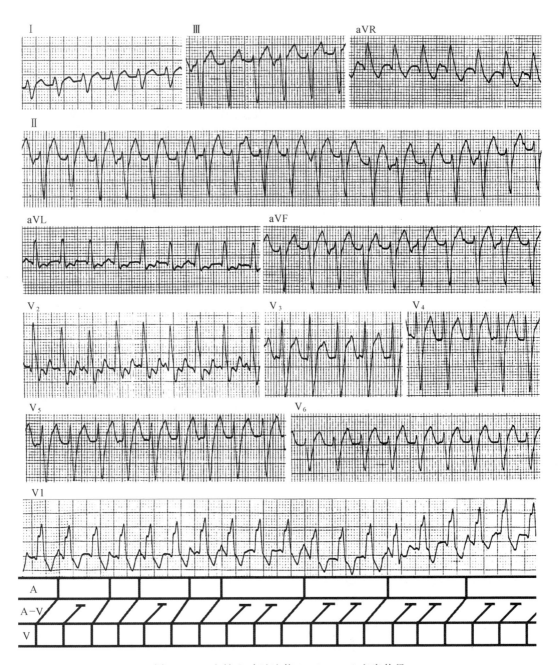

图 2-23-1　室性心动过速伴 3 : 1～3 : 2 室房传导

频率 150 次/分,QRS 波群时间 0.16s,电轴极右偏(-100°),V_1 呈 qR 型、V_6 的 R/S<1。

窦性心律时的心电图无束支阻滞或近来未应用抗心律失常药(图 2-23-2)。

（2）QRS 波群电轴极右偏（无人区心电轴,图 2-23-1）。

（3）心室夺获:可表现为完全性夺获或不完全性夺获(室性融合波)。

（4）窦性心律时室性期前收缩的形态与心动过速的 QRS 波群形态相同(图 2-23-2)。

2.具备以下任意一条有利于非室性心动过速的诊断:

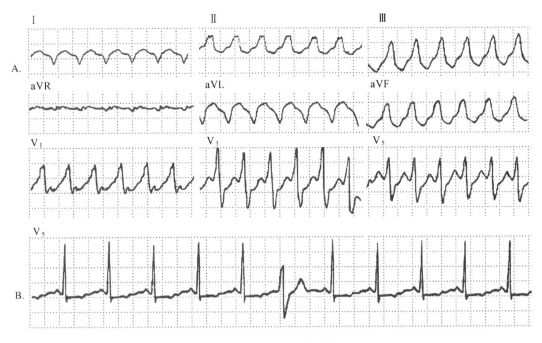

图 2-23-2　室性心动过速

图 A 为室速发作时,频率 166 次/分,胸导联呈 RS 型,RS 间期 120ms,QRS 波群时间 0.18s。图 B 为恢复窦性心律时出现的室性期前收缩的形态与心动过速的 QRS 波群形态相同。

(1)心动过速的宽 QRS 波群形态与窦性心律时的 QRS 波群形态相同,例如原已存在束支阻滞或心室预激等(图 2-23-3)。出现这种心电图表现时可以排除室性心动过速。

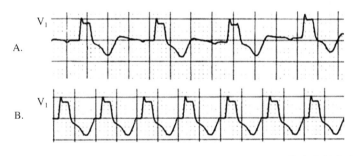

图 2-23-3　窦性心律伴完全性右束支阻滞(图 A)及室上性心动过速伴完全性右束支阻滞(图 B)

(2)心动过速的节律绝对不齐:这种情况通常见于心室预激伴心房颤动,此时可见到宽 QRS 波群的起始部粗钝,即 δ 波,宽 QRS 波群形态不一致,频率通常>200 次/分(图 2-23-4)。

(3)心动过速的宽 QRS 波群形态与室上性心律时窄的 QRS 波群的起始向量相同:常见于房性心动过速、心房扑动或心房颤动伴心室内差异性传导的蝉联现象。此时通常表现为 QRS 波群的后半部分增宽(图 2-23-5)。

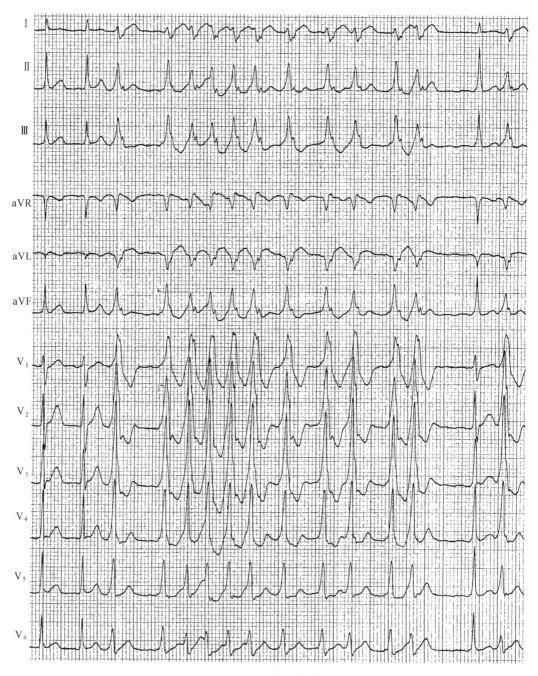

图 2-23-4　心室预激伴细波型心房颤动

可见宽 QRS 波群起始部粗钝的 δ 波,RR 间期绝对不齐,最短 RR 间期 0.22s,最高频率达 273 次/分。

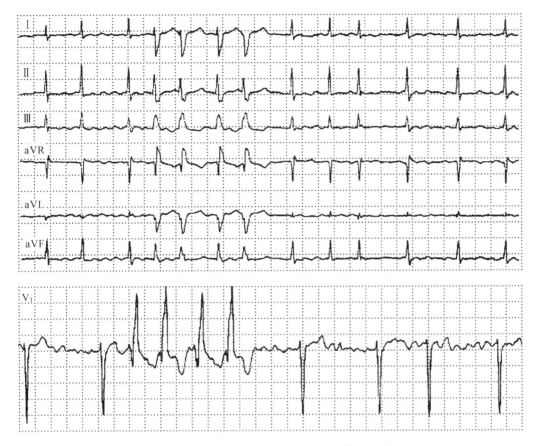

图 2-23-5　粗波型心房颤动伴心室内差异性传导的蝉联现象

宽 QRS 波群与窄的 QRS 波群的起始向量相同。

（三）Brugada 三步诊断法

通过以上分析方法可以对大多数宽 QRS 波群心动过速作出明确诊断。但室性心动过速与预激型心动过速（室上性心动过速通过旁路顺传）则难以鉴别，而 Brugada 三步诊断法则有助于两者的鉴别。若具备三步中的任何一步，则有利于室性心动过速的诊断，否则考虑为预激型心动过速。

1. $V_4 \sim V_6$ 导联 QRS 波群主波负向。

2. $V_2 \sim V_6$ 导联中至少有一个导联呈 QR 型。

3. 房室分离。

由于预激型心动过速与室性心动过速有相同的心电图表现，故往往需要与窦性心律时的心电图对比或通过有关电生理检查来确定诊断。

（四）Vereckei aVR 导联新的四步诊断法

1. QRS 波群起始呈 R 型或 Rs 型诊断为室性心动过速（图 2-23-6a），否则进行下一步。

2. QRS 波群起始呈 r 或 q 波时间大于 40ms 诊断为室性心动过速（图 2-23-6b），否则进行下一步。

3. QRS 波群呈 QS 型时，前支出现顿挫诊断为室性心动过速（图 2-23-6c），否则进行下一步。

4.Vi/Vt 比值小于或等于 1 诊断为室性心动过速,否则诊断为室上性心动过速(图 2-23-6d)。

Vi/Vt 比值:Vi 是心室开始除极 40ms 时的振幅值,Vt 是心室结束除极前 40ms 的振幅值。对于测得的 Vi 和 Vt 的值取绝对值。该方案不适用于分支型室性心动过速及旁路顺传的心动过速。

机制:室性心动过速时其激动点经心室肌传导,故速度慢;当激动传至浦肯野系统后传导速度加快,呈现先慢后快的特点,使 Vi/Vt 比值小于或等于 1。室上性心动过速伴差异性传导时其激动首先经过正常束支或分支快速下传,当激动传导至差传侧束支或分支时传导速度减慢,呈现先快后慢的特点,使 Vi/Vt 比值大于 1。

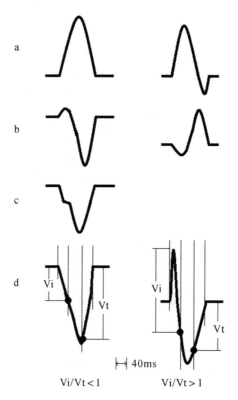

图 2-23-6　aVR 导联新的四步诊断法

二、食管导联心电图的鉴别

宽 QRS 波群心动过速由于心跳加快及 QRS 波群的增宽往往掩盖了 P 波,给诊断造成困难。食管导联心电图则能很好地显示 P 波,有利于心动过速的鉴别。

1.食管导联心电图可以使房室分离的检出率大大提高。若存在房室分离,则可诊断为室性心动过速(图 2-23-7)。

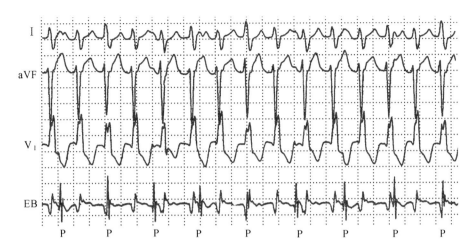

图 2-23-7　室性心动过速

房室分离在双极食管导联(EB)最明显,可见振幅大于 QRS 波群的窦性 P 波(P)。P_2、P_5 及 P_9 与 QRS 波群重叠。

　　2. 食管导联心电图显示房室或室房阻滞时,若心动过速未终止则可排除房室折返性心动过速。

第二十四章　分层阻滞

心脏传导系统的不同层次存在不同的不应期及传导特性,由此而引起程度和方式不同的传导障碍称为分层阻滞(multilevel block),也称为多层阻滞。

心脏传导系统有纵向分离引起多径路传导现象,也有横向或水平分离引起分层阻滞现象,因此可产生多种复杂的心律失常,如隐匿性传导、交替性文氏周期、空隙现象等。分层阻滞最易发生在房室交接区,也可以发生于传导系统的其他部位。快速、规则的房性心动过速、心房扑动及心房起搏等,常引发房室交接区的分层阻滞。

第一节　房室交接区的分层阻滞

房室交接区由房室结及希氏束组成。房室结可分为房结区、结区及结希区。当这些区域同时出现2处或2处以上的传导阻滞时即构成房室结的分层阻滞,通常以2个层面的阻滞最常见。结区易形成文氏阻滞区,而房结区及结希区易形成2∶1阻滞区(图2-24-1)。房室结的2个层面若存在不同类型二度阻滞的组合即可形成分层阻滞,其典型的表现形式是交替性文氏周期(alternating Wenckebach period)。

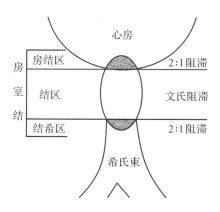

图 2-24-1　房室结的三个功能区及传导特性示意图

一、交替性文氏周期

交替性文氏周期指在2∶1房室传导的基础上,下传心搏的P(F)R间期逐搏延长,最后引起连续2～3个P波或F波不下传而结束一个文氏周期。由于快速的心房激动落在了房室结的生理性2∶1或文氏阻滞区,故形成了交替性文氏周期。当房室结的生理性不应期大于一个而小于二个心房搏动周期时,即形成生理性2∶1阻滞区。因此,交替性文氏周期通常都是在生理情况下出现的心电现象。

(一)交替性文氏周期分型

1. A 型 房室结上层为 2∶1 阻滞,下层为文氏周期,长间歇中有连续 3 个心房搏动未下传到心室而结束一次文氏周期(图 2-24-2、图 2-24-3)。符合公式:$x = n \div 2 - 1$(x 为心室搏动数,n 为心房搏动数)

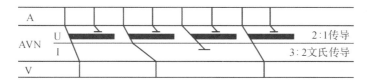

图 2-24-2 房室结交替性文氏周期 A 型示意图

在一个文氏周期中可见心房搏动数(n)为 6 个,只有 2 个下传到心室,心室搏动数(x)为 2 个。A. 心房,AVN. 房室结,U. 房室结上层,I. 房室结下层,V. 心室。

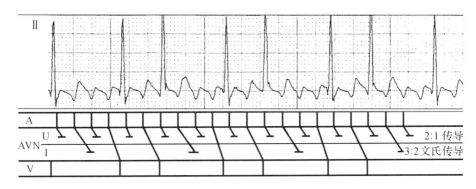

图 2-24-3 心房扑动合并房室结交替性文氏周期 A 型

FF 间期 0.2s,频率 300 次/分。房室结上层为 2∶1 传导,下层为 3∶2 文氏传导,下传的 FR 间期分别为 0.15 及 0.2s。

2. B 型 房室结上层为文氏周期,下层为 2∶1 阻滞,有 1 个或连续 2 个心房搏动未下传到心室而结束一次文氏周期。

(1)心房搏动为奇数时,上层终止一个文氏周期时有连续 2 个心房搏动未下传。符合公式:$x = (n-1) \div 2$。如果有 5 个心房搏动,在长间歇中有连续 2 个心房搏动未下传(图 2-24-4、图 2-24-5)。

(2)心房搏动为偶数时,上层终止一个文氏周期时仅有一个心房搏动未下传,即使这个心房搏动能传导至房室结下层,也将遇到 2∶1 阻滞区,仍不能下传心室(图 2-24-6、图 2-24-7)。

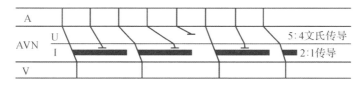

图 2-24-4 房室结交替性文氏周期 B 型示意图

在一个文氏周期中可见心房搏动数(n)为 5 个(奇数),只有 2 个下传到心室,心室搏动数(x)为 2 个。

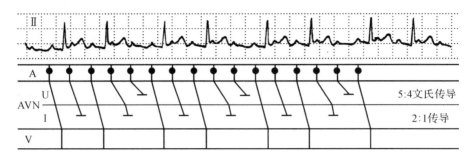

图 2-24-5　房性心动过速合并房室结交替性文氏周期 B 型

P′P′间期 0.28s，频率 214 次/分。房室结上层为 5∶4 文氏传导，下层为 2∶1 传导，下传的 P′R 间期分别为 0.20 及 0.24s。

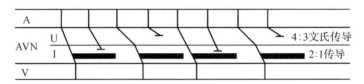

图 2-24-6　房室结交替性文氏周期 B 型示意图

在一个文氏周期中可见心房搏动数(n)为 4 个(偶数)，只有 2 个下传到心室，心室搏动数(x)为 2 个。

(二)文氏周期的演变

1.单层文氏周期或 2∶1 阻滞　单层文氏周期常见，2∶1 阻滞可以是特殊类型的文氏周期，它们均可以发展为双层交替性文氏周期。

2.双层的文氏周期　表现形式为：①上下层均为文氏传导，使房室传导呈不典型的文氏周期；②上层为 2∶1 传导，下层为文氏传导，称为交替性文氏周期 A 型；③上层为文氏传导，下层为 2∶1 传导，称为交替性文氏周期 B 型；④上下层均为 2∶1 传导，可表现为 4∶1 的房室传导。

3.三层的文氏周期　表现形式为：①上、下层均为 2∶1 传导，中层为文氏传导，称为交替性文氏周期 A/B 型(上中两层组成 A 型、中下两层组成 B 型)；②上、下层均为文氏传导，中层为 2∶1 传导，称为交替性文氏周期 B/A 型(上中两层组成 B 型、中下两层组成 A 型)。三层阻滞不稳定，易演变为双层阻滞。

二、非交替性文氏周期的分层阻滞

有些分层阻滞并不表现为交替性文氏周期，而是有各自的表现形式。

1.一度伴二度Ⅰ型房室阻滞　在房室交接区的两个层面分别发生一度及二度Ⅰ型阻滞，两者合并出现时即可表现为伴有 PR 间期延长(无正常 PR 间期)的二度Ⅰ型阻滞。

2.房室交接区的空隙(裂隙)现象　房室结上层相对不应期延长，为传导延缓区；下层有效不应期延长，为传导阻滞区。这样的组合可表现为较早及较晚的房性期前收缩能够下传心室，而处于两者之间的某个时段的房性期前收缩却不能下传心室的心电现象(见第七章)。

三、临床意义

房室传导中的分层阻滞概念有重要意义，当出现连续 2 个或 3 个 P 波未下传心室时，往往考虑高度房室阻滞而认为房室交接区存在严重病变。分层阻滞表现为连续 2 个或 3 个 P 波的未下传属于生理反应,而不是高度的房室阻滞,且预后往往较好,故在诊断高度房室阻滞时,应除外交替性文氏周期的可能。两者鉴别要点是:①符合交替性文氏周期规律;②房率＞135 次/分者通常是交替性文氏周期。反之:①不符合交替性文氏周期规律;②房率≤135 次/分者通常是高度房室阻滞。利用分层阻滞的理论,还可以使一些反常的矛盾的心电现象得以合理地解释。

第二节　房室交接区之外的分层阻滞

交替性文氏周期可见于传导系统中的任一部位,如某部位出现交替性文氏周期 A 或 B 型,即认为该部位存在分层阻滞。

一、束支或分支的分层阻滞

束支或分支的分层阻滞常表现在一侧束支和(或)分支完全阻滞基础上,出现另一侧束支或分支的近端(上层)2∶1 传导、远端(下层)文氏传导(A 型)或近端文氏传导、远端 2∶1 传导(B 型)。

心电图表现:①PP 间期规则;②一侧束支和(或)分支完全阻滞;③2∶1 房室阻滞;④下传的 PR 间期逐渐延长,并连续 2～3 个 P 波未下传,心房搏动为偶数时仅有 1 个 P 波未下传(图 2-24-7)。

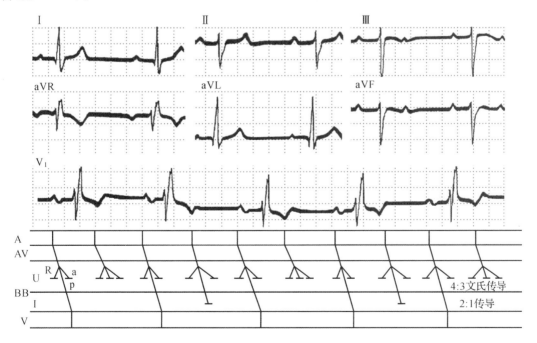

图 2-24-7　完全性右束支及左前分支阻滞合并左后分支交替性文氏周期 B 型

窦性 PP 间期规则,频率 94 次/分,每 2 个 P 波下传 1 个,下传的 PR 间期为 0.28 及 0.32s 交替出现。在一个文氏周期中可见心房搏动数为 4 个(偶数),上层终止一个文氏周期时仅有一个 P 波未下传。AV.房室交接区,BB.束支,R.右束支,a.左前分支,p.左后分支,U.上层 4∶3 文氏传导,I.下层 2∶1 传导。

表现为非交替性文氏周期的双束支或三分支阻滞也属于分层阻滞。当一侧束支或分支完全阻滞而其余束支或分支为不完全阻滞时，由于它们各自的阻滞层面不同，故其实质为平行的分层阻滞。

二、折返径路中的分层阻滞

折返径路中的分层阻滞可以发生在心房、房室交接区和心室。心电图表现为期前收缩的偶联间期逐搏延长，直至期前收缩消失，连续出现 3 个其后无折返性期前收缩的窦性激动（A 型）或连续出现 2 个其后无折返性期前收缩的窦性激动（B 型），呈周期性出现。以室性期前收缩的折返径路内的分层阻滞为常见，表现为室性期前收缩伴折返径路内交替性文氏周期（图 2-24-8）。

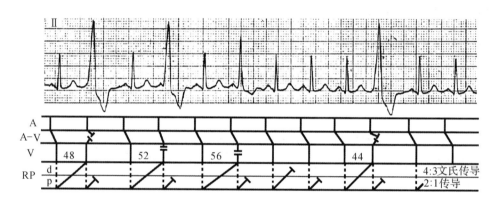

图 2-24-8　室性期前收缩伴折返径路内交替性文氏周期 A 型

图示每 2 个窦性激动只有 1 个完全激动心室，其后伴有 1 个折返性室性期前收缩；另 1 个窦性激动未激动或未完全激动心室，其后不伴有折返性室性期前收缩，以连续出现 3 个其后无折返性室性期前收缩的窦性激动（$P_{6,7,8}$）而结束 1 个周期。R_4 及 R_6 为室性融合波。AV. 房室交接区，RP. 折返径路，p. 近端 2∶1 传导，d. 远端文氏传导。虚线表示窦性激动进入折返径路前的心室内传导

分层阻滞的理论来自心内电生理实验，利用心导管技术将电极放在心内不同部位进行多点同步记录，可以观察到激动经传导系统各部位的阻滞情况，从而直接证实了分层阻滞的存在。但在常规心电图上，绝大多数分层阻滞的诊断是通过间接推论而来的，这些推论也是建立在实验结果的基础之上的，故推论结果是可信的，但实际情况与推论结果不相符也是存在的。

第二十五章　房室结双径路及多径路传导

第一节　概　　述

一、概　念

房室结存在着两条或多条传导性能不同、不应期不一致的径路,激动在这些径路内传导时出现的不同心电现象称为房室结双径路或多径路传导(dual atrioventricular node pathways and multiple atrioventricular node pathways)。除房室结以外,心脏传导系统的任何部位均可出现双径路及多径路传导现象,故是一种常见的电生理现象。由于部位不同,心电图表现形式也不同,但多见于房室结部位。1956 年,Moe 根据犬心脏传导系统首次提出房室结双径路。1973 年,Denes 在人体证实了房室结双径路的存在。

二、发生机制

(一)组织解剖学异常

在出生后房室结经过定型而转变为规则的结构。由于个体差异,此成熟过程可能延迟,造成房室结分裂,形成不同的房室结径路,具有不同的不应期和传导速度。

(二)功能性纵向分离

通常认为由于自主神经对房室结传导纤维支配不均衡而引起功能性纵向分离,受交感神经影响较大的形成快径路(fast pathway, FP),受迷走神经影响较大的形成慢径路(slow pathway,SP),这样在房室结形成了不应期不一致、传导速度不一致的两条径路。

随着临床电生理学研究的深入,发现房室结双径路并不局限于房室结本体(致密房室结)内,而是位于房室结周围的心房组织内。快径路位于致密房室结的前上方,慢径路位于致密房室结的后下方,快径路和慢径路的纤维分别沿致密房室结的两侧走行。因此,快、慢径路形成的折返环包括:①房室结;②快、慢径路;③快、慢径路之间的心房组织(图 2-25-1)。

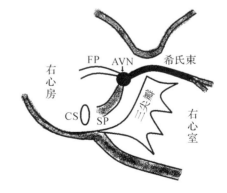

图 2-25-1　房室结双径路示意图
FP. 快径路;SP. 慢径路;CS. 冠状窦口;AVN. 房室结

第二节　房室结双径路

房室结双径路是形成房室结折返性心动过速的基础。根据双径路传导速度的不同,这两条径路可分为快径路和慢径路。根据不应期长短的不同以及所致房室和/或室房传导曲线中断情况,将双径路分为顺向性、逆向性及双向性双径路三种。

房室结双径路的电生理特点:①心房程控刺激时呈不连续的房室传导曲线(跳跃延长);②快径路传导速度快、不应期长,慢径路传导速度慢、不应期短;③心房程控刺激时,在每阵频率固定的基础刺激(S_1 刺激)后,给予一次偶联间期(S_1S_2 间期)逐次缩短(常为10ms)的期前刺激(S_2 刺激),直至出现房室传导时间(S_2R_2 间期)突然跳跃延长 60ms 以上。

一、顺向性房室结双径路

顺向性房室结双径路最常见,其快、慢径路都具有顺向(前向)传导能力,但室房传导无双径路。用心房程控刺激作电生理检查时,儿童检出率(35.0%～45.9%)高于成年人(4.3%～10.3%)。电生理特点:快径路顺向有效不应期较慢径路长。窦性心律时,激动沿快、慢径路同时下传,由于快径路激动传导快,并使心室除极,产生一个不应期,沿慢径路下传的激动正好落在这个不应期上,不能使心室再次除极,故掩盖了慢径路的传导。若有一适时的房性期前收缩,其偶联间期短于快径路的有效不应期,而长于慢径路的有效不应期,激动则不能在快径路传导,从而发生快径路顺向阻滞,激动沿慢径路缓慢下传,此时表现为$P'R$ 间期突然延长,若延长的增量>60ms 即可诊断为顺向性房室结双径路。如果偶联间期继续缩短到慢径路有效不应期时,则房性期前收缩在快径路及慢径路内均受阻,出现传导中断(图 2-25-2)。

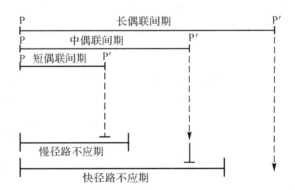

图 2-25-2　房性期前收缩(P')的不同偶联间期在快径路及慢径路内传导情况示意图

长偶联间期大于快径路有效不应期,激动经快径路下传,传导正常;中偶联间期短于快径路的有效不应期,而长于慢径路的有效不应期,激动在快径路阻滞,经慢径路下传,传导缓慢;短偶联间期短于慢径路有效不应期,激动在慢径路阻滞,传导中断。

如果以期前刺激的偶联间期 S_1S_2 为横坐标,以房室传导时间(S_2R_2)为纵坐标,可画出一条房室传导曲线。若该曲线有一处中断,说明存在双径路传导现象(图 2-25-3)。

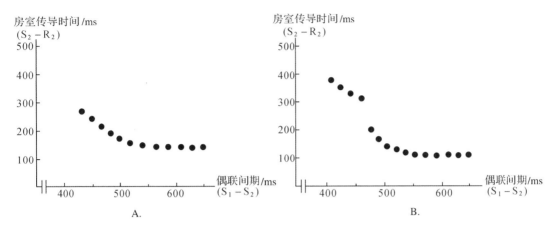

图 2-25-3　正常房室结及房室结双径路的房室传导曲线示意图

A. 随着偶联期的缩短房室传导时间逐渐延长,形成一条连续的正常房室传导曲线。B. 随着偶联期的缩短房室传导时间逐渐延长,约 470ms 时房室传导时间由 200ms 跳跃延长至 300ms,呈不连续的房室结双径路的房室传导曲线(中断一次)。

顺向性房室结双径路体表心电图特征如下:

(1)重复出现反复搏动:如果为窦性反复搏动可表现为窦性 P-窦性 QRS-逆 P⁻ 序列(图 2-25-4)。反复搏动亦见于房室间双径路(旁路参与)。

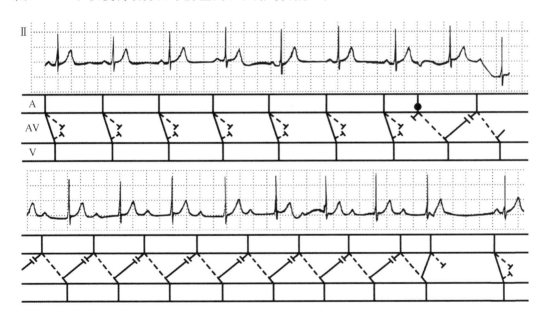

图 2-25-4　顺向性房室结双径路

上下两条为 Ⅱ 导联连续记录。可见两种窦性 PR 间期(0.16 及 0.40s)间断出现,房性期前收缩(P′R 0.48s)后连续出现长的 PR 间期,形成蝉联现象。窦性反复搏动发生后终止了蝉联现象,恢复为正常的 PR 间期。

(2)PR 间期长短交替:在心律匀齐或相对匀齐的情况下,出现 PR 间期长、短交替,即与 P 波频率无关的 PR 间期长短交替,也可以是一串长 PR 与一串短 PR 交替,长短 PR 间期互差>60ms(图 2-25-4)。

(3)1：2房室传导现象：即1个P波同时沿快、慢两条径路下传并先后激动心室两次，出现两个室上性QRS波群(图2-25-5)。

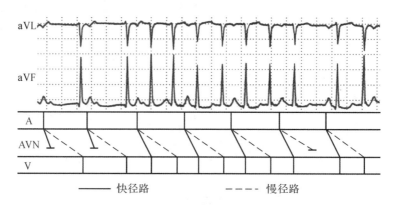

图2-25-5　顺向性房室结双径路伴1：2房室传导现象

(4)出现慢-快型房室结折返性心动过速：此时激动沿慢径路下传、快径路逆传，称为慢-快型(图2-25-6)。

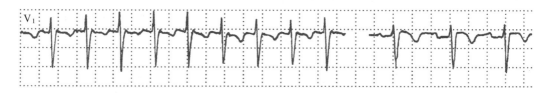

图2-25-6　慢-快型房室结折返性心动过速

发作时频率150次/分，P⁻波与QRS波群重叠形成QRS终末部的假性r波，恢复窦性心律后假性r波消失。

(5)不典型文氏现象：频率相近的PR间期突然跳跃式或成倍增加，是激动由快径路传导转入慢径路传导的表现(图2-25-7)。也可表现为PR间期延长后不经QRS波群脱落就缩短，PR间期延长量以QRS波群脱落前一次为最大。

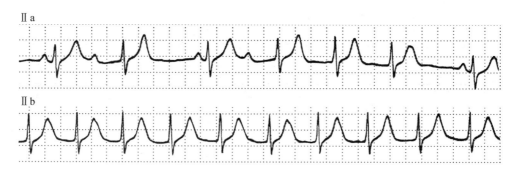

图2-25-7　房室交接区不典型文氏现象

上下两条为Ⅱ导联不连续记录。Ⅱa为3：2及5：4房室传导，PR间期分别为0.16(快径路传导)及0.40s(慢径路传导)，部分P波与T波重叠引起T波变形。从Ⅱb可见，P波与T波重叠引起T波变形，PR间期延长呈假性一度房室阻滞。

二、逆向性房室结双径路

逆向性房室结双径路在临床电生理检查中检出率约为 3.5%。患者快径路的顺向不应期短于慢径路,所以激动始终由快径路下传,其房室传导曲线不中断。但快径路的逆向有效不应期长于慢径路,在心室内作程控期前刺激时,若 S_1S_2 间期缩短 10ms,室房传导时间(RP⁻间期)跳跃延长>60ms,表明此时改由慢径路作室房传导,是存在逆向性房室结双径路的依据,此时室房传导曲线有一处中断。此种患者易被适时的室性期前收缩诱发房室结内折返。当室性期前收缩落在快径路的逆向有效不应期内,激动便沿慢径路逆传,可向上激动心房,引起 P⁻波,并在房室结上部共同通道内折入快径路下传,再次引起心室激动。此激动持续存在即形成快-慢型房室结折返性心动过速。此种室上速少见,占房室结折返性心动过速的 10% 以下。逆向性房室结双径路的上部有一个出口(共同通道)时,出现两种 RP⁻间期且长短交替,但 P⁻波形态相同。如果上部有两个出口时,也出现两种 RP⁻间期且长短交替,但 P⁻波形态不同(图 2-25-8)。

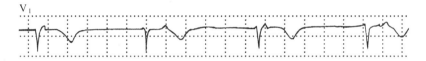

图 2-25-8　逆向性房室结双径路

图示交接性逸搏心律(53 次/分),RP⁻间期 0.08s 及 0.18s 交替出现,P⁻波形态不同。

逆向性房室结双径路心电图特征:①重复出现室性反复搏动(图 2-25-9),表现为室性 QRS-P⁻-室上性 QRS 或室性 QRS-室上性 QRS 的室性反复搏动(未逆传心房即无 P⁻波);②出现快-慢型房室结折返性心动过速;③交接性心律有两种明显不等的 RP⁻间期,相差>60ms;④一次室性搏动伴有两种固定的 RP⁻间期,相差>60ms,此为 1:2 室房传导。

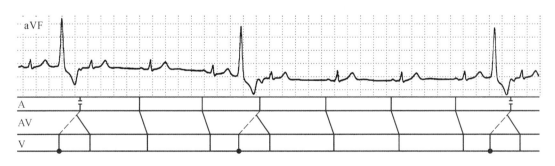

图 2-25-9　室性反复搏动

图示第一个及第三个 P⁻波较浅为与窦性 P 波形成的房性融合波。

第三节　房室结多径路及临床意义

一、房室结三径路

房室结三径路在临床电生理检查中的检出率成年人是 0.5%、儿童是 2.9%，故为少见的心电现象。用心房程控刺激做电生理检查时，房室传导曲线有两处传导中断，每一处中断的时距 >60ms，即提示房室结三径路。根据传导速度的不同，分为快径路、中速径路和慢径路。房室结三径路形成的折返以慢径路为顺传、快径路为逆传最常见。三径路的有效不应期是快径路>中速径路>慢径路。临床上可以显示由不同的顺向、逆向径路组成的折返或折返性心动过速。

二、房室结四径路

房室结四径路属于罕见的心电现象。四径路包括快径路、中速径路、慢径路和最慢径路。其电生理特性是：每条径路的传导速度是快径路>中速径路>慢径路>最慢径路。其不应期是快径路>中速径路>慢径路>最慢径路，房室传导曲线有三次中断，可形成复杂的折返性心动过速。

三、临床意义

房室结双径路及多径路大多是一种生理现象，本身无需治疗，只有引起阵发性室上性心动过速时才需治疗。此种心电现象还可以表现为假性一度及二度Ⅰ型房室阻滞，但随着心率的改变能恢复正常传导，需注意鉴别。

第二十六章　并 行 心 律

第一节　概　述

心脏内同时存在两个起搏点,其中一个起搏点周围具有保护性传入阻滞,另一个则无保护性传入阻滞,两者竞争控制心房或心室而形成的双重心律称为并行心律(parasystole)。被保护的起搏点称为并行节律点即同源性节律点,无保护的起搏点称为主导节律点。因此,主导心律不能打乱并行节律点的节律,而并行心律可以打乱主导节律点的节律并使其重整(图 2-26-1)。若在一个心脏内同时存在两个或两个以上的具有保护性传入阻滞的起搏点,则称为双重性或多重性并行心律。

并行心律的起搏点可位于心脏的各部位,以心室多见,也可见于房室交接区及心房,偶尔发生于窦房结(即窦性心律具有保护性传入阻滞,称为窦性并行心律)。并行心律发生时常见的主导心律是窦性心律,也可以是心房扑动、心房颤动及室性逸搏心律等。

26-1 并行心律概述
及发生机制

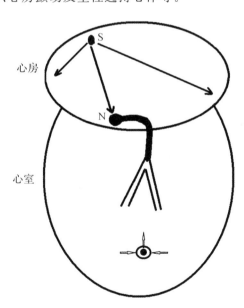

图 2-26-1　并行节律点的形成示意图

图示两个起搏点即窦性(S)及室性。窦性激动通过房室结(N)下传心室;室性起搏点外围具有保护性传入阻滞,为并行节律点,里面的激动可以传出,外面的激动不能传入。

一、发生机制

并行心律的发生属于自律活动。心脏某部位舒张期 4 相自动除极化达到阈电位时,即出现动作电位,形成异位起搏点。异位起搏点周围存在单向保护性传入阻滞是形成并行心律的基础。传入阻滞的出现使得异位起搏点的周围形成了保护圈,外面较快的激动不能传入,故异位起搏点的激动能按其固有的频率形成并发放激动。当激动形成后,若其外周心肌处于应激期则能够传出,引起一次除极;若其外周心肌刚除极结束而处于有效不应期则激动不能传出,造成异位搏动间期的整倍延长。因此,并行心律总是在主导心律的一个心动周期的应激期之内出现,故通常是以期前收缩的形式表现出来的。保护性传入阻滞的形成机制为:①在并行心律起搏点周围心肌的病变程度从外向内逐渐加重,膜电位水平由大到小,外来激动在传入过程中呈递减传导,故很难传至并行灶内,而并行灶发出的激动由内向外传导,只要激动有足够强度,传出又呈加速传导,该激动就能够传出(图 2-26-2);②并行心律起搏点周围心肌的病变可以造成 3 相和 4 相阻滞,在这两相之间是激动能正常传导的窗口。若此窗口很窄或无,则主导心律的激动不能侵入,保护性传入阻滞得以持续,形成典型的并行心律。若窗口太宽,主导心律的激动即有机会侵入并重整并行心律的起搏点,形成间歇性并行心律(intermittent parasystole)。3 相及 4 相阻滞的存在,也可以造成并行心律起搏点的传出阻滞(图 2-26-3)。

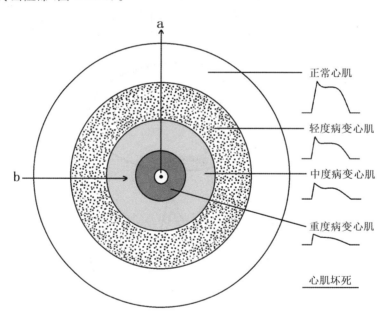

图 2-26-2 保护性传入阻滞的形成示意图

图示心肌的病变程度由外向内逐渐加重,与其相对应的动作电位逐渐减小,一旦心肌坏死则动作电位消失。并行节律点的激动由内向外传导,所遇阻力逐渐减小而得以传出(a);主导心律的激动由外向内传导,所遇阻力逐渐增大而形成传入阻滞(b)。

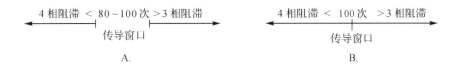

图 2-26-3　并行心律的 3 相及 4 相阻滞示意图

A.当心率<80 次/分时出现 4 相阻滞,而当>100 次/分时出现 3 相阻滞,80～100 次/分为激动能正常传导的窗口,此时并行心律消失。B.当心率<100 次/分时出现 4 相阻滞,而当>100 次/分时出现 3 相阻滞,无正常传导的窗口(传导窗口关闭),并行节律点得以保护而形成持续的并行心律。

二、典型并行心律的心电图特征

26-2 心电图特征

1.偶联间期不等,互差>0.08s。由于并行心律常以期前收缩的形式表现出来,因此具有偶联间期。并行心律不受外部激动的影响而独立发放,故与主导节律无关系,造成偶联间期的不等。

2.异位搏动之间的间距相等或有倍数关系或有一个最大公约数。并行心律的原始周期常较稳定,相互之间差别通常<0.08s。原始周期越长,则差别也越大,但差别范围(均值变异范围)应在 5%之内。均值变异范围的计算方法是先求出原始周期的平均值,即均值=(最大值+最小值)÷2,再按下列公式计算:

均值变异范围(%)=(均值-最小值)÷均值×100%

或

均值变异范围(%)=(最大值-均值)÷均值×100%

若并行心律起搏点出现传出阻滞,则造成异位搏动之间具有倍数关系的长短间距或有一个最大公约数。

3.最短偶联间期与最短原始周期的比值<80%。若比值>80%,则通常是加速性自身心律而非并行心律(图 2-26-4)。此条不适用于并行心律性心动过速。

4.融合波。因为并行心律与主导心律的频率不同,只要记录足够长,就可以发现两者同时激动心房或心室而形成的房性或室性融合波。

5.频率通常为 30～70 次/分。

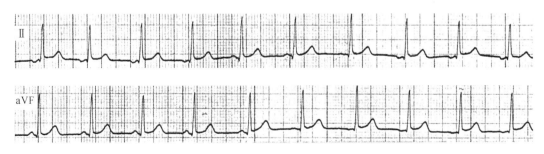

图 2-26-4　加速性房性心律

图示 P'R 间期 0.13 s,房率与窦率大致相同。Ⅱ导联 P_4、P_7 及 aVF 导联 P_6、P_7 为房性融合波。Ⅱ导联窦性 P 波的出现似乎没打乱房性心律,但最短偶联间期与最短原始周期的比值为 100%,不符合并行心律。

三、并行心律的临床意义

并行心律多见于器质性心脏病患者,也可见于健康人,多发生于 60 岁以上患者,男性约为女性的 2 倍。持续时间有长有短,长者可达数年,但多为暂时性,经数月或数日可自行消失。治疗主要针对基础病因,发生并行心律性心动过速时可用抗心律失常药。

第二节　并行心律的类型

一、室性并行心律

26-3 并行心律
的类型

具有保护性传入阻滞的起搏点位于心室,是最常见的并行心律。出现宽大畸形的 QRS 波群(R′波)即室性异位搏动。心电图表现:①室性异位搏动的偶联间期不等;②室性异位搏动节律规则或呈倍数关系或有一个最大公约数;③最短偶联间期与最短原始周期的比值<80%;④可见室性融合波(图 2-26-5)。

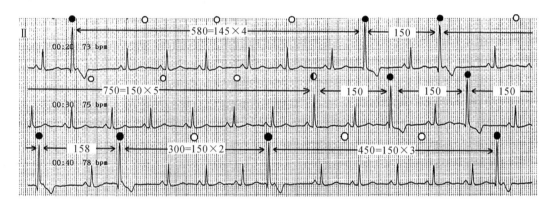

图 2-26-5　室性并行心律

三条为 II 导联连续记录。室性并行心律原始周期的均值为 1.515(1.45～1.58)s,频率 40 次/分。原始周期互差为:(1.58-1.45)=0.13s,已>0.08s。计算均值变异范围:(1.58-1.515)÷1.515×100%=4.3%,<5%;最短偶联间期(0.44s)与最短原始周期(1.45s)的比值为 30%,符合并行心律。第二条的 R$_8$ 为室性融合波。上图第 7、下图第 3、5、6 个室性并行节律点处在心室的应激期而没有传出故为传出阻滞。

二、房性并行心律

具有保护性传入阻滞的起搏点位于心房,出现与窦性 P 波形态不同的异位 P 波(P′波)。心电图表现:①房性异位搏动的偶联间期不等;②房性异位搏动节律规则或呈倍数关系或有一个最大公约数;③最短偶联间期与最短原始周期的比值<80%;④可见房性融合波(图 2-26-6)。

三、房室交接区性并行心律

具有保护性传入阻滞的起搏点位于房室交接区。出现与窦性相同或相似的 QRS 波群(R′波)即交接性异位搏动。心电图表现:①交接性异位搏动的偶联间期不等;②交接性异位搏动

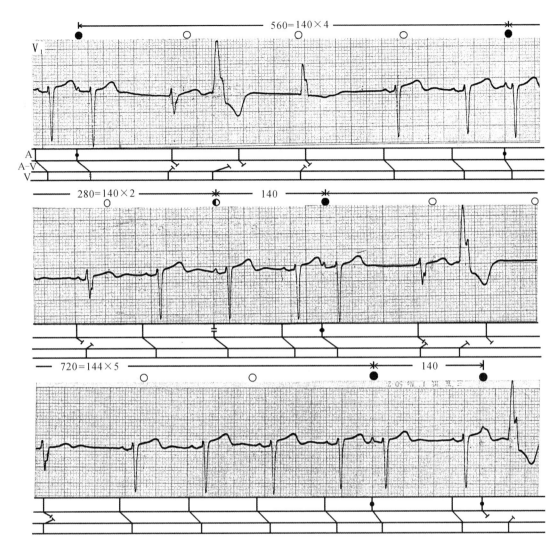

图 2-26-6 房性并行心律

三条为 V_1 导联连续记录。房性并行心律的原始周期均值为 1.42s,频率 42 次/分。第二条的 P_3 为房性融合波。最短偶联间期(0.4s)与最短原始周期(1.4s)的比值为 29%。可见到室性期前收缩及不同形态的室性逸搏。

节律规则或呈倍数关系或有一个最大公约数。因交接区搏动会伴有下行或逆行传导延缓,故交接性 P⁻ 和 QRS 波群中只需一项符合即可;③最短偶联间期与最短原始周期的比值<80%;④可产生房性融合波。只有在交接区激动逆传心房时,才可能出现房性融合波(图 2-26-7)。

四、并行心律性心动过速

在并行心律中,当窦性频率较慢而异位起搏点频率较快且无传出阻滞时,异位起搏点即可控制心房和/或心室,形成并行心律性心动过速(parasystolic tachycardia),可分为房性、房室交接性及室性三种。心电图表现:①连续 3 次或 3 次以上的异位搏动,频率>70 次/分;②心动过速起始于偶联间期不等的同源性期前收缩;③每组心动过速间歇的距离是心动过速时的 P′P′或 R′R′间距的数倍(图 2-26-8)。

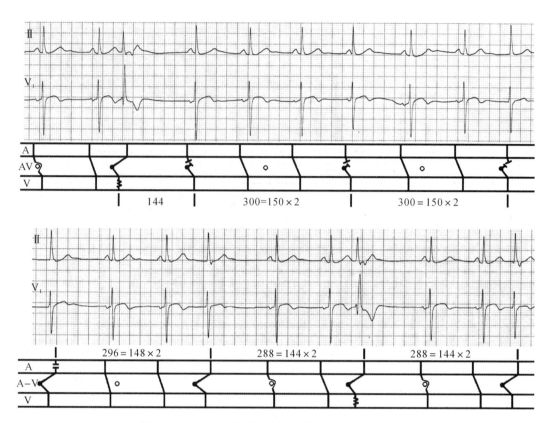

图 2-26-7 房室交接性并行心律伴心室内差异性传导

上下两条心电图为非连续记录。上图示房室交接性并行心律的原始周期均值为 1.47s,频率 41 次/分,其 R′R′ 规则,互差为 0.06 s(1.50—1.44s)。最短偶联间期(0.48s)与最短原始周期(1.44s)的比值为 33%。R_3 明显提前出现,QRS 波群宽大畸形为心室内差异性传导,其 ST 段上可见 P^- 波。R_4 及 R_7 的 PR 间期变短为交接性并行搏动。

下图示房室交接性并行心律的原始周期 R′R′ 不规则,互差>0.08s。房室交接性并行心律的原始周期 P^-P^- 规则为 1.44s 及 1.48s,其均值为 1.46 s,频率 41 次/分。最短偶联间期(PP^- 为 0.80 s)与最短原始周期(1.44s)的比值为 56%。R_7 明显提前出现,QRS 波群宽大畸形为心室内差异性传导。R_1、R_4、R_7、R_{10} 其前无 P 波为交接性并行搏动,QRS 波群终末部或 ST 段上可见 P^- 波,在 R_1 的 QRS 波群终末部出现房性融合波。

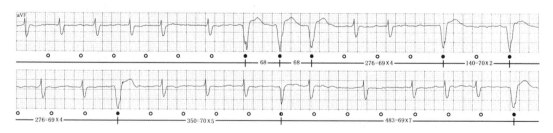

图 2-26-8 室性并行心律性心动过速

上下两条为连续记录。图示心房颤动。QRS 波群形态宽大畸形(0.14～0.18s),QRS 波群呈 rS 型者为室上性搏动伴室内阻滞,RR 间期绝对不等;QRS 波群呈 QS 型者为室性,R′R′ 间期规则,原始周期互差为:(0.70—0.68)= 0.02s,互差<0.08s,原始周期均值为 0.69s,频率 87 次/分,间歇性出现长的 R′R′ 间期,长、短 R′R′ 间期有倍数关系,偶联间期不等,下图 R'_2 为室性融合波,符合室性并行心律性心动过速。上图第 1、2、3、10、11、12、14 及下图第 1、5、6、11 个室性并行节律点处在心室的应激期而没有传出故为传出阻滞。

五、窦性并行心律

窦性并行心律(sinus parasystole)是指具有保护性传入阻滞的起搏点位于窦房结,是一种少见的心律失常。当窦性心律伴房性或有逆传功能的房室交接性期前收缩或逸搏时,在任何时相窦性心律均不被异位激动侵入及重整即形成窦性并行心律。心电图表现:①窦性搏动节律规则或呈倍数关系或有一个最大公约数;②房性或有逆传功能的房室交接性异位搏动的偶联间期不等;③可产生房性融合波(图2-26-9)。

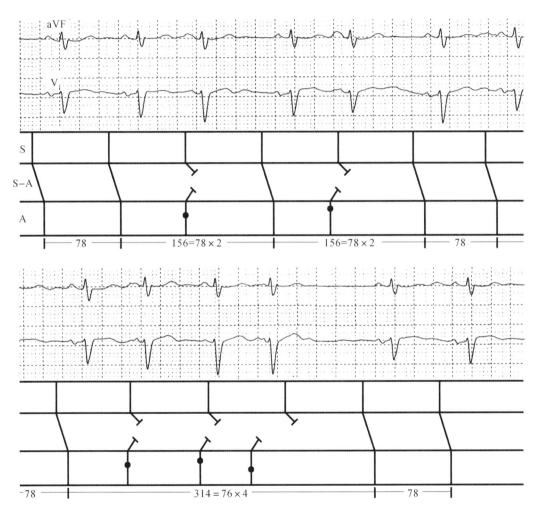

图 2-26-9　窦性并行心律

上、下两条为 aVF 及 V₁ 导联连续记录。可见窦性心律规则,长窦性 PP 间期是短窦性 PP 间期的倍数。出现多源性房性期前收缩及多源性房性心动过速时没有打乱窦性心律。

第三节　并行心律的其他表现形式

一、间歇性并行心律

并行灶保护性传入阻滞的存在可以使并行心律得以维持,当并行灶周围出现 3 相阻滞与 4 相阻滞之间的正常传导窗口较宽时,主导心律的激动则可以进入并行灶内,重整并行灶的节律点而出现间歇性并行心律(intermittent parasystole),导致并行心律的长、短间歇不呈倍数关系。

26-4 并行心律的
其他表现形式

由于并行节律点的重整发生在 3 相阻滞与 4 相阻滞之间的某一固定时刻(即并行节律点的逆偶联间期时间处于传导窗口时),故使得并行心律重新开始时的第一个搏动与其前一心动或再前一心动(即重整并行节律点的激动)有固定的偶联间期。

心电图表现:①部分并行心律的同源性搏动长、短间歇不呈倍数关系;②每阵并行心律的第一个搏动与基本心律的偶联间期通常固定;③并行心律恢复时同源性搏动之间的间距相等或有倍数关系(图 2-26-10)。

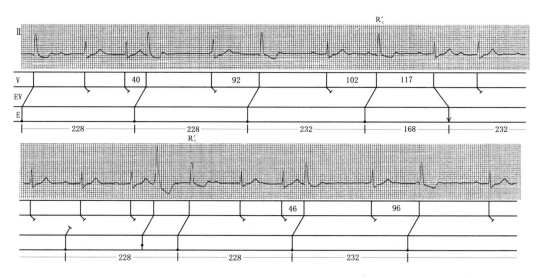

图 2-26-10　间歇性室性并行心律

Ⅱ导联连续记录。图示窦性心动过缓伴不齐,一度房室阻滞,完全性右束支阻滞,房室交接性逸搏,室性期前收缩。可见偶联间期不等的室性并行心律(R'),其短 R'R'间期相等,长 R'R'间期($R_4'R_5'$)不是短 R'R'间期的倍数,有一次窦性激动侵入并重整并行灶(箭头处),形成间歇性室性并行心律。

二、并行心律伴传出阻滞

并行心律具有传入阻滞,也可以出现传出阻滞,其节律点周围心肌存在的 3 相及 4 相阻滞可以使并行灶的激动发生传出阻滞。传出阻滞从理论上也可以分为一至三度:一度在体表心电图上无表现,仍与典型并行心律相同;三度则激动完全不能传出,体表心电图无并行心律出现。只有二度在体表心电图上能表现出来,分为二度Ⅰ型(文氏型)及二度Ⅱ型(莫氏Ⅱ型)。二度Ⅱ型

26-5 并行心律伴
传出阻滞

多见,表现为异位搏动之间有长、短间距,且长间距是短间距的倍数。二度Ⅰ型传出阻滞的心电图特点是异位搏动的长、短间距无合适的公约数,但符合文氏现象规律。不同长度的文氏周期间有精确的公约数。异位搏动间距呈逐搏缩短至最短后突然延长,此长间距小于最短间距的 2 倍,以后又逐搏缩短,周而复始。这种表现类似于文氏型窦房阻滞时的 PP 间距改变。并行心律伴文氏型传出阻滞表现为第一个异位搏动与主导心律的偶联间期不等,但异位搏动之间却表现为文氏现象。因此,不同于间歇性并行心律及折返径路中的文氏现象。当并行节律点处在一个心动周期的应激期而不能传出时才能诊断传出阻滞(图 2-26-5、图 2-26-8)。由于心室肌的有效不应期是在 QRS 波群起点至 T 波顶峰之间,故室性并行心律节律点在这个时间段出现就不能传出,这种情况属于遇到生理性不应期而引发的干扰现象,不宜称为传出阻滞。

三、偶联间期相等的并行心律

偶联间期不等是诊断并行心律最重要的标准,但在特殊情况下,其偶联间期可以相等。因此,这种情况易误诊为折返性期前收缩。其原因有以下几种:

1.简单的倍数关系　并行心律的原始周期与主导心律有简单的倍数关系,造成偶联间期相等。例如主导心律的频率为 100 次/分,并行心律的频率为 50 次/分,这就造成了偶联间期的相同。因窦性心律易引起心率的变化,故主导心律为窦性时这种现象不能持久存在。

2.逆偶联间期固定　逆偶联间期(reversed coupling interval)又称反向二联律,指期前收缩与其后主导心律的间距。逆偶联间期固定是形成并行心律的偶联间期相等的常见原因。并行心律不受主导心律的侵入,但并行心律的激动可侵入主导心律使其周期重整,重整的窦性心律周期略长于基本的窦性心律周期且小于并行心律周期,这样才能形成与并行心律固定的逆偶联间期。由于逆偶联间期及并行心律周期的固定,才引起偶联间期的固定,因此造成了主导心律与并行心律具有相等的偶联间期。此时,并行心律周期通常是长于一个而短于两个窦性周期,常见于房性并行心律(图 2-26-11)。这种现象出现时,若无原来并行心律作对照,则与房性期前收缩二联律不易区别。

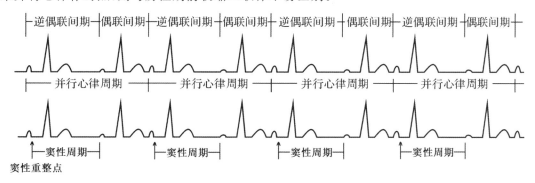

图 2-26-11　逆偶联间期固定的房性并行心律示意图

房性并行心律(高尖 P′波)强制性终止前一个窦性搏动的形成并使其开始下一个窦性搏动(低小 P 波)的形成即重整窦性周期,导致窦性周期不能自然形成。重整的窦性心律周期固定并略长于基本的窦性心律周期且小于并行心律周期,由于重整的窦性周期固定则形成了与并行心律固定的逆偶联间期。由于逆偶联间期及并行心律周期是固定的,因此偶联间期也是固定的。

3.超常期传导　当并行心律周围的心肌应激性降低时,并行心律节律点的激动则不能传出,而主导心律的激动虽不能侵入并行灶内,但可以激动并行灶周围的心肌,使其不应期发生周期性改变,当进入超常期时,若刚好灶内激动产生,该次激动即能传出。因为主导心律造成并行灶周围超常期的时间固定,灶内激动只有在这时才能传出,超常期又十分短暂,故造成偶联间期相等的并行心律。这种情况将使并行灶内较多的激动不能传出,但传出的激动之间仍具有并行心律的特点,它们之间可以找到最大公约数。

四、并行灶周围显性和隐匿性折返

并行灶发出的激动在传出过程中通过其周围组织一方面折返回并行灶内重整并行灶的节律点,使并行心律失去原有的倍数关系;另一方面激动传出形成与其他并行心律形态相同的 P′波或 QRS′波群,出现固定的折返性短异位搏动间期,此为显性折返。若折返激动只能重整并行灶而不能传出或不能表现出折返性短异位搏动间期,则表现为长的异位搏动间期,此为隐匿性折返。显性与隐匿性折返可以并存或间断性出现(图 2-26-12)。

(1)并行灶周围显性折返:出现与并行心律形态相同的折返性短异位搏动间期,该短间期通常固定且不是并行心律的最大公约数,该短间期以外的异位搏动具有并行心律的特征。

(2)并行灶周围隐匿性折返:出现的长异位搏动间期不是并行心律原始周期的倍数,而是在并行心律原始周期的倍数基础上再加上余数,该余数恰是短的折返性异位搏动间期(一次隐匿性折返)或其倍数(数次隐匿性折返)。

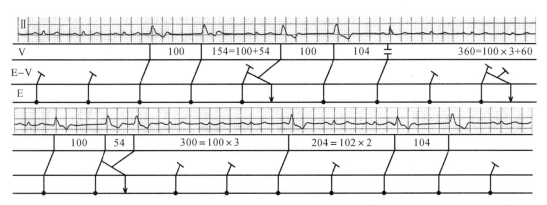

图 2-26-12　室性并行心律伴并行灶周围显性和隐匿性折返

Ⅱ导联连续记录。图示窦性心律不齐。可见偶联间期不等形态相同的室性并行心律(其中一次形态改变者是室性融合波),最短 R′R′间期 0.54s,为显性折返性室性搏动,其他短 R′R′间期相等为 1.0~1.04s,是室性并行心律的原始周期;长 R′R′间期不是短 R′R′间期的倍数,而是所测得的室性并行心律原始周期或其倍数再加上余数 0.54s或 0.60s,为室性并行心律伴并行灶周围隐匿性折返。

附:电张调频性并行心律

一、概　念

电张调频性并行心律(electrotonic modulated parasystole,EMP)是一种变异型并行心律,其特点为非保护性窦性(或异位)心律虽然不能侵入并行灶内,但可以通过电紧张的影响,对并行心律的冲动发放起着调频作用,使显性并行搏动之间无倍数关系和最大公约数。

二、电生理基础

1966 年,Schamroth 首次提出并行心律受窦性搏动的电紧张影响而改变其频率。1976年被 Jalife 和 Moe 的实验所证实,他们把狗的浦肯野纤维固定在三个组织浴腔,第一腔内为营养液;第二腔内为阻滞液,阻滞两端冲动的传导;第三腔内为起搏液,内含肾上腺素(0.1μg/ml),能使浦肯野纤维自主发出搏动。在第一腔内的浦肯野纤维未给刺激时,第三腔内纤维能规律地释出搏动,相当于并行心律的原始周期。在给予第一腔内的纤维电刺激时,电激动虽不能传至第三腔纤维,却能改变其自主搏动的频率。他们发现在原始周期的前 1/2 或前 2/3 期限内发放电刺激,能使自主搏动延迟发放(延迟相),而在原始周期的后 1/2 或后 1/3期限内发放电刺激,能使自主搏动提前释放(促进相),两者的关系呈双相性时相反应曲线(biphasic phase-response curve,BPC)。造成上述现象的机制还不十分清楚(图 2-26-13)。

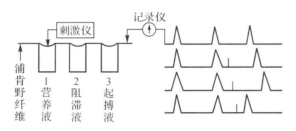

图 2-26-13　电张调频性并行心律形成示意图

在起搏液内的纤维能自动发出规则的搏动,在该搏动周期的不同时段给营养液内的纤维发放电刺激,由其产生的电激动因阻滞液的作用虽然不能传至第三腔纤维,但该段纤维的搏动可以改变起搏液内纤维自主搏动周期,即电张调频作用。

三、心电图表现

1.必备条件是窦性心搏(R)对并行心律的异位搏动周期(R′R′或 P′P′)有双相调频作用,若 R 出现在 R′R′的早期,即逆偶联间期或称为异-窦间期(R′R)较短者,可延迟并行心律搏动的释放(延迟相),反之,可提早并行心律搏动的释放(促进相)。据此,可绘出一条先向上再向下的双相性时相反应曲线,两相之间的 R′R 即为该曲线的转折点。

2.常出现间歇性二联律,其偶联间期相等或不等,当逆偶联间期达临界值时,二联律中断,如此周而复始。

3.长的异位搏动间期不是短的间期的倍数,也无最大公约数。

四、诊断思路

当心电图表现为异位搏动的偶联间期不等、异位搏动之间无倍数关系和最大公约数、窦性搏动的出现能改变异位搏动的间距时,应考虑电张调频性并行心律的可能。在心电图的加长记录中,找出所有逆偶联间期,并按照该间期由短至长排列,可发现并行心律的周期先逐渐延长,当逆偶联间期延长至某个时段,并行心律周期突然缩短,然后再逐渐延长。按照规律绘出双相性时相反应曲线后,才能诊断电张调频性并行心律。

第二十七章 心脏电交替

第一节 概 述

一、概 念

心脏电交替(cardiac electrical alternans)指在起搏点位置不变的条件下,心电图的全部或部分波段出现周期性或交替性的振幅、形态、方向或间期长短的变化。心脏电交替属于一种少见的心电现象。在节律规则的情况下,任何导联上波幅相差≥0.1mV 即可诊断。电交替的比例常为 2 : 1,即每 2 个心搏发生的电交替现象。也可以见到 3 : 1 或 4 : 1 的电交替,即每 3 个或 4 个心搏出现一次电交替现象。若每 4 个心搏形成两两交替,则为 4 : 2 的电交替;若每 5 个心搏的第 4 及第 5 个出现电交替,则为 5 : 2 的电交替。在作出电交替诊断之前,还必须排除仪器原因、电源电压不稳定、呼吸周期变化、基线漂移等心外因素和伪差。

二、心电图分型

(一)心房电交替

心房电交替主要是指窦性 P 波的电交替,使 P 波形态、振幅、方向或时间出现交替性的变化。

(二)心室电交替

心室电交替指 QRS 波群、ST 段、T 波及 U 波的电交替。这些波出现形态、振幅、方向或时间的交替性变化,而 ST 段出现抬高、压低或长短交替。

电交替现象可表现为 ①单纯性电交替:指单纯某一个波或段的交替性改变;②复合性电交替:指同时有两个或两个以上的波或段的交替性变化。

三、发生机制

心脏电交替现象的发生机制尚未完全明确,不同类型的电交替可能有不同的机制,目前认为与机械因素、交感神经因素、电解质紊乱及电生理改变有关。近年来实验研究证明,电交替与心肌缺血的程度和范围密切相关,是心肌电不稳定性的表现。当心肌严重缺血时,心房肌或心室肌的不应期呈长短交替,从而导致心脏电交替。

P、QRS 及 T 波可以同时出现电交替现象,其机制认为与以下因素有关:①由于心脏传导系统不应期发生交替性变化;②心脏在心包内周期性摆动导致 P、QRS 及 T 波向量呈交替性变化。心包积液时可见到这种变化。心包积液可以使心脏在收缩时自由地旋转,从而导致电交替的发生。当 P 波、QRS 波群及 T 波均发生交替时,高度提示心脏压塞。

心动过速引起的电交替认为是由于室率过快，心室舒张期明显缩短，导致心肌或传导系统不同程度的缺血，而使心脏某部分心肌不应期显著延长，并超过一个而短于两个心动周期的长度，因此造成局部的 2：1 传导阻滞，导致电交替的发生。顺向型房室折返性心动过速的电交替发生率较高，可能是由于此类患者的传导系统存在着解剖或功能上的差异，从而导致顺向型房室折返性心动过速的室率较快，激动传导发生交替性功能性传导延迟而发生电交替。

近年来研究发现，T 波电交替是在心室肌复极过程中，细胞膜离子流交替性异常改变引起的，是心电不稳定的表现，也是预测恶性室性心律失常和心脏猝死的又一独立指标。U 波电交替常反映心搏量大小和血压高低的交替性变化，其发生机制可能与机械-电反馈因素有关。

第二节 心电图表现及临床意义

一、心电图表现

只有在确定规则的激动源于同一个固定的部位且波幅互差≥0.1mV 时，才能作出电交替的诊断。

1.P 波电交替　表现为：①P 波形态、振幅或时间呈交替性改变，且与呼吸无关；②2 种 P 波必须都是窦性的；③2 种 P 波的额面电轴指向相似，无显著改变；④PP 间距匀齐。

2.QRS 波群电交替　表现为：①QRS 波群时间长短及波形交替：正常 QRS 波群与增宽的 QRS 波群交替见于交替性心室预激、交替性束支或分支阻滞，不同波形的宽 QRS 波群交替见于交替性左、右束支阻滞、室性心动过速等；②QRS 电轴交替：正常 QRS 电轴与电轴左或右偏之间相互交替；③QRS 波群振幅交替：QRS 波群时间正常，振幅呈高低交替性变化，此型临床较多见（图 2-27-1、图 2-27-2、图 2-27-3）。

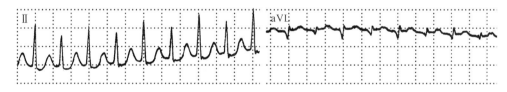

图 2-27-1　顺向型房室折返性心动过速伴 QRS 波群 2：1 电交替（与图 1-16-12 为同一个患者）

3.ST 段电交替　表现为：①ST 段抬高电交替：面对心肌损伤区的导联上，ST 段呈损伤型抬高，抬高程度呈轻重交替性改变；②ST 段压低电交替：ST 段呈水平型、斜型压低，压低程度呈轻重交替（图 2-27-3）；③ST 段时限长短交替。

4.T 波电交替　表现为：①T 波直立电交替：同一导联 T 波均直立，振幅高低呈交替性变化，常伴有 QTc 延长；②T 波倒置电交替：T 波均倒置，特别在左胸前导联有巨大倒置 T 波，倒置深浅呈交替性改变，亦常伴有 QTc 延长；③T 波方向电交替：直立 T 波与倒置 T 波交替，可仅见于部分导联（图 2-27-2、图 2-27-3）。

5.U 波电交替　表现为：①U 波直立电交替：同一导联 U 波均直立，直立的 U 波振幅高低呈交替性变化（图 2-27-4）；②U 波倒置电交替：同一导联 U 波均倒置，倒置 U 波深浅呈交替性变化；③U 波方向电交替：同一导联直立 U 波与倒置 U 波呈交替变化。

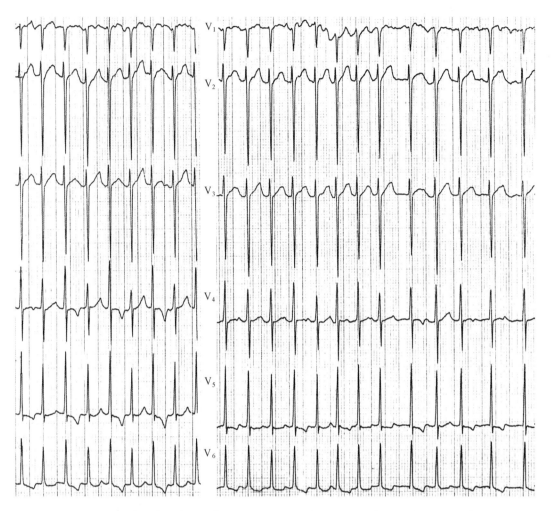

图 2-27-2　快室率心房颤动合并 QRS 波群、T 波 2：1 电交替及 T 波电阶梯现象

　　左、右两图为胸导联的同次先后记录。左图为室律绝对规则时发生了 QRS 波群及 T 波 2：1 电交替，$V_4 \sim V_6$ 导联可见 T 波呈直立与倒置交替，在交替的同时可见到直立的 T 波逐渐增高及倒置的 T 波逐渐加深的 T 波电阶梯现象。右图为室律由规则转为不规则时 QRS 波群及 T 波电交替逐渐消失。

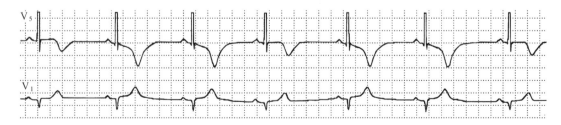

图 2-27-3　QRS 波群、ST 段及 T 波电交替

　　V_5 导联 ST 段呈 2 个斜型压低与 1 个水平型交替（3：1），T 波呈 2 个深倒与 1 个浅倒交替（3：1）；V_1 导联 QRS 波群呈 2 个较深与 1 个较浅的交替，ST 段呈 2 个斜型抬高与 1 个水平型交替，T 波呈 2 个较高直立与 1 个较低直立交替。

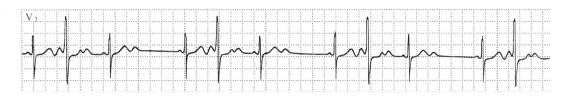

图 2-27-4　U 波电交替

图示窦性心动过缓及插入性室性期前收缩。在窦性心律时 U 波呈高低交替,当高于 T 波 0.1mV 时即出现一次室性期前收缩,低于 T 波 0.2mV 时室性期前收缩消失。

除此之外,还可以见到一种特殊类型的电交替即电阶梯现象(electrical staircase phenomenon),其形态和电压呈周期性逐渐变化(图 2-27-2、图 2-27-5)。

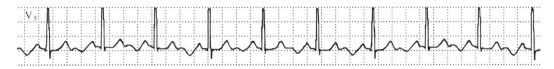

图 2-27-5　U 波电阶梯现象

倒置的 U 波每 3 个一组由浅至深(0.1～ 0.2～ 0.3mV)交替变化。

二、临床意义

（一）P 波电交替

P 波电交替多见于器质性心脏病,常提示心房肌有严重缺血。可见于急性肺心病、心房梗死、心房压增高及药物毒性反应等。

（二）QRS 波群电交替

QRS 波群电交替多见于房室折返性心动过速、心包积液、心包压塞、心肌缺血及损伤等。

（三）ST 段电交替

ST 段电交替常提示冠状动脉痉挛性改变,尤其是前降支冠脉病变。多见于冠状动脉痉挛、心肌梗死超急性损伤期。心肌损伤程度越重,电交替现象越明显,且 ST 段电交替患者室性心律失常发生率高。

（四）T 波电交替

T 波电交替常见于长 QT 综合征、低血钾、低血钙、室性心动过速等。体表心电图看到的 T 波电交替是毫伏(mV)级的,若为微伏级(μV)的 T 波电交替则需通过特殊的信号处理技术才能记录到。T 波电交替的发生无论是毫伏级的还是微伏级的通常提示心肌电活动不稳定、心肌复极不一致以及心肌易颤性增高,并可导致严重室性心律失常甚或猝死。T 波电交替预测恶性心律失常及猝死的发生优于心室晚电位、QT 离散度及心率变异性等。

（五）U 波电交替

U 波电交替可见于低血钾、低血钙、低血镁及低氯性碱中毒患者,在电解质紊乱纠正后可迅速消失。在急性左心衰竭的期前收缩后可观察到 U 波电交替,并可作为判断左心衰竭的标志之一。巨大 U 波伴电交替是心肌兴奋性增高的表现,常是严重心律失常的前奏。

第二十八章　Brugada 综合征

第一节　概　　述

一、概　念

Brugada 综合征(Brugada syndrome)是由于编码心肌离子通道的基因异常或变异,导致心肌细胞复极时离子流紊乱,从而诱发多形性室性心动过速、心室颤动等致命性心律失常并引起猝死的临床综合征。该综合征以亚洲特别是东南亚国家居多,患者通常在夜间睡眠中死亡,故又称为东南亚夜间猝死综合征。在泰国东北部最严重,病死率高。发病以中青年男性为主,男女比例一般为 10∶1。

1991—1992 年,西班牙学者 Brugada P 与 Brugada J 两兄弟首先以右束支阻滞、持续性 ST 段抬高及心脏猝死为特征报道了 8 例患者,而该组患者又无器质性心脏病的临床证据,此后世界各国不断有类似病例报道。我国自 1998 年首例报道后,也陆续有较多的病例报道。1996 年,日本的 Miyazaki 首次称之为 Brugada 综合征。

二、发生机制

Brugada 综合征的病因尚不清楚,发病机制也尚未完全阐明,目前认为是与遗传有关的疾病,遗传方式为常染色体显性遗传。

Brugada 综合征患者与编码心肌钠通道基因的 α 亚单位突变或错位而导致内向的钠电流(I_{Na})衰减、外向的钾电流(I_K)增加及内向钙电流(I_{Ca})减少有关。钠内流减少使动作电位 0 相振幅降低,传导减慢,钙内流减少使动作电位 2 相平台消失,这些变化主要发生在右心室心外膜,因而使右心室心外膜心肌动作电位的平台期消失,复极速度加快,使整个动作电位的时程明显缩短(缩短 40%～70%),而心内膜动作电位则无异常改变。这样右心室心外膜与心内膜复极时程及电位梯度的差别明显增大(心外膜复极提前),导致 V_1～V_3 的 ST 段抬高,并产生局部电流而可以形成折返性心律失常。这种由于复极 2 相电位梯度及时程的离散度增加所致的折返性心律失常,与一般所指的由 0 相除极电流介导的折返机制不同,称之为 2 相折返,其引发的室性期前收缩具有很短的偶联间期,易落在前一心搏的易损期而导致室速及室颤,故 Brugada 综合征是一种"电疾病",并非心脏完全正常。

第二节　心电图表现及分型

一、心电图表现

Brugada 综合征的心电图表现主要为心电图图形异常及由此诱发的恶性心律失常发作，其心电图图形异常表现如下（图 2-28-1A）。

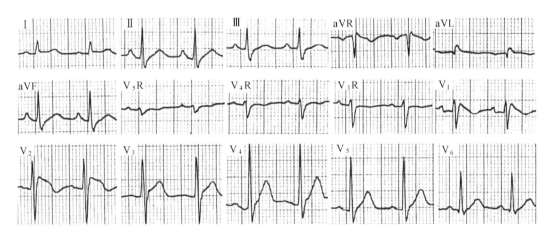

图 2-28-1A　Brugada 综合征 Ⅰ 型

患者男性，17 岁。有晕厥发作史。V_1 及 V_2 导联可见 Brugada 波、ST 段呈斜型抬高及 T 波倒置。QRS 波群在 V_1 及 V_2 导联假性增宽，分别为 0.16 及 0.22s；在其他导联为 0.08s。

1.Brugada 波　QRS 波群终末部出现 J 波及 ST 段斜型（穹窿型）抬高构成 Brugada 波，主要表现在右心导联（$V_1 \sim V_3$）上。由于 Brugada 波的出现，使 QRS 波群呈类右束支阻滞图型。Brugada 波可以持续存在或间断出现，但在左侧的胸导联则很少有 S 波增宽或粗钝。

2.ST 段抬高　ST 段抬高表现为斜型抬高及马鞍型抬高两种形态，可单独出现，亦可混合出现。混合出现时，常在 V_1、V_2 呈斜型抬高，在 V_3 呈马鞍型抬高。抬高的 ST 段有动态改变，有时可呈隐匿性，还与心动周期长短有关，长 RR 间期比短 RR 间期的 ST 段抬高显著，但不形成单向曲线。左心的导联不出现相应的 ST 段压低。

3.T 波倒置　通常与 ST 段抬高同时出现在右心导联（$V_1 \sim V_3$）上，可以随着 ST 段抬高的消失而直立。

在进行心电图检查时，若加做上一肋心电图记录，可以使 Brugada 波表现更加明显。药物激发试验可以使心电图由不典型变为典型，常用的药物是钠通道阻滞剂如普鲁卡因胺、氟卡尼及阿义马林。深呼吸时可以使 Brugada 波出现周期性改变（图 2-28-1B）。若只有典型的心电图图形改变而从来没有由此诱发的恶性心律失常发作导致的晕厥或猝死等症状时，则不能称为 Brugada 综合征，心电图只能诊断为 Brugada 波。

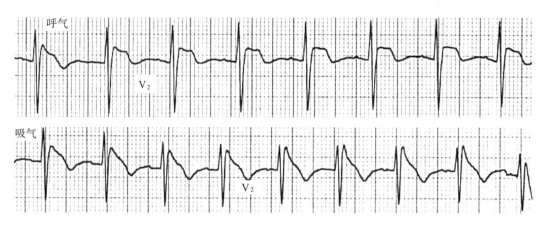

图 2-28-1B　Brugada 综合征Ⅰ型

图 2-28-1B 为图 2-28-1A V_2 导联作深大呼吸时的加长连续记录。上一条是在开始呼气时记录,可见 Brugada 波逐渐变小至消失,下一条是在开始吸气时记录,Brugada 波又逐渐出现至变大。随着呼吸的变化,ST 段由斜型 (R_1)转为马鞍型($R_{2\sim 8}$)再转为斜型($R_{9\sim 17}$),T 波由深变浅再变深。

二、分　型

Brugada 综合征分为三型,出现典型 Brugada 波者即为Ⅰ型,此型由于 J 波明显并伴有 ST 段显著斜型抬高故具有诊断价值(图 2-28-1A、B);不典型 Brugada 波即Ⅱ型及Ⅲ型,此两型通常由于 J 波较小且 ST 段呈马鞍型抬高而不具有诊断价值,通常需要药物(钠通道阻滞剂)等方法诱发出Ⅰ型 Brugada 波才能诊断(表 2-28-1,图 2-28-2、图 2-28-3)。这三种类型可以在同一个患者的不同时段分别表现出来。

表 2-28-1　Brugada 综合征的分型

	Ⅰ型	Ⅱ型	Ⅲ型
J 波振幅	≥0.2mV	≥0.2mV	≥0.2mV
T 波	负向	正向或双向	正向
ST-T 形态	穹窿型或斜型	马鞍形	马鞍形
ST 段终末部分	逐渐降低	抬高≥0.1mV	抬高<0.1mV

Brugada 波是由于右心室基底部的心外膜提前复极而形成的局部电位,该电位小而局限,以至于只有靠近该电位的电极才能够记录到,而远离该部位的电极则记录不到这种异常的电位变化。因此靠近右心室心外膜的 V_1、V_2(或 V_3)能够记录到这种异常的电位,导致在体表心电图上的 Brugada 波通常只出现在 V_1、V_2(或 V_3)。右心室基底部的心外膜提前复极导致了 J 波的出现或 J 点的抬高以及 ST 段的抬高,这种抬高导致 V_1、V_2(或 V_3)的 QRS 波群出现了假性增宽而类似于右束支阻滞的图形。

完全性右束支阻滞的形成是由于右束支阻滞使得左心室先完成除极,然后激动穿过室间隔再引起右心室的除极,从而引起了 QRS 波群时间的增宽及形态异常。由于右心室除极最晚,故失去了左心室除极向量的综合效应,使得整个右心室延迟除极而形成的电位足以在所有常规导联都能记录到,这导致 QRS 波群终末部的增宽。因此在 V_1、V_2(或 V_3)导联出现 Brugada 波而其他导联没有 QRS 波群的增宽及对应性改变者,即不伴有完全性右束

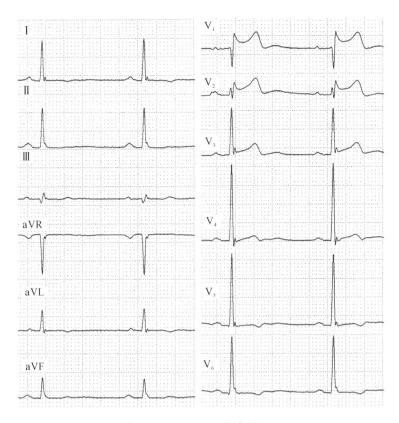

图 2-28-2　Brugada 综合征 II 型

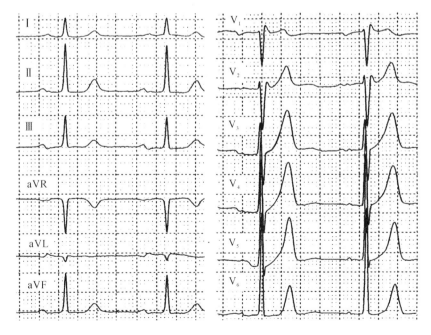

图 2-28-3　Brugada 综合征 III 型（伴一度房室阻滞）

支阻滞。Brugada 波还具有波形的易变性、间歇性及出现导联的局限性,这些特点在完全性右束支阻滞时通常不具备。

当 Brugada 波合并完全性右束支阻滞时,在常规导联均可导致 QRS 波群的真性增宽及形态异常,这种形态异常包括 QRS 波群终末部的 R 或 S 波的增宽及出现与其反向的 T 波。由于 Brugada 波引起 QRS 波群的假性增宽往往宽于完全性右束支阻滞的 QRS 波群,故 Brugada 波的存在通常只掩盖 V₁、V₂(或 V₃)导联 QRS 波群的真性增宽及形态异常,而其他导联则不受 Brugada 波的影响,表现为由完全性右束支阻滞引起的 QRS 波群的真性增宽及形态异常(图 2-28-4)。

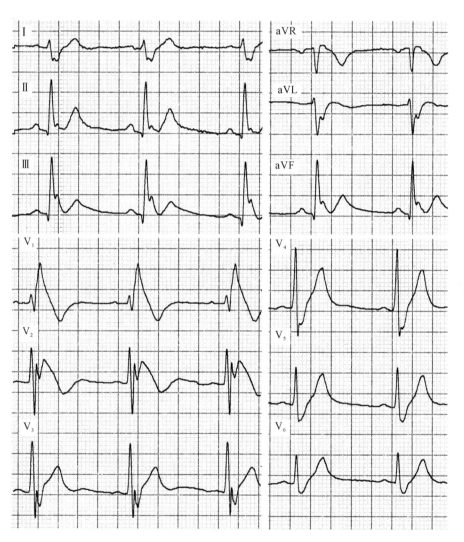

图 2-28-4　Brugada 综合征 I 型合并完全性右束支阻滞

　　图示窦性心律。QRS 波群增宽,在 V₁ 导联为 0.20s、V₂ 导联为 0.27s,均为假性增宽;其他导联 QRS 波群增宽为 0.15s,均为完全性右束支阻滞引起的真性增宽。V₁、V₂ 导联假性增宽的 QRS 波群掩盖了完全性右束支阻滞引起的真性增宽的 QRS 波群。

深吸气时随着膈肌下移导致心脏下移,右心室基底部更加靠近 V_1、V_2(或 V_3)导联,因而使这些导联的 Brugada 波也更加明显。随着深呼吸运动可以使 Brugada 波在同一导联表现出典型——不典型——典型的周期性变化,有助于诊断。

第三节　鉴别诊断与临床意义

一、鉴别诊断

1.特发性 J 波(Osborn 波)　J 波可以出现于心电图的各导联,尤以左胸导联及下壁导联多见,常无 ST 段的抬高及 T 波的倒置。

2.急性前间壁心肌梗死　有心前区疼痛、血清酶谱及心肌肌钙蛋白增高或有冠心病史等临床证据可循,且 ST 段呈弓背型抬高,可与 T 波形成典型的单向曲线,有演变规律。

3.早期复极　ST 段抬高呈斜型或凹面型,常在 V_4 或 V_3 导联出现 J 波,T 波多直立增高,运动后 ST 段可恢复至正常,通常无心律失常、晕厥及猝死发生。

4.急性心包炎　ST 段呈凹面型抬高,累及大部分导联,T 波多直立,并有心脏压塞的临床表现。

二、临床意义

Brugada 综合征患者有较高的恶性心律失常发生率,常在夜间突然发作室速、室颤,导致患者晕厥或猝死,故危险性大。无论有无症状,均应积极治疗。目前尚无理想的药物治疗,特异性基因治疗正在研究中。植入型心内除颤器(ICD)是治疗恶性心律失常的有效方法。该征预后甚差,随访 1～3 年有 30% 的患者发生猝死、室颤。若能避免室颤发作,则可以显著改善预后。

第二十九章　心房分离与心室分离

第一节　心房分离

一、概　念

心房分离(atrial dissociation,AD)又称心房脱节,是由于心房内完全性传导阻滞使心房肌分为两部分,两部分之间的阻滞区为双向阻滞,可使各部分心肌保持各自的起搏点而互不影响。

二、简　史

心房分离是在 1900 年 Hering 做动物试验时发现的。此后,有关人类心房分离的报道陆续出现。到 1966 年 Higgins 对陆续发表的心房分离的报道作了分析,认为以往的报道均不是心房分离,并提出了呼吸肌肌电干扰出现的伪差似心房分离。在呼吸困难者也可以见到这种情况。因此,心电图诊断心房分离受到了挑战。1977 年,Deglin 等为一例急性心肌梗死患者进行冠状窦附近放置起搏电极行人工起搏时,形成了以冠状窦起搏心律为主导心律而窦性心律为单侧心律的心房分离,从而确信人类可以发生心房分离,但在诊断心房分离时应首先排除干扰。

三、发生机制

在病理情况下(缺血、缺氧、心肌细胞变性等)使某一小块心房肌周围出现了完全性双向阻滞区域,阻滞区内可以出现起搏点而引起阻滞区内的心肌除极,产生异位 P 波(P' 波)、扑动波或颤动波,形成单侧心律,该心律不能传出,更不会下传心室。另一起搏点为基本心律,多为窦性,也可以为房性,该激动不能进入阻滞区内,但可以下传心室。两个激动点独立存在,互不影响,由于激动在心房内不能相遇,故不形成房性融合波,但可以形成房性重叠波(图 2-29-1)。

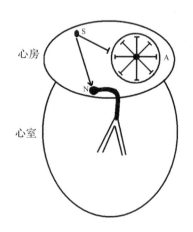

图 2-29-1　心房分离示意图
S.窦房结　N.房室结　A.分离的心房肌

四、心电图表现

1.心房内有两个独立的节律点,一个为基本节律,通常为窦性,可下传心室;另一个为单侧心律,通常为房性且不能下传心室。房性心律通常缓慢,为30~50次/分,P'波小,P'P'间距可以不匀齐,其频率与呼吸频率不相同,也可以表现为房性心动过速、心房扑动及心房颤动。

2.房性重叠波　房性P'波可与窦性P波重叠,形成房性重叠波,不出现房性融合波(图 2-29-2)。

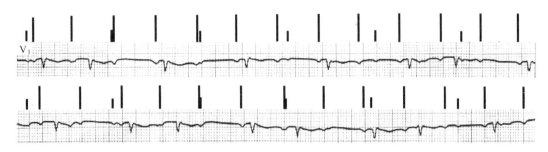

图 2-29-2　二度Ⅰ型房室阻滞(2∶1~3∶2房室传导)伴心房分离

两条为 V₁导联连续记录,可见窦性 P 波规律出现(长线段所示),频率 103 次/分;另一较小的 P'波基本规律出现(短线段所示),频率 47 次/分,两者互不影响,可见到两者的重叠波。

五、鉴别诊断

心房分离属于罕见的心电现象,故当心电图出现类似心房分离的图形时,首先考虑的是干扰,而不是心房分离。

(一)呼吸肌肌电干扰

在严重呼吸困难时,呼吸辅助肌肌群(斜角肌群)强烈收缩可以产生似 P'波的肌电波,与呼吸频率一致,波形尖锐,其后有细小颤动波,屏气时该波消失。

(二)心房分离与房性并行心律鉴别

心房分离与房性并行心律既有相同点,也有不同之处,故应进行鉴别(表 2-29-1)。

表 2-29-1　心房分离与房性并行心律鉴别

鉴别点	心房分离	房性并行心律
阻滞圈	大,圈内有心房肌	小,圈内无心房肌
阻滞圈性质	双向性阻滞	单向性阻滞
下传心室	不能	能
P'波形状	一般较小	一般较大
P'P'周期	多不规则	多为规则
房性融合波	无	可有
房性重叠波	可有	无

(三)双心房现象

心脏移植术后出现植入心脏的窦性心律为主导心律,患者本身残留的含窦房结的心房为单侧心律的心房分离,这种现象又称为双心房现象,属于特殊的心房分离。

六、临床意义

心房分离见于各种严重的器质性心脏病患者、洋地黄中毒及肺部感染等重危患者,为濒死前的心电图表现。

第二节　心室分离

一、概　念

心室分离(ventricular dissociation,VD)是指心室内由于完全性传导阻滞而使心室肌分为两部分,两部分之间的阻滞区为双向阻滞,使各部分心肌保持各自的起搏点而互不影响。心室分离又称为心室脱节及完全性心室内传导阻滞。心室分离其阻滞部位通常在心室肌,因而不同于心室内束支的阻滞,后者属于不完全性心室内传导阻滞。束支的完全阻滞只是针对束支而言,而对于整个心室肌则仍属于不完全性心室内传导阻滞。

二、简　史

1956 年,Katz 和 Pick 在其专著中提到濒死心电图可以出现心室分离,但并未引起人们的重视。在 20 世纪 70 年代中期以后有关心室分离的报道陆续发表,国内 20 世纪 80 年代至 90 年代报道逐渐增多。

三、发生机制

与心房分离类似。由于心室肌的严重缺血、缺氧等病理情况存在,使心室肌分为两部分,两部分之间存在完全性双向阻滞区,可以出现两个心室起搏点,且互不影响。

四、心电图表现

1. 主导心律可以为窦性、异位室上性(房性、交接区性)及室性,单侧或局部非主导心律为室性自主节律、室性心动过速、心室扑动或心室颤动。主导心律与单侧心律可以组成不同的心室分离类型。若单侧心律为室性自主节律或室性心动过速,则有机会与主导心律形成室性重叠波,此为心室分离的特征性表现之一(图 2-29-3)。也可以表现为一侧为室性自主节律,另一侧为心室扑动或心室颤动。

2. 心室除极不完全　①心室间断性的部分除极:心电图上间断出现完整的及不完整的 QRS 波群;②心室持续性的部分除极:心电图上只出现 QRS 波群的一部分,如无连续心电图记录作对照,不易与室性逸搏区别(图 2-29-4)。

五、鉴别诊断

在作出心室分离诊断之前,首先排除干扰,尤其对于神志清醒的患者出现酷似心室分离的心电图改变时往往是干扰,而不是心室分离。在动态心电图检查时,干扰现象时常发生,应注意鉴别。

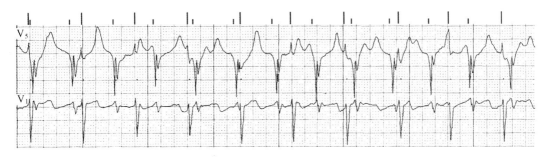

图 2-29-3　心室分离

图示两种形态的 QRS 波群。一种 QRS 波群时间 0.08s,在 V5 呈 R 型、V1 呈 rS 型,规律出现,频率 75 次/分,QT 间期 0.40s,考虑是室上性搏动(长线段所示);另一种 QRS 波群时间 0.12s,在 V5 呈 Qrs 型、V1 呈 rs 型,节律基本规则,频率 100 次/分,QT 间期 0.48s,是室性搏动(短线段所示)。两种形态的 QRS 波群互不影响,可见到两者的重叠波(第一个 QRS 波群)。

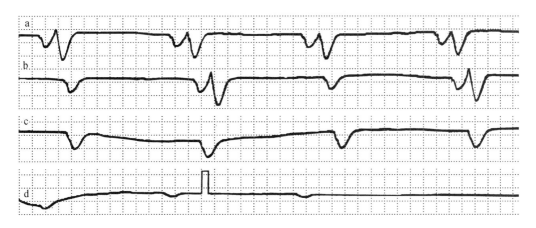

图 2-29-4　心室分离

为模拟 Ⅱ 导联,图 a 及 b 两条为连续记录,可见 P 波消失及室性逸搏心律(29 次/分),从图 b 可见 QRS 波群后半部分间断性脱落;从图 c 可见 QRS 波群后半部分持续性脱落,只有 QRS 波群的前半部分;从图 d 可见 QRS 波群的前半部分振幅降低并最终消失。

六、临床意义

心室分离见于各种疾病的晚期及临终前表现,在心肌严重缺氧及伴有广泛而严重的病变时出现,往往不可逆转。

第三十章　起搏心电图

第一节　概　　述

通过人工心脏起搏器发放的电脉冲刺激心脏，并且引起心脏的除极及复极，经心电记录仪记录到的心电变化的图形称为起搏心电图（pacemaker electrocardiogram）。人工心脏起搏器的作用是提供人造的异位兴奋灶，以替代病变起搏点来激动心脏。人工心脏起搏器主要用于因心脏激动的形成异常或激动的传导异常而导致的症状性缓慢心律失常的治疗，也可以用于能被起搏器刺激所终止的快速性心律失常的治疗。

一、心脏起搏发展简史

19 世纪，人们发现电刺激可以引起心脏收缩活动并可使停跳的心脏复跳。20 世纪，人们开始了人工心脏起搏的研究。1932 年，Hyman 报道了自行设计的世界上第一台人工心脏起搏器（artificial pacemaker），虽然体积较大且笨重，但为以后起搏器的发展奠定了基础。1952 年，Zoll 首先应用体外心脏起搏器使停搏的心脏复跳；但由于是体外刺激，可使肌肉发生收缩而引起疼痛，因此应用受到限制。1958 年，Furman 开始应用心内膜电极起搏。1959 年，Senning 报道了完全埋藏式起搏器（即 VOO 模式，固定频率）。20 世纪 60 年代中叶，按需起搏器应用于临床；70 年代中叶双腔起搏器应用于临床；90 年代又将比较符合生理的起搏器——频率适应性起搏器应用于临床。目前起搏器已发展至三腔及四腔起搏，其适应证也不断扩展。

二、心脏起搏系统和起搏部位

（一）心脏起搏系统

人工心脏起搏系统由脉冲发生器及电极导线两部分组成。

1. 脉冲发生器　脉冲发生器又称起搏器（pacemaker），是起搏系统的主体，外壳多由钛制成，对组织相容性好，极少发生排斥反应。外壳的一面是绝缘的，以防止对临近骨骼肌产生电刺激。脉冲发生器包括电子线路及电源。电子线路采用集成电路或微芯片技术，控制起搏器的工作状态，其功能可经体外程控仪进行更改。电源多采用锂电池供电，可使用 8～12 年，电池耗竭需要更换起搏器。使用的起搏器如埋在患者体内称为埋藏式起搏器，用于永久起搏；若放在体外则称为体外式起搏器，用于临时起搏。埋藏式起搏器趋于小型化，通常重量小于 40g（图 2-30-1）。

2. 电极导线　电极导线通常为一根可弯曲的螺旋金属线，外面包裹硅胶或其他绝缘体。头部有 1 或 2 个金属电极，具有起搏及感知功能。电极导线经周围静脉（如锁骨下静脉）植入到心腔，其固定模式分为主动固定和被动固定。主动固定电极导线其头部螺旋电极的螺钉可旋入心肌内，不易脱位，以后拔除较易；被动固定电极导线其头部的翼状电极的倒钩

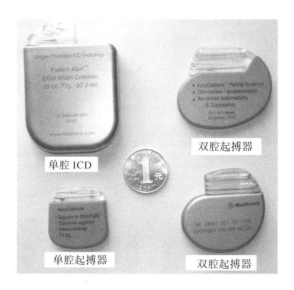

图 2-30-1　不同类型的起搏器外形及大小示意图

植入肌小梁内,此后固定处发生纤维化而达到永久固定的目的,但以后拔除较难(图 2-30-2)。电极导线的尾部与起搏器的连接孔相连。

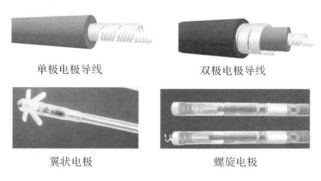

图 2-30-2　起搏器的电极导线

(二)起搏部位

　　根据放置在心脏不同部位的电极导线,可作相应部位的起搏。置于心内膜的电极导线应用最广,根据电极在心腔内的位置分为以下四种:①单腔起搏:仅有一根电极导线置于心房(心房起搏)或心室内(心室起搏)。永久性起搏多采用右心室起搏,临时性起搏多采用右心房起搏;②双腔起搏:心房和心室内各有一根电极导线,以使心房和心室顺序起搏,获得较好的血流动力学效果;③三腔起搏:左、右心房及右心室起搏(适用于阵发性心房颤动)或右心房及左、右心室起搏(适用于充血性心力衰竭);④四腔起搏:左、右心房同步及左、右心室同步起搏(适用于阵发性心房颤动、房内阻滞和充血性心力衰竭、室内阻滞的患者)。目前应用最多的仍是单腔起搏及双腔起搏(图 2-30-3、图 2-30-4)。

　　根据电极导线的结构不同又分为单极性起搏和双极性起搏。①单极性起搏:电极导线只有一个位于顶端的电极(负极)与心内膜接触,而正极是起搏器的钛外壳,正、负极相距远,构成的回路较大,故起搏信号大,而且易发生电磁干扰和对骨骼肌电位的超感知;②双

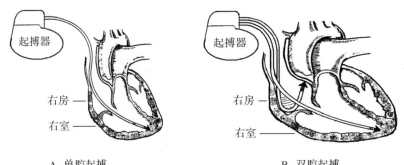

图 2-30-3　单腔起搏(A)及双腔起搏(B)

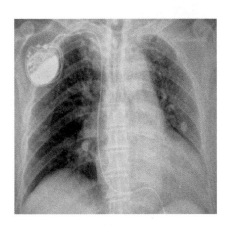 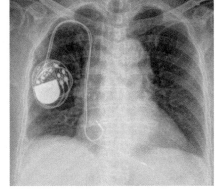

A. 单腔起搏　　　　　　　　　　　　　　B. 双腔起搏

图 2-30-4　X线拍片显示的单腔起搏(A)及双腔起搏(B)

极性起搏:在一根电极导线上有两个电极,并都与心内膜接触,顶端为负极,正极在其近侧10mm处。由于两电极相距近,构成一个较小的回路,故起搏信号很小,有时甚至看不到,遭受外界信号的干扰也小(图 2-30-5)。

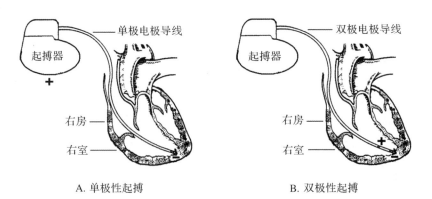

A. 单极性起搏　　　　　　　　　　　　B. 双极性起搏

图 2-30-5　单腔起搏器的单极性起搏(A)和双极性起搏(B)

第二节　起搏器类型和代码

一、起搏器类型

1.单腔起搏器　起搏器只有一根电极导线放在心房或心室内。

2.双腔起搏器　起搏器有两根电极导线分别放在心房和心室内。

3.频率适应性起搏器　起搏器的频率随机体不同状况而改变,例如可以感知身体活动、QT 间期、通气量、血温、血氧等,随这些数值的改变而变化起搏器频率。这种起搏器也有单腔(AAIR、VVIR)和双腔(DDDR 和 VDDR),更加接近生理要求。

4.抗心动过速起搏器　能自动识别心动过速的发作,针对不同的心动过速,发放不同的刺激脉冲程序以终止心动过速。终止心动过速的刺激程序有:①亚速刺激;②超速刺激;③短阵快速刺激;④扫描刺激等。

5.植入型心律转复除颤器(implantable cardioverter defibrillator,ICD)　当发生室性快速心律失常时,ICD 可在数秒内将其转复为正常心律。如一次电击不成功,可自动进行再次充电及电击(图 2-30-1)。

二、起搏器代码

目前通用的是 1987 年由北美心脏起搏电生理学会(North American Society of Pacing & Electrophysiology,NASPE)与英国心脏起搏和电生理学组(British Pacing & Electrophysiology Group,BPEG)专家委员会制定的 NASPE/BPEG 代码,即 NBG 代码,为五位字母代码,自左向右各个位置字母代表的意义为:

第一位:表示起搏的心腔。A.心房,V.心室,D.双腔,O.无起搏功能。

第二位:表示感知的心腔。A.心房,V.心室,D.双腔,O.无感知功能。

第三位:表示起搏器感知心脏自身电活动后的反应方式。T.触发型,I.抑制型,D.触发和抑制型,O.无触发和抑制功能。

第四位:代表起搏器程序控制功能。P.简单程控,M.2 种以上参数多功能程控,O.无程控功能,C.遥测功能,R.频率适应(调节)功能。因现代起搏器都具有 2 种以上参数多功能程控和遥测功能,故第 4 位只表示频率适应(调节)功能。

第五位:代表抗快速心律失常功能。P.起搏,S.电转复,D.双重(P+S),O.无抗快速心律失常功能。

起搏器 NBG 代码举例如下:

VOO:心室起搏,心室无感知功能,也无感知后的反应,为固定频率起搏器,目前已不用。

DDDR:心房及心室顺序起搏,心房及心室均有感知功能,感知后具有触发和抑制功能,有频率调节功能。

VVIR:心室起搏、心室感知,感知心室自身心搏后抑制起搏脉冲发放,有频率调节功能。

第三节　起搏器心电图图形

一、刺激信号

刺激信号是起搏器发出刺激心脏的电脉冲信号,也称钉样标记,是一个陡直的电位偏转,时限(脉宽)0.5ms 左右,故是一条很细的垂直线。其振幅与两电极间的距离成正比。因此,双极性起搏刺激信号小,单极性起搏刺激信号大。刺激信号的方向是由电脉冲刺激的向量(其方向由负极至正极)与心电图导联轴之间的关系所决定的,取决于起搏器的埋藏位置,故与两起搏电极的相对位置有关。因而不能用起搏信号的方向判断起搏电极在心腔内的准确位置。心脏起搏部位可以从起搏心电图的 QRS 波群形态特点来判断(图 2-30-6,2-30-7)。使用数字心电图机记录心电图时,由于采样相对较长(常大于 1ms)而刺激信号的时间很短(常小于 1ms),因此在同一导联所记录的刺激信号振幅会差别很大。

二、心房起搏心电图

在起搏信号后紧跟的是一个异位 P′波,表明心房是有效起搏。若房室传导正常,则其后是正常的 P′R 间期及正常的 QRS-T 波(图 2-30-6)。心房电极导线一般是被动固定在右心房的心耳处,也可以主动固定在房间隔或其他位置。

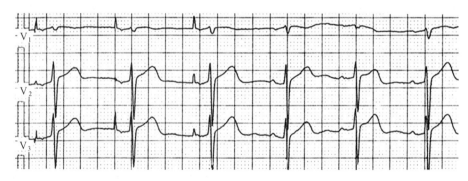

图 2-30-6　心房起搏心电图

前三个起搏电脉冲信号后紧跟的是倒置的 P′波,其后是正常下传的 QRS-T 波。电脉冲信号振幅差别较大。随着窦性心率的加快,超过了基本起搏频率(65 次/分),起搏电脉冲被抑制。

三、右心室起搏心电图

在起搏刺激信号后紧跟的是一个 QRS 及 T 波,QRS 波群宽大畸形,时限≥0.12s,T 波与 QRS 波群主波方向相反,表明右心室有效起搏。QRS 波群形态随右心室内起搏部位不同而不同。

1.右心室心尖部起搏　此部位靠近正常的右束支传导系统,电极导线被动固定在肌小梁中。右心室心尖部起搏引起左、右心室收缩明显不同步,体表心电图表现为完全性左束支阻滞图形伴电轴显著左偏,QRS 波群明显增宽,心室自右心室心尖部向基底部、由右前下向左后上除极。胸导联 QRS 波群有两种形态:①V₅、V₆ 呈宽大 R 波(心室除极由右向左);

②V₅、V₆以S波为主(心室除极由前向后),此型较为多见(图2-30-7)。右心室心尖部起搏操作简单、固定容易因而得到广泛应用。但由于左、右心室收缩明显不同步,可导致心力衰竭及死亡率增加,故不是理想的起搏部位。

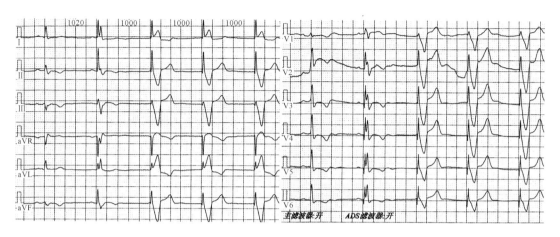

图 2-30-7 右心室心尖部起搏心电图

基本起搏间期为1s,频率60次/分。第一个为正常窦性搏动下传心室,第二个为正常窦性搏动与起搏搏动共同激动心室而形成的室性融合波。此后1s内均无窦性搏动下传心室,起搏器则连续起搏心室,同导联起搏电脉冲信号振幅相同。

2.右心室流入道或流出道起搏 采用主动固定的电极导线。起搏的QRS波群仍呈左束支阻滞图形,但QRS波群电轴通常正常,起搏的QRS波群较窄,甚至接近正常,表明比较接近正常除极顺序。

在右心室心尖部起搏时,若QRS波群由原来的左束支阻滞图形变为右束支阻滞图形时应考虑电极移位。见于①右心室前壁穿孔,电极顶部进入心包腔;②电极进入冠状静脉窦。

四、左心室起搏心电图

电极导线通过冠状窦送至靠近左心室部位或在开胸时将电极缝在左心室外膜面。起搏的QRS波群呈右束支阻滞图形,电轴随电极位置不同而不同。

五、双心室起搏心电图

同时起搏两个心室可以产生窄的QRS波群。由于两个心室同步收缩,可以获得较好的血流动力学效果,有利于心功能的改善。

第四节 单腔起搏器

一、心房起搏器

1.非同步心房起搏器(AOO) 这种起搏器也称固定频率心房起搏器,电极导线置于右心房,起搏器以设置的固定频率发放电脉冲刺激心房。因无感知功能,故如果有自身心房电活动存在,起搏器仍然按规律发出电脉冲,可发生房性竞争心律,引起房性心动过速、心房扑动及心房颤动。这种起搏器现已不用于永久性起搏,仅用于临时起搏病人。

2.心房按需起搏器　这种起搏模式在没有心房自身电活动时就会按照设定的起搏间期发放电脉冲,一旦出现心房自身电活动,起搏器则不发出电脉冲。这种只在需要时才发放电脉冲的模式称为按需起搏。

(1)心房抑制型起搏(AAI):起搏电极导线置于右心房,在无心房自身电活动时即起搏右心房,并能感知自身心房的电活动,感知后即抑制起搏脉冲的发放,抑制时间达到一个起搏周期,若仍无自身心律出现时起搏器则发放电脉冲(图2-30-8)。

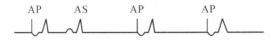

图 2-30-8　AAI 起搏器

在无心房电活动时开始起搏心房。AP.心房起搏,AS.心房感知。

(2)心房触发型起搏(AAT):起搏心房,并能感知心房电活动,感知后立即发放一个落在心房不应期的电刺激,这个刺激是无效的,也无害。这种模式现已不用于永久性起搏。

AAT 模式的优点是遇到干扰电位被起搏器感知后,起搏器被触发,而不是被抑制,因此安全性增加。AAI 模式感知干扰电位时,起搏器被抑制,如果连续干扰,起搏器则可较长时间被抑制,造成心脏停搏。但随着滤波电路的发展,抗干扰性能大大增强,抑制型按需起搏模式得到广泛使用,触发型按需起搏模式应用逐渐减少。AAI 及 AAT 起搏模式引起房室顺序收缩,符合生理性起搏。此种起搏模式主要用于病态窦房结综合征,但由于这种病变往往伴有房室结病变,故使临床应用受到一定限制,也不适用于心房扑动及心房颤动的患者。

二、心室起搏器

1.非同步心室起搏器(VOO)　这种起搏器也称为固定频率心室起搏器。起搏心腔在右心室,无感知功能。如果自身心室律存在,可发生竞争心律,引发快速室性心律失常,故目前已不再应用于临床。

2.心室按需起搏器

(1)QRS 波群触发型起搏器(VVT):这种模式在没有心室自身电活动时即发出电脉冲,起搏心腔在右心室,感知心腔也在右心室。当感知心室自身的 QRS 波群后 20ms 发放一次电脉冲,这个电脉冲落在心室的有效不应期内,因此不能起搏心室,也避免了与自身心律发生竞争。此种起搏器临床已很少应用。

(2)QRS 波群抑制型起搏器(VVI):按需心室起搏常指这种模式。右心室放一根电极导线,具有起搏和感知功能。当感知自身 QRS 波群后起搏脉冲被抑制,抑制时间达到一个起搏周期仍无自身心律出现时起搏器重新发放电脉冲(图2-30-9)。当感知到干扰信号时也可以抑制起搏脉冲的发放(图2-30-10)。这种起搏器只有在需要时才发出脉冲刺激,故称为按需型心室起搏器,也避免了与自身心室律发生竞争,但不能感知心房的电活动。随着双腔起搏器的发展,这种起搏器应用也在逐年减少。

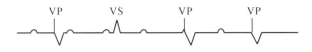

图 2-30-9　VVI 起搏器

在无心室自身电活动时即起搏心室,可见到房室分离。VP. 心室起搏,VS. 心室感知。

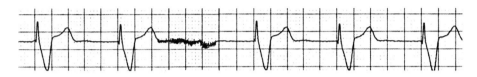

图 2-30-10　VVI 起搏器

发生肌电干扰被感知而抑制起搏脉冲的发放,起搏频率 60 次/分。

三、与起搏器有关的术语

1.起搏和夺获　起搏器发放电脉冲刺激心脏的过程称为起搏;心脏受到电脉冲刺激后引起心肌细胞除极的过程称为夺获。夺获的出现为有效起搏,未夺获(失夺获)为无效起搏。

2.感知和感知灵敏度　起搏器对其接收到的电信号表现出的反应方式称为感知。通过设定,腔内心电图中可以被识别的最小的心电成分的振幅数值称为感知灵敏度。灵敏度的数值设定得越小,越能感知到较小的电信号,此时起搏器的灵敏度高;灵敏度的数值设定得越大,则只能感知到较大的电信号,此时起搏器的灵敏度低。

3.自动起搏间期(automatic pacing interval)　指起搏器连续发放两个电脉冲信号间的距离(图 2-30-11)。

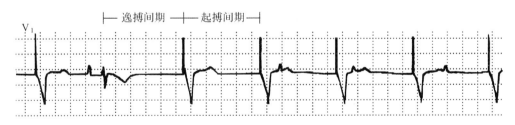

图 2-30-11　VVI 起搏器的自动起搏间期与逸搏间期

可见到房室分离及窦性激动下传夺获心室。

4.逸搏间期(escape interval)　指电脉冲信号与其前的自身搏动之间的距离。理论上逸搏间期等于起搏间期或稍大于起搏间期(图 2-30-11)。

5.融合波和伪融合波　当自身心率与起搏频率接近时,一部分心肌可被自身节律控制,另一部分心肌被起搏节律控制,即形成了融合波(fusion beat)。这种融合是由两个节律点引起的心肌激动在时间和空间上的融合,称为真性融合波。融合后的 P 或 QRS 波群形态介于起搏的与自身的 P 或 QRS 波群形态之间。产生融合波的条件是电脉冲信号通常落在 P 或 QRS 波群的开始或之内。如果起搏脉冲发生较迟,落入电极周围心肌的有效不应期时该次起搏无效,而此时起搏电脉冲也落在了 P 或 QRS 波群内,这种现象称为伪融合波(pseudofusion beat),这种融合波不改变 P 或 QRS-T 波原有形态(图 2-30-12)。

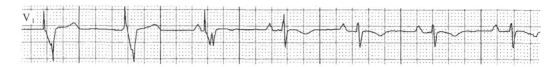

图 2-30-12　融合波和伪融合波

第 3 个搏动为室性融合波,第 4 个搏动为伪融合波。

6. 频率滞后(hysteresis)　指起搏器的逸搏间期长于自动起搏间期。这种功能可以最大程度地利用自身心搏,但滞后应有个限度,应符合生理要求,不能无限制地滞后(图 2-30-13)。

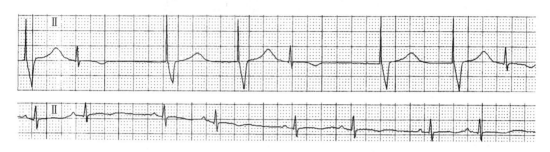

图 2-30-13　VVI 起搏器的频率滞后

图为 II 导联同次不连续记录。上图示基本起搏间期为 1s,频率 60 次/分。当感知到自身的 QRS 波群(室性反复搏动)后启动频率滞后功能,比基本起搏间期滞后 0.2s(滞后后最低频率 50 次/分)。下图示出现的长 RR 间期(房性期前收缩的代偿间歇)在 1.0～1.2s(60～50 次/分)之间时起搏器不起搏心室。

7. 磁铁频率(magnet rate)　当心脏自身频率快于起搏频率时,起搏器的起搏功能被抑制,此时如果要判断起搏功能是否正常,可使用磁铁频率来检测。在植入起搏器的胸壁上放置一块磁铁,起搏器即以固定频率的非同步模式工作,即称为磁铁频率。此时起搏器不能感知心脏电活动,由于起搏器的类型不同,起搏模式可转变为 AOO、VOO 或 DOO。磁铁频率被用来判断起搏器的电池电量。不同厂家生产的起搏器的磁铁频率是不同的,通常为80～100 次/分。若磁铁频率较出厂时减少 10％或明显不规则时,通常认为电池电量不足,需更换起搏器。当 DDD 起搏器电池耗竭时,心房电路先关闭,自动转为 VVI 模式。VVIR起搏器电池耗竭时,自动转为 VVI 模式,频率调节功能消失。起搏器以这种模式来保证心室有效起搏,并提醒电池已耗竭。

8. 起搏器的不应期　起搏器的不应期表现为:①起搏后不应期:发放一个电脉冲后出现的不应期,在这一时期内起搏器不再发放电脉冲;②感知后不应期:感知自身的心搏或人工电脉冲信号后出现的不应期,在这一时期内起搏器不再感知电信号。不应期的范围是100～500ms,常为 250～300ms。不应期的设置是为了防止感知起搏电脉冲本身及 T 波等。

第五节　双腔起搏器

QRS 波群抑制型起搏器只起搏心室,不符合生理要求。生理性起搏器要求保存房室激动的顺序性、保存心房对心室排血的作用,且起搏心率可随生理需要而增减。目前的双腔起搏器比较符合生理性起搏器的要求。生理或半生理起搏器有 4 个主要类型:①心房按需型起搏器(AAI);②双腔起搏器(DDD 和 VDD);③频率适应性单腔起搏器(AAIR 和

VVIR);④频率适应性双腔起搏器(DDDR 和 VDDR)。

一、双腔起搏器的计时周期

计时周期用以调节自身心电活动与人工心脏起搏器之间的相互作用,由人工设置。

1.下限频率(lower rate limit,LRL)　指两次起搏的心房或心室电活动之间的最长间期,是最低起搏频率,也称为基础频率(图 2-30-14)。下限频率间期=VA 间期+AV 间期。

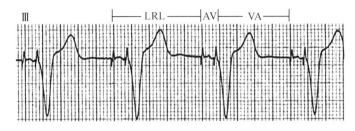

图 2-30-14　DDD 起搏器的下限频率

图示下限频率 60 次/分。

2.上限频率(upper rate limit,URL)　指最高起搏频率,反映了与一个感知的或起搏的心室波之间最短的起搏间期。活动时心房率增快,DDD 及 VDD 能保持 1∶1 房室跟踪起搏,当房率大于上限频率时,AV 间期出现文氏现象或 2∶1 传导,使室率不超过上限频率(图 2-30-15)。

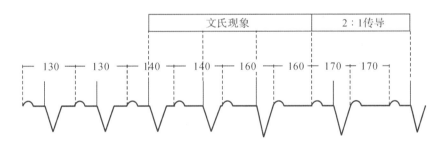

图 2-30-15　DDD 起搏器的上限频率

图示上限频率 130 次/分。当心房率大于上限频率时,AV 间期出现文氏现象,心房率进一步加快,则出现 2∶1传导。

3.AV 延迟(AV delay)　又称为 AV 间期,为人工设定的房室传导时间。在一次感知的或起搏的心房事件后即启动 AV 延迟的形成,在设定的 AV 延迟内若心房的激动不能下传心室,起搏器则发出电脉冲引起心室起搏,此时 AV 延迟结束(图 2-30-16)。设置的 AV 延迟应稍大于自身的 PR 间期,以最大限度地利用自身心律(图 2-30-17)。设有频率适应性 AV 延迟的新型起搏器随着心房率的增快或减慢,AV 延迟可缩短或延长,这有助于更生理的房室同步。

4.VA 间期(VA interval)　在一次感知的或起搏的心室事件后即启动 VA 间期的形成。在这个间期中,起搏器等待自身心房波的出现。在 VA 间期计时结束前出现了自身的 P 波或 QRS 波群并被感知,则可终止该间期;如未感知到 P 波或 QRS 波群,起搏器则于计时结束时起搏心房(图 2-30-18)。

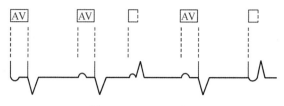

图 2-30-16　AV 延迟

　　第 1 个为起搏的 AV 延迟,第 2 及第 4 个为感知心房事件后的 AV 延迟,第 3 及第 5 个因心室搏动的出现使得 AV 延迟不完整。

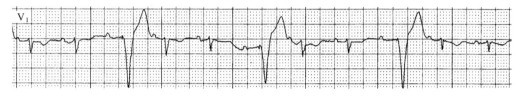

图 2-30-17　AV 延迟大于 PR 间期

　　图示二度房室阻滞,PR 间期 0.18s,AV 延迟 0.24s。图中 3 个宽大的 QRS 波群起始部有一很小的起搏信号,是由于心房电极感知到其前 0.24s 的 P 波而触发的。

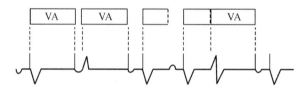

图 2-30-18　VA 间期

　　第 1 个为心室起搏后的 VA 间期,第 2 及第 5 个为感知心室 QRS 波群后的 VA 间期,第 3 及第 4 个因出现了自身 P 或 QRS 波群使得起搏心室后的 VA 间期不完整。

　　5.心房不应期(atrial refractory period,ARP)　指在感知的或起搏的心房事件后的一段时间内不发生心房感知。包括 AV 延迟及心室后心房不应期(postventricular atrial refractory period,PVARP),一般在 400ms 左右,可避免逆传 P 波被感知(图 2-30-19)。

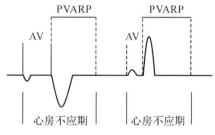

图 2-30-19　心房不应期

　　第 1 个为起搏心房后的心房不应期,第 2 个为感知心房电活动后的心房不应期。

　　6.心室不应期(ventricular refractory period,VRP)　指感知的或起搏的心室事件后的一段时间内不再发生心室感知。可避免 T 波被感知。

　　7.心室空白期　心房电脉冲发生后,为避免被心室电极导线感知而在心室感知电路内设置 10～60ms 的电子不应期,即空白期(blanking period,图 2-30-20)。

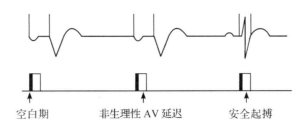

图 2-30-20　心室空白期、非生理性 AV 延迟及心室安全起搏

8. 交叉感知　当心房起搏电脉冲能量较大时,可于心室空白期结束时被心室电极导线感知为心室事件,这种现象称为交叉感知。适当降低心房起搏输出或降低心室感知灵敏度可以避免交叉感知现象。

9. 非生理性 AV 延迟　在心室空白期末至心房电脉冲后 110ms 内被设置为交叉感知窗(cross talk sensing window),在此期内心室有感知,但感知后的反应为触发心室电脉冲的发放,目的是防止交叉感知或感知到其他非 QRS 波群信号而引起抑制反应造成心室停搏。若本次感知的是心室自身电活动,则电脉冲落于心室除极后的有效不应期内而不引起心室除极,避免了心室竞争的发生,这种起搏方式又称为心室安全起搏(safety pacing,图 2-30-20)。AV 延迟 110ms 短于正常 PR 间期,此时,窦性或房性激动不能下传心室,故称为非生理性 AV 延迟(图 2-30-20)。

10. 心室起搏管理(managed ventricular pacing,MVP)　研究显示,在进行右心室起搏时右心室先除极左心室后除极,导致左右两心室不同步除极。因此长期右心室起搏将引起不良的血流动力学后果,导致心功能受损。心室起搏管理是一种减少右心室起搏比例及促使房室结优先传导的技术。当患者的房室结具有房室传导功能时起搏器以 AAI(R)模式工作,此时若出现一过性房室传导障碍则可引起未下传的单个心房搏动,这种未下传的心房搏动不触发心室起搏,随后起搏器则会在预设的心房起搏频率(AA 间期)再加上 80ms 释放心室备用脉冲起搏心室(图 2-30-21)。一旦房室传导障碍持续存在,AAI(R)模式即转换为 DDD(R)模式,心室则出现保护性起搏。一旦房室传导恢复(检测到 1 次下传的心室事件),DDD(R)模式即转换为 AAI(R)模式。

二、双腔起搏模式及心电图

1. VAT 模式　是一种心房同步心室起搏器,有两根电极导线,一根同心房接触能感知心房的电活动,另一根放于心室,是刺激电极。起搏器感知心房电活动后,在预先设定的 AV 延迟(常为 140～230ms)结束时触发心室起搏,从而保证了房室收缩的生理顺序,而且心室起搏的频率随窦性频率的改变而改变。当心房扑动、心房颤动、窦房结功能低下时不宜使用。适用于窦房结功能正常的房室阻滞患者。因 VAT 模式不能感知心室的电活动,故可与室性期前收缩发生竞争,有引起室性快速心律失常的危险。当自身心房率低于设定的下限起搏频率或无自身心房律存在时,起搏器便以 VOO 模式起搏心室(图 2-30-22)。

2. VDD 模式　这种模式也是一种心房同步心室起搏器,能感知心房和心室的电活动,克服了 VAT 模式可能发生的心室竞争。在感知了自身心房电活动后的反应方式是发放一个电脉冲至心室,而当自身心室电活动被感知后,即抑制心室电脉冲的发放。当自身心房率低于设

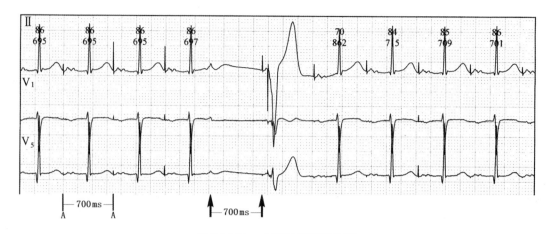

图 2-30-21　心室起搏管理功能

　　图示起搏器以 AAIR 模式工作，AA 间期 700ms，起搏频率 86 次/分，AV 间期 310ms。图中出现一次房室传
导障碍，导致一次未下传的房性期前收缩（第一个箭头处），该 P′波落入房室交接区的有效不应期故未下传，且被
心房电极感知后启动了 AA 间期的形成，未启动 AV 间期，故未起搏心室。当 AA 间期的形成达到预设值则起搏
心房（第二个箭头处），心房起搏后 80ms 释放心室备用脉冲起搏心室。

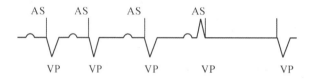

图 2-30-22　VAT 模式

　　第 4 个心房电活动被感知而且该次心房电活动下传心室，但起搏器仍以同样的 AV 延迟发放了心室电脉冲。
由于该次电脉冲落在心室的有效不应期而成为一次无效起搏。

定的下限起搏频率或无自身心房律存在时，起搏器便以 VVI 模式起搏心室（图 2-30-23）。

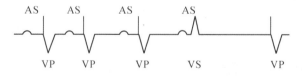

图 2-30-23　VDD 模式

　　第 4 个心房电活动被感知而且该次心房电活动下传心室，心室的电活动被感知后即抑制心室电脉冲的发放。

　　3. DVI 模式　　这种模式是房室顺序起搏器。在无心室自身电活动时即起搏心室并启
动 VA 间期的形成，开始房室顺序起搏。DVI 模式只感知心室的电活动，心室电活动被感
知后的反应方式是抑制心室电脉冲的发放。当感知或起搏心室后即启动 VA 间期的形成。
此种起搏器心房电极无感知作用，通常也不具备心室安全起搏功能，故多用作临时起搏器
（图 2-30-24）。

　　4. DDD 模式　　这种模式属于全自动起搏器，是 1978 年开始应用的一种功能较好的双
腔起搏器。它可以程控为不同的起搏模式，也可以在不同的自身心律情况下，自动地以
VAT、AAI、DVI、VDD 等起搏模式工作，是较理想的"生理性"起搏器。在无心房和心室自

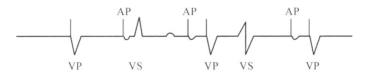

图 2-30-24　DVI 模式

　　无心室自身电活动时开始起搏心室并启动了 VA 间期的形成,随后开始房室顺序起搏。图中心房自身电活动
不被感知,第 2 及第 4 个 QRS 波群为心室自身电活动,被感知后抑制了心室电脉冲的发放并启动了 VA 间期的
形成。

身电活动时即能顺序起搏心房和心室,能感知心房和心室的电活动,感知后的反应方式是
抑制或触发起搏电脉冲的发放。若有心房电活动被感知,起搏器反应方式为:①抑制心房
电脉冲的发放;②在 AV 延迟后触发心室电脉冲的发放。若有心室电活动被感知,起搏器
反应方式为:①抑制心室电脉冲的发放;②启动 VA 间期的形成。DDD 起搏器集中了 VDD
和 DVI 的优点,避免了它们的缺点(图 2-30-25、图 2-30-26、图 2-30-27)。目前,DDD 起搏器
已成为双腔起搏器的标准治疗模式。

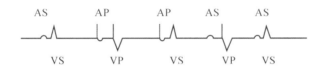

图 2-30-25　DDD 模式

　　图示开始时出现了心房及心室自身的电活动,起搏功能被抑制(抑制模式),随后则自动转换为 DVI、AAI、
VDD 及抑制模式。

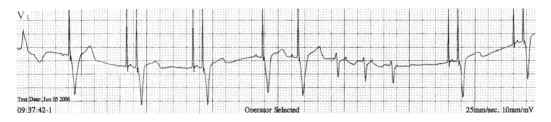

图 2-30-26　DDD 模式

　　V_1 导联开始时出现的心室自身的电活动被感知,启动 VA 间期的形成,但在 VA 间期内又出现了自身的房性
搏动,起搏器模式自动转换为 VDD,随后为两次 DVI、两次 VDD、抑制模式(房性心动过速)及两次 DVI。

三、频率适应性起搏器

　　频率适应性起搏器是 20 世纪 80 年代后期发展起来的新型起搏器,属于生理性或半生
理性范畴。在体力活动时可以增加起搏频率,在休息时可以减少起搏频率,以适应性地调
节心排血量。它具有反映机体代谢需求的生物传感器,在感知某项生理指标的变化后产生
一个能被起搏器电子线路感知的电信号,通过微机处理而改变起搏频率,以适应机体生理
需要(图 2-30-28)。

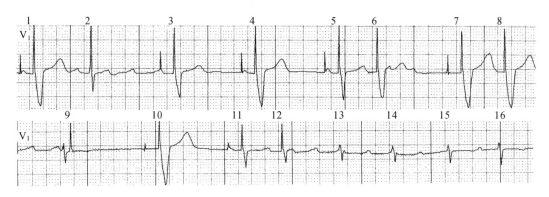

图 2-30-27　DDD 模式

　　V₁ 导联上下两条为不连续记录。图示阵发性房性心动过速。起搏器模式自动转换为 DVI(1、3、4、5、7、10、11)、VDD(2、6、8、12)、抑制模式(13～16)及安全起搏(9)。图中示心房失夺获(3、5、7、9、10、11),其中部分电脉冲(3、5、9、11)落在心房的有效不应期;还可以见到心房失感知(3、7、9)。图中出现了室性融合波(3、5、6、11)及伪融合波(2、12)。R₁₃、₁₄、₁₅、₁₆ 之前的 P′波均未被感知。

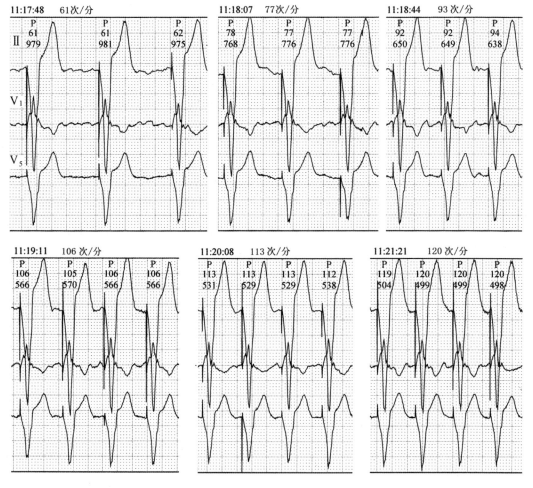

图 2-30-28　VVIR 起搏器运动后逐渐增加起搏频率

　　图示心房颤动,在运动后的 6 个不同时段起搏频率由 61 次/分逐渐增加至 120 次/分。

第六节 与起搏器有关的心律失常

植入起搏器的患者,有时会感到头晕、疲乏、晕厥,可见于起搏器功能正常时,这些症状通常称为起搏器综合征(pacemaker syndrome)。起搏器综合征在植入 VVI 起搏器不久的患者及伴有室房传导的患者多见,这与房室同步的完全丧失有关。也见于房室收缩不能完全达到同步化的双腔起搏器的患者。在应用起搏器的患者中,可以观察到几乎所有类型的心律失常。

一、心室竞争心律

当存在自身心律时,自身窦性或异位起搏点将与起搏器刺激竞争对心室的控制,从而发生竞争心律,这种心律若出现在易损期则可以引起心室颤动。可见于 VOO 起搏器或心室感知器感知功能不良时(见起搏器故障)。

二、心房竞争心律

AOO 起搏器以固定频率发放电脉冲刺激心房,心房无感知功能;房室顺序起搏器(DVI)也无心房感知功能,其所发出的心房刺激可能与自身心房激动发生竞争,若落于易损期则可以引起心房颤动。也可以见于心房感知器感知功能不良时。

三、房室分离

应用 VVI 起搏器的患者,不能感知心房电活动,对于完全性或高度房室阻滞患者,可以形成房室分离(图 2-30-9、图 2-30-11)。

四、起搏器逸搏-窦性夺获心律

植入 VVI 起搏器的患者,当窦性搏动下传时可形成起搏器逸搏-窦性夺获心律(图 2-30-29)。

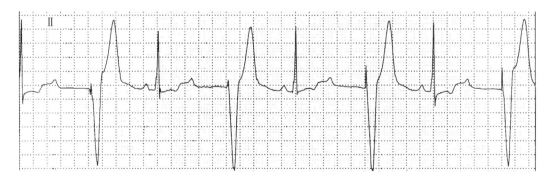

图 2-30-29 起搏器逸搏-窦性夺获心律

图示二度房室阻滞伴 3∶1 房室传导,可见 VVI 起搏器形成的逸搏及窦性夺获二联律。

五、起搏器介导的心动过速

房室交接区具有逆向传导时,起搏的 QRS 波群后可产生 P⁻波,称为心房回波,此回波可经房室交接区下传心室,产生反复搏动(图 2-30-30)。若该心房回波被起搏器感知并经 AV 延迟后触发心室起搏,心室起搏的 QRS 波群又可经房室交接区逆向传导至心房产生 P⁻波,如此反复则形成了起搏器介导的心动过速(pacemaker mediated tachycardia,PMT),心室率通常为 90~130 次/分(图 2-30-31)。此时可通过取消心房感知功能(如采用 DVI 模式)或程控延长心室后心房不应期使 P⁻波不被感知而使心动过速终止。

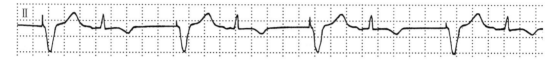

图 2-30-30　VVI 起搏器产生的室性反复搏动(心房无感知功能)

在每一个起搏心室的 QRS 波群后的固定位置出现了 P⁻波,随后激动折返至心室。

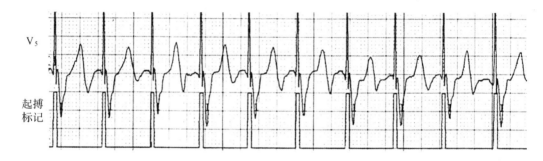

图 2-30-31　DDD 起搏器介导的心动过速

可见 T 波终末部的 P⁻波被感知后触发心室起搏,由此形成 115 次/分的心动过速。由于 P⁻波与 T 波重叠稍有不同,使 P⁻波深浅不一。

六、起搏器故障

起搏器故障可表现为:①起搏停止;②间歇起搏;③起搏频率改变;④特殊功能丧失,如感知功能、AV 延迟等(图 2-30-32、图 2-30-33)。

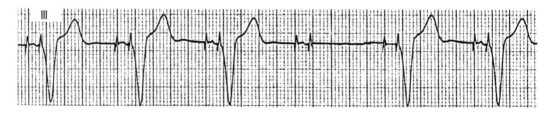

图 2-30-32　DDD 起搏器房室顺序起搏

图示第 4 组电脉冲信号起搏心房、未起搏心室;第 5 组电脉冲信号起搏心室、未起搏心房。

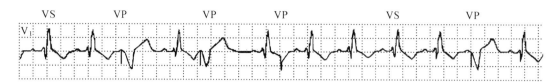

图 2-30-33　VVI 起搏器间歇性失感知

V_1 导联示窦性心律,完全性右束支阻滞。起搏频率 50 次/分。第 1 及第 4 个起搏电脉冲是在感知到其前 1.2s 处的 QRS 波群(VS)而发放,但未感知到距其较近的 QRS 波群。第 2 及第 3 个起搏电脉冲以 VOO 模式发放,第 3 个起搏电脉冲落在心室的有效不应期而未起搏心室。

　　常见原因为:①起搏阈值改变;②电极导线脱位;③电极导线断裂;④电池耗竭;⑤起搏器电子元件失灵等。前两项多于起搏器植入不久发生;后三项多于起搏器植入数年后发生,但起搏器电子元件失灵在目前很少发生,故不作为首先考虑的内容。

第三十一章 心室晚电位

第一节 概　述

一、概　念

心室晚电位(ventricular late potential，VLP)指发生在 QRS 波群的终末部并可延伸至 ST 段内的心室局部迟发的心电活动，呈高频(25～250Hz)、低振幅(25μV 以下)的碎裂波。特点是：①常见于折返性室性心动过速患者，尤其是伴有心肌梗死的室性心动过速患者；②延迟发生；③高频成分；④低振幅，微伏(μV)级；⑤不规则的碎裂波；⑥是一项判断预后及危险性很有用的检查技术；⑦可在心内膜或心外膜实时标测记录到，也可以用信号平均心电图(signalaveraged electrocardiogram，SA-ECG)在体表记录到。

二、发生机制及病理生理学

心室晚电位由部分心室肌的延迟除极所引起，是一种病理现象。由于心室肌梗死后，在梗死的心肌内有小块的存活心肌，这些存活心肌可呈岛状分布(肌岛)，这是心室晚电位产生的基础。这些肌岛被坏死组织及纤维组织分隔，使电激动进入肌岛时出现延缓，引起各个肌岛的除极不同步，形成碎裂电位，同时也为折返激动提供了条件。由于激动缓慢且不同步进入肌岛，当较晚除极的肌岛除极时，较早除极的肌岛已除极完毕且恢复了应激，故可接受其他晚除极肌岛的激动，在肌岛与肌岛之间形成微折返，这是形成折返性室性心动过速的基础。

第二节 检测方法

心室晚电位的检测分为有创性与无创性两种。有创性是在开胸手术时作心外膜标测及心导管法作心内膜标测。此为直接记录法，其优点是能实时每搏记录，干扰小、检出率高、可靠性强；缺点是只能在有条件的医院开展，不能普及。无创性是在体表记录，因心室晚电位为微伏级，体表心电图很难记录到，故采用高振幅放大器和电子叠加技术(即信号平均心电图)可在体表记录到。对信号叠加技术要求叠加相同心搏，去除期前收缩。信号平均心电图作为一种无创性检查方法，可在各级医院开展。

一、信号平均心电图

由于心室晚电位属于微伏级电位，最易受噪声干扰，因此要记录到理想的心室晚电位，必须消除噪声。

1. 噪声的来源 ①骨骼肌:主要是呼吸肌;②心跳的机械振动;③记录仪器本身:例如放大器电极;④交流电源;⑤电磁辐射:手机、电视机等;⑥呼吸运动至基线不稳。

2. 消除或减少噪声 ①处理好放置电极部位的皮肤,患者处于安静状态,远离交流电源线路;②增加心搏的叠加次数:噪声无规律性,可时大时小,时上时下,时正时负,故叠加次数越多,噪声越小,其减小程度与叠加的心动周期成正比。按叠加次数的开方值 $\sqrt{N}$ 为噪声减少的倍数(N 为叠加次数)。叠加 100 次即可使噪声减少 10 倍,如果叠加 200 个心动周期,足以使噪声减低至 $1\mu V$ 以下。心室晚电位是一种有规律的电位,出现在 QRS 波群终末的固定位置,故随着叠加的心动周期增多,电位也增大。

3. 心室晚电位的记录 常采用时间信号叠加技术,即按时间顺序采集同一导联的心电信号,选一固定点(触发点)为标准,对齐各心动周期进行叠加,这种方法采用双极导联叠加心搏,由前置放大器、模数转换器、信号叠加仪、资料显示及贮存装备组成。由于心室晚电位是一种高频低振幅信号,获取这种信号,需要滤去低频信号,因此采用高通滤波(高频通过)以滤掉低频信号。25～40Hz 为较理想的高通滤波频率。

信号平均心电图仪的滤波方式分为单向及双向滤波两种。单向滤波从 QRS 波群起点开始向 T 波方向进行,这种滤波可能在高振幅的信号急速下降时出现低振幅的振荡波,称为振铃现象(ringing),这种伪差出现的部位恰是心室晚电位出现的部位,故可以导致心室晚电位被掩盖。为解决这一问题,Simson 提出了双向滤波,这种滤波先从 QRS 波群起始部开始滤波,直到 QRS 波群中部为止,然后反向滤波从 T 波前开始逆向滤波直到 QRS 波群中部为止,这样把振铃现象移至 QRS 波群中部,不影响心室晚电位的检出。

4. 电极位置 记录信号平均心电图时,选用正交 X、Y、Z 双极导联。X 导联:正、负极分别在第 4 肋间左、右腋中线处;Y 导联:正、负极分别在左腿上部及胸骨柄;Z 导联:正、负极分别在 V_2 及其背部的相对应处。抗干扰电极在 V_1 处。

先记录正交心电图,再分别放大后用 25～250Hz 的高通滤波(双向),将放大信号数字化并叠加平均,由微机对 X、Y、Z 导联心电图的每个对应点进行均方根(root mean square, RMS,即 $\sqrt{X^2+Y^2+Z^2}$)处理,产生一个综合 QRS 波群,称为滤波后的 QRS 波群(filtered QRS complex),晚电位的参数由此而导出。

二、心室晚电位的判别及阳性标准

1. 心室晚电位的判别 正确的诊断程序是先看图,然后再看参数。正常图形的 QRS 波群末尾陡直,如"烟筒状",而心室晚电位阳性的图形 QRS 波群末尾有一"尾巴",即心室晚电位(图 2-31-1)。

2. 心室晚电位阳性标准(时域分析) 心室晚电位可用三项参数表达:①QRS 波群总时限(total QRS)或称为滤波后 QRS 波群时限(FQRS);②QRS 波群终末 $40\mu V$ 以下(under $40\mu V$)振幅持续的时限(LAS)或称为高频低振幅时限(HFLA);③QRS 波群终末 40ms 内的均方根电压(RMS_{40})。

心室晚电位阳性标准(采用 40Hz 高通滤波):①total QRS≥120ms;②LAS≥40ms;③RMS_{40}<20μV。三项均阳性或 RMS_{40} 阳性加上任何一项阳性即为心室晚电位阳性。

以上为参考指标,目前尚无一致标准,各实验室应制定自己的正常值。

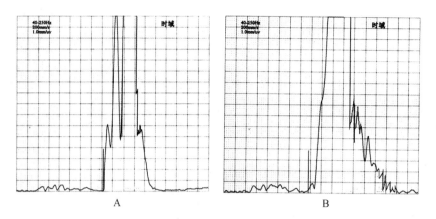

图 2-31-1 心室晚电位阴性(A)及阳性(B)

三、心室晚电位报告格式

心室晚电位报告格式各医院不尽相同,但三项参数均不可少。

(一)一般项目

编号、姓名、性别、年龄、滤波频率、叠加次数、日期。

(二)诊断指标

1. 间期(ms) ①std QRS(标准 QRS 时间,未滤波);②total QRS;③LAS(HFLA 或 under 40μV)。

2. 电压(μV) ①RMS_{40};②noise level(噪声水平)。

四、注意事项

(一)心室晚电位测量

采用目测与微机相结合的方法。

1. 确定心室晚电位起点 QRS 波群与高频低振幅波之间的等电位线处,如无等电位线,则把 QRS 波群终末振幅低于 40μV 处作为心室晚电位起点。

2. 确定心室晚电位终点 在低振幅信号超过基础噪声 3 倍处作为心室晚电位终点。

3. 心室晚电位时限 心室晚电位起点至终点的距离,应大于 10ms。

4. QRS 波群总时限 滤波后 QRS 波群起点至心室晚电位终点的时限。

5. 标准 QRS 波群时限 未经滤波的 X、Y、Z 导联上最长的 QRS 波群时限。

(二)束支阻滞

右束支或左束支阻滞时均因 QRS 波群时限过长而造成心室晚电位识别困难。

(三)基础噪声值的控制

基础噪声值应低于 1μV。

五、影响心室晚电位检测的因素

可以引起心室晚电位假阳性或假阴性的因素是:①信号平均时固定点不稳定,使心室晚电位消失;②心室晚电位振幅太小不易检出;③心室晚电位出现较早使其淹没于 QRS 波群

之中；④心室晚电位过于短暂而被滤掉；⑤计算机识别误差；⑥室性心动过速发生机制不是
折返。

第三节　临床应用

一、心室晚电位与正常人

正常人的心室晚电位为阴性，阳性者罕见，约为 $0\sim6\%$。对于心室晚电位阳性者应加
强监测及追踪观察。

二、心室晚电位与室性心律失常

产生室性心律失常最常见的机制是折返激动，而折返激动使折返径路上有了电活动，
这种电活动即表现为心室晚电位，故心室晚电位阳性是预测折返性室性心动过速发生的一
项可靠的指标。急性心肌梗死伴持续性室性心动过速或心室颤动而发生猝死者，其心室晚
电位阳性率为 $80\%\sim90\%$。因此，心室晚电位阳性可预测患者可能发生恶性室性心律失常
及猝死，并且有较高的预测价值，对这类人群应加强监测和追踪观察。

三、心室晚电位与冠心病

经冠脉造影证实的冠心病患者的心室晚电位检出率约 50%。动物实验和临床研究表
明，急性心肌梗死早期心室晚电位阳性率低，二周左右达高峰，以后逐渐稳定，并可持续存在到
心肌梗死陈旧期。下壁心肌梗死心室晚电位阳性率高于前壁心肌梗死，其可能的机制是下壁
心肌除极晚于前壁，故下壁心肌梗死后心室晚电位易在 QRS 波群终末显示出来，而前壁除极
较早，即使有心室晚电位也掩埋在高大的 QRS 波群之内而不易显示出来。急性心肌梗死患
者经有效的溶栓治疗后心室晚电位检出率明显减少，而且明显低于没有经过溶栓治疗者。

四、心室晚电位与左室功能

心室的病变可以出现心室晚电位，而心室的病变也可以导致左心室功能下降，故左心
室功能与心室晚电位密切相关。研究表明，心室晚电位阳性者往往伴有左心功能不全，两
者呈正比关系，即左心室功能受损越重，心室晚电位阳性率越高。

五、心室晚电位与其他心脏病

凡是能引起心肌变性坏死者均具有形成晚电位的基础。弥漫性（散在性）坏死时，在变
性及坏死心肌与正常心肌之间可产生局部缓慢传导形成碎裂电位，使心室晚电位阳性。见
于心肌炎、心肌病、致心律失常性右心室发育不全、心脏外科手术等。

六、心室晚电位与晕厥

晕厥原因不明者而心室晚电位阳性通常提示晕厥发作是由于室性心律失常所致，并认
为这是一项敏感和可靠的指标。因此，在患者晕厥发作的间歇期，为查明晕厥原因应常规
做心室晚电位检查。

第三十二章　动态心电图

动态心电图（ambulatory electrocardiography，AECG 或 dynamic electrocardiogram，DCG）是在人体各种状态下，以随身佩带的便携式记录器长时间连续记录得到的心电图。记录时间为 24～72h，通常应记录一个完整的生活周期（24h），这对于记录一过性及间歇性的心电变化优于普通心电图。动态心电图于 1957 年由美国物理学家 Norman J Holter 发明，因此又称为 Holter 监测（Holter monitoring）或 Holter 心电图（Holter ECG）。

第一节　动态心电图装置

动态心电图装置包括记录系统与回放系统两部分。

一、动态心电图的记录系统

记录系统由记录器及导联系统组成，其功能是将患者的心电信号记录在磁带或电子存储器上。

（一）记录器

1.磁带式记录器　经改进的磁带式记录器体积小、重量轻，可以将心电信号经数字化处理后再记录在磁带上，因此克服了波形的失真等，故目前仍在应用。

2.固态式记录器　包括固态存储器及闪烁存储器。采用超大规模存储集成电路，克服了磁带式记录器的机械故障及寿命短的缺点，具有实时分析及数字存储功能。

（二）导联系统

导联由原来的双极单导联发展到双极双导联及双极三导联的同步记录。多导联在诊断心肌缺血、心律失常等方面明显优于一个导联，十二导联同步记录已应用于临床并已显示出其优越性。

动态心电图三导联的同步记录可同步模拟记录 V_1、V_3、V_5 或 V_1、V_5、aVF 等导联。每两根导联线（有正、负极）构成一个导联，形成一个通道，目前三个通道同步记录仍在使用。

电极的放置：动态心电图电极安放比常规心电图有更高的要求，需清洁表皮及去脂，以避免记录时干扰的发生。电极常采用银-氯化银一次性粘贴电极或非极化型金属电极。模拟 V_1（CM_1、MV_1）导联：正极置于 V_1 处，负极置于胸骨柄左侧；模拟 V_3（CM_3、MV_3）导联：正极置于 V_3 处，负极置于胸骨上端；模拟 V_5（CM_5、MV_5）导联：正极置于 V_5 处，负极置于胸骨柄右侧；模拟 aVF（MaVF）导联：正极置于左腋前线肋缘，负极置于左锁骨下窝。接地电极（地线）一般置于右腋前线第五肋骨上。导联的选择应根据不同的检测目的而定。如果分析心律失常须有 CM_1 导联，该导联显示 P 波较好；如果分析下壁心肌缺血及梗死、左束支分支阻滞须有 MaVF 导联；如果分析前间壁、前壁缺血须有 CM_3 导联；无论何种情况，

CM_5导联常是不可缺少的导联。十二导联常采用真实的十二导联系统,用 10 个电极。安放位置依次是右肩(RA)、左肩(LA)、右下腹(RL)、左下腹(LL),构成六个肢体导联;六个胸导联电极安放位置同常规心电图,这样记录的动态心电图与常规十二导联心电图十分近似。在佩带记录器进行动态心电图检查期间,应作好生活日志的记录,按时间顺序记录活动状态和有关症状,无症状出现时也应填写。完整的生活日志对于正确分析动态心电图具有重要的参考价值。

二、动态心电图的回放分析系统

回放分析系统主要由计算机系统和心电分析软件组成,能自动对磁带或固态记录器记录到的 24h 或更长时间的心电信号进行回放分析。回放速度为记录速度的 60～480 倍。通过人机对话进行心电资料检查、判断、修改和编辑,最后打印出数据、图表及异常心电图图例,并作出诊断。

第二节 动态心电图的正常值

动态心电图是在各种状态下记录的心电活动,包括安静时、睡眠时及活动时等,故可使不同时段所记录的同一通道的心电图出现一定的变异,也与所模拟导联的心电图有所不同,因而有别于普通心电图。普通心电图主要是指在安静状态下记录的心电活动,故动态心电图与普通心电图的正常值是不一样的。

一、心 律

基础心律为窦性心律。正常情况下可出现窦性心动过速(运动时)、窦性心动过缓(睡眠时)、窦性心律不齐(各个时间)、窦性停搏(停搏时间应小于 2s,仅见于睡眠时)。

二、心 率

正常人 24h 窦性心率变化很大,为 40～180 次/分。24h 心率总数约为 10 万次,睡眠时最低,剧烈运动时最高,老年人活动时心率常不超过 160 次/分。分析心率时要看患者当时处于什么状态,例如最低心率必须发生于睡眠时,如果在清醒状态下出现 40 次/分的心率即为异常,而安静状态下出现 180 次/分的心率也为异常。

三、室上性心律失常

正常成人 24h 内室上性期前收缩小于 100 次或每小时小于 5 次。短阵偶发的室上性心动过速见于各年龄组,偶尔发生短暂的心房扑动、心房颤动,但可自行恢复。

四、室性心律失常

大约 50% 的正常人可以发生室性心律失常,且随年龄而增加。室性期前收缩 24h 小于 100 次或每小时小于 5 次。偶尔在睡眠时可发生短阵室性心动过速。

五、房室阻滞

大约 1%～12% 的正常人可发生房室阻滞,常为一度及二度Ⅰ型。主要发生在睡眠时,多为暂时性,与迷走神经张力增高有关。

六、ST-T 变化

正常人运动时 ST 段可呈斜型压低,T 波可低平,少数呈倒置。然而 ST-T 的变化有时在生理与病理之间而难以界定,需结合病史、症状及临床资料综合分析判断。

第三节　动态心电图的临床应用及分析报告

一、临床应用

1.与心律失常有关的症状检测　用于心悸、晕厥、心前区疼痛等的鉴别诊断,了解这些症状是否与心律失常有关。

2.各种心律失常的检测　能完整地观察包括间歇性、阵发性、持续性或有症状及无症状等心律失常的发作及缓解过程,对于进一步确定心律失常的性质有较大的帮助。

3.心肌缺血的诊断　目前动态心电图仍是研究日常生活中心肌缺血的可靠方法之一。对于诊断一过性心肌缺血及心绞痛发作时的心电图改变、判断心绞痛的类型有重要的临床价值。

4.评价药物疗效　用于抗心律失常药物及改善冠状动脉供血药物给药前后的观察,了解心律失常及心肌供血改善情况,进一步判断该药物是否有效,为临床用药提供客观依据。

5.评价起搏器功能　了解起搏器的起搏和感知功能,以及电极有无脱位、电池是否耗竭、检测与起搏器有关的心律失常等。还可作为安装起搏器的适应证选择。

6.心率变异性分析　心率变异性(heart rate variability,HRV)是指通过测定窦性心律时连续的 RR 间期差值变化程度,得出间接反映支配心脏的自主神经张力变化的指标。由于自主神经对心脏的正常调节作用,使得心率能随着人体不同的生理状态而改变。当交感神经兴奋时心率加快,迷走神经兴奋时心率减慢,两者的协调和平衡维持着心脏正常频率的变化,使心率出现正常的变异性,以维持人体正常的生理需求。正常健康人的心率变异性较大,而一些严重的疾病如冠心病、充血性心力衰竭、糖尿病神经病变等心率变异性降低。急性心肌梗死患者心率变异性低者死亡的相对危险性明显增加。迷走神经张力降低是导致心脏性猝死发生的独立危险因素。新型的动态心电图机均有此项功能,将 24h 的窦性心搏经计算机处理后即可对心脏自主神经功能作出定量判断,用于预测心脏性猝死。

二、分析报告

动态心电图通过回放进行分析并出具报告。其主要内容包括:①监测总时间,以及在不同时间、不同状态下的心电变化;②心率概况:包括最小心率、最大心率、平均心率,以及监测时间内 QRS 波群总数;③室上性及室性心律失常:包括期前收缩、心动过速、扑动及颤动等;④传导阻滞和停搏;⑤心率变异性分析;⑥ST 段异常改变的诊断及定量分析;⑦QT

间期变化的定量分析;⑧诊断结论。

不同厂家生产的动态心电图仪所记录出的心电图的表现形式也不尽相同(图 2-32-1、图 2-32-2)。

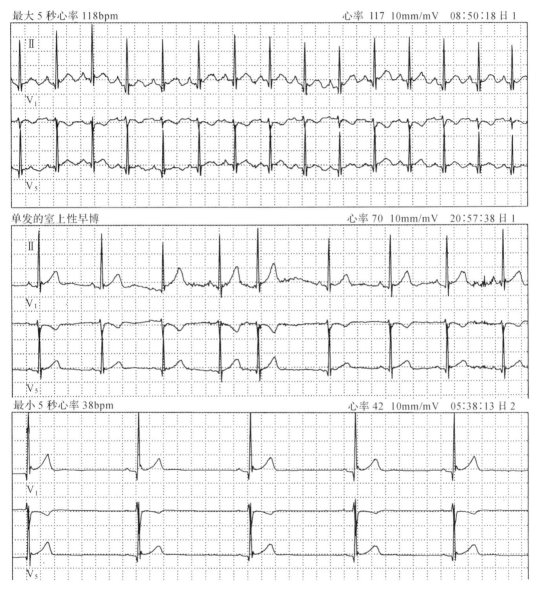

图 2-32-1 不同时段的三幅动态心电图

患者男性,40 岁。三导联同步记录可见到不同的心率(最大心率、正常心率及最小心率)表现。

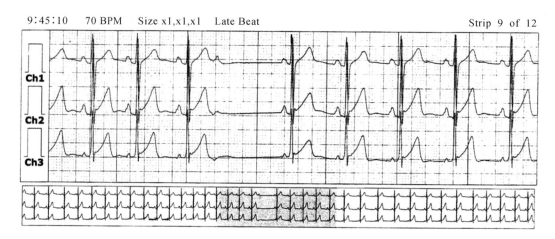

图 2-32-2　同步记录的三个通道(CM$_1$、CM$_5$ 及 MaVF 导联)的动态心电图

患者男性,18 岁。可见未下传的房性期前收缩。

第三十三章 心电图名词

第一节 触发活动

一、概 述

触发活动(triggered activity)指由于儿茶酚胺浓度升高、低血钾、高血钙及洋地黄中毒等,使心房、心室、希-浦系统在一次正常除极后再次产生除极活动,又称为后除极(after depolarization)。根据后除极在动作电位时相中出现的早晚,分为早期后除极(early after depolarization,EAD)及延迟后除极(delayed after depolarization,DAD)两种。若后除极的振幅增高达到阈电位时,即可触发一次动作电位的产生,引起一次期前收缩。若后除极连续发生,即可引起心动过速。实验证明,洋地黄中毒和浸浴于不正常离子浓度溶液中的浦肯野纤维存在这种触发活动。

二、发生机制

(一)早期后除极

早期后除极发生在动作电位的 2 相或 3 相早期,即发生在复极完成前的膜电位振荡。此时钠通道失活,主要为活跃的钙离子流。2 相及 3 相早期大致相当于心电图中的 ST 段及 T 波起始部。在正常情况下,正离子在 2 相的外流与内流保持平衡,故呈一平段。病理情况下,在 2 相引起正离子内流增加及外流减少,使膜内电位升高,形成振荡电位,影响 3 相复极,因而可延长动作电位,延迟复极,引起早期后除极。当早期后除极引起的振荡电位达到钙离子的阈电位时,即可触发新的动作电位,表现为期前收缩,若连续触发则形成心动过速(图 2-33-1)。

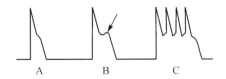

图 2-33-1 早期后除极示意图

A. 正常动作电位;B. 发生早期后除极(箭头),振荡电位未达阈电位;C. 振荡电位达阈电位并连续触发三次动作电位,形成心动过速。

1.引起早期后除极的常见原因 凡是影响 3 相复极而使动作电位曲线滞留在平台期(2 相)的因素均可导致早期后除极。可见于①药物:β 受体阻滞剂(如 Sotalol);②儿茶酚胺浓度升高:儿茶酚胺通过环磷酸腺苷(CAMP)环节促进钙离子的内流,利于早期后除极的发生;③低血钾、高血钙:低血钾改变了心肌细胞膜对钾离子的通透性,使 K^+ 外流减少,而延迟 3 相复极的进行,使动作电位滞留于 2 相;细胞外高钙提供了内向钙离子流的条件,从而使膜电位升高;④心肌纤维的损伤:如室壁瘤、心力衰竭引起心肌纤维牵张或损伤,也可以引起正离子内流增加,导致早期后除极的发生。

2. 早期后除极引起的心律失常特点　①如果触发条件不变,触发活动的期前收缩偶联间期相对固定,可形成二联律;②室性期前收缩发生在前一心动的 ST 段终末及 T 波开始(R on T),故室性期前收缩偶联间期可极短(0.28~0.32s),窦性搏动的 QT 间期通常正常,可形成多形性室速,作用于钠通道的Ⅰ类抗心律失常药无效,而Ⅳ类钙通道阻滞剂(维拉帕米)有效;③随着触发活动本身的复极,膜电位逐渐降低(负值变大),心动过速可自行终止,终止前其心动过速频率可逐渐减慢,即冷却现象(cool down);④超速刺激可终止早期后除极引起的心动过速,因为超速刺激使动作电位时间缩短,不利于触发活动的形成,刺激停止后心动过速可再发。基础心率减慢,有利于早期后除极形成及心动过速的发作(属于慢频率依赖性)。

(二)延迟后除极

正常非自律细胞的动作电位 4 相是一平段,无电位变化。延迟后除极就是发生在动作电位复极完成后的 4 相,并表现出电位变化,形成振荡电位,这可于复极完成后数毫秒到数百毫秒发生。当振荡电位振幅达到钠离子的阈电位时,即可触发新的动作电位,表现为期前收缩或心动过速(图 2-33-2)。延迟后除极是由于细胞内钙异常增加,使得钙超负荷,导致细胞膜对钠的通透性增加,在这种病理情况下,4 相引起 Na^+-Ca^{2+} 不成比例地交换,外出 1 个 Ca^{2+},进入 3 个 Na^+,故电荷是 3∶2 交换,由此引起钠内流增加。因此,延迟后除极在 4 相的内向离子流是钠而不是钙,所以作用于钠通道的Ⅰ类抗心律失常药有效,而钙通道阻滞剂可以间接有效。

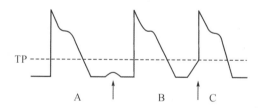

图 2-33-2　延迟后除极示意图

A. 正常动作电位,其后发生延迟后除极(箭头),振荡电位未达阈电位;B. 正常动作电位,其后发生延迟后除极(箭头),振荡电位达阈电位(箭头)并触发一次动作电位(C),形成期前收缩。TP. 阈电位

1. 引起延迟后除极的常见原因　①洋地黄中毒:抑制了细胞膜上的钠-钾泵,使细胞内钠不能及时泵出,导致细胞内钠增加,在 4 相又通过 Na^+-Ca^{2+} 不成比例的交换,引起 Na^+内流增加,导致延迟后除极的发生;②儿茶酚胺升高:促使 Ca^{2+} 内流增强,引起细胞内 Ca^{2+}超负荷,通过 Na^+-Ca^{2+} 交换,使 Na^+ 内流增加,引起延迟后除极;③低血钾:K^+ 与 Ca^{2+} 竞争性地进入细胞内,当细胞外低钾时,使 Ca^{2+} 进入细胞内增加,最终通过 Na^+-Ca^{2+} 交换,使

Na^+内流增加,引起延迟后除极;④超速起搏:有利于细胞内Ca^{2+}积聚,使延迟后除极幅度增大,达到阈值即可形成触发活动,故延迟后除极属快频率依赖性。单一的一次期前收缩也能形成触发活动。

2.延迟后除极引起的心律失常特点　①触发活动发生于延迟后除极顶峰,期前收缩的偶联间期必然短于其前的心动周期;②洋地黄或儿茶酚胺引起的触发活动常能自行终止,终止前心率逐渐减慢(冷却现象);③超速起搏或程控期前刺激可引起、也可终止这一触发活动。起搏引起的过极化是心动过速终止的原因。

三、临床意义

由触发活动引起的心律失常已受到医学界的重视,但目前在完整的人体心脏直接作出触发活动的诊断仍有困难,有些机制仍不清楚。触发活动在体表心电图上也不能直接表现出来,只能通过间接分析来研究这一现象在临床上的有关问题。以下是与触发活动有关的心律失常:

1.多形性室速伴极短偶联间期　特点:①偶联间期常小于300ms;②Ⅰ、Ⅱ、Ⅲ类抗心律失常药无效;③交感兴奋药可加重发作;④钙通道阻滞剂(维拉帕米)有效。

2.特发性单形性室速　特点:①室速发作时呈右束支阻滞伴电轴左偏;②室速可被心房或心室刺激诱发或终止;③室速起源于左心室下壁心尖部或后间隔部;④窦律时心电图正常;⑤钙通道阻滞剂有效。

3.多源性房速　认为是触发活动引起的,钙通道阻滞剂有效。

4.洋地黄中毒性心律失常　认为与延迟后除极有关。

5.与触发活动有关的其他情况　如室壁瘤、心力衰竭、缺氧、儿茶酚胺浓度升高、低血钾等。

第二节　遥控监测心电图

一、概　念

遥控监测心电图(telemetric electrocardiogram)是把人体的心电信号以无线电波的形式发射出去,作较近距离传送,简称遥测心电图。

二、简　介

遥测心电图的发展经历了以下几个阶段:①调幅式:利用无线电信号的幅度表现心电信号的波形。因为噪声也以幅度形式表示,故易受干扰;②调频式:采用噪声与心电信号的频率不一致来克服噪声的干扰,但通信所占的频率范围大,即通频带较宽;③超高频式:可正确检测心电波形,但容量设置受影响;④数字式:解决了上述不足,且图形不失真。

三、原　理

心电遥测系统分为袖珍发射器和模块式接收机两大部分。袖珍发射器小而精巧,佩戴在患者身上,通过电极采集患者的心电信号,经放大、调制后以无线电波的形式发射出去。模块接收器通过无线电波接收信号,并还原为心电信号,再通过中央监护系统显示出心电波形。

四、电极放置及心电图表现

(一)电极放置

电极通常放置在胸部,以减少干扰,患者可以自由走动。

1. 放置原则　使 P 及 QRS 波群波形达到最大,且不影响常规心电图的检查、心电复律及体外起搏等。

2. 放置部位　如果袖珍发射器配置的是三条导线,即红色电极(＋)、黄色电极(一)、黑色电极(地线),则在心底(右锁骨下)放置负极,心尖(左季肋部或 V_5 低 $1\sim2$ 肋部位)放置正极,地线(无干电极)放置在左锁骨下或胸部方便的地方。

(二)心电图表现

1. 模拟Ⅱ导联　电极在右锁骨下(一)及左季肋部(＋),心电图类似于Ⅱ导联。

2. 模拟Ⅰ导联　电极在右锁骨下(一)及左锁骨下(＋),心电图类似于Ⅰ导联。

3. 模拟Ⅲ导联　电极在左锁骨下(一)及左季肋部(＋),心电图类似于Ⅲ导联。

三根导线只显示 1 个通道的心电图,只要把正、负电极置于心脏的两侧、上下或能形成电位差的两点,即能显示心电波形。正负极(导联轴)与心电除极方向平行,则波形大,若垂直则波形小。增加导联线可同步记录 2 个或多个通道的心电图。

五、临床应用

1. 遥测范围　通常距离限定在 $30\sim50m$(半径),即在一个病区内作心电监测。中央监护系统放置在病区中间,这样可以扩大监测范围。通常把被监护患者安置在距中央监护系统较近的病房,以达到最佳监护效果。遥测距离越远,越易受到干扰。

2. 多床监护　通常一套中央监护系统可同时监护 $4\sim8$ 个患者,或更多一些。每个遥测仪均有自己的频道。

3. 心电数据的计算机处理　由计算机处理心电数据便于快速作出分析及判断,使遥测系统的功能多样化,主要表现在以下几方面:①心电波形的实时显示:在监护屏上可以及时看到心脏的每一次电活动,屏幕上有标尺,可测量分析;②心电波形的冻结分析:当看到异常波形时,可把这段图形固定下来(冻结),便于静止状况下的测量分析;③心电数据的存储:24 小时心电图数据保存在硬盘里,便于回顾性分析;④心电波形的回顾显示:可任意选择存于硬盘上的 24 小时心电波形、数据,分析某时刻的心电活动情况;⑤心率趋势的回顾显示:根据 24 小时记录在硬盘的心率数据,可选择并分析任一时刻或任一时段的心率趋势,了解这一时段的心率变化情况及最高、最低心率;⑥报警设置:通过心率上、下限值或心律的变异设置报警,当超出设置范围时,仪器自动报警;⑦心电诊断报告的打印和输出:根据病情,可打印出所需要的图形、数据。

第三节 电话传输心电图

一、概 述

遥控监测心电图解决了较近距离的遥控监测,但尚不能进行远程监测。因此,利用电话线路作远程心电监测的电话传输心电图(transtelephonic electrocardiogram monitoring, TTM)应运而生,从而使远程心电监护及远程会诊得以实现。电话传输心电图是利用电话线路作为心电信号的传送通道来进行心电监测和诊断的,又称为电话传输心电图监测。

二、简 史

电话传输心电图的发展经历了以下三个阶段:

1. 模拟调频传输阶段 是将心电信号调制成音频信号,经电话线路传送,由于音频信号的衰减,使心电图失真,影响了临床诊断。

2. 台式数字传输阶段 心电信号在用户一侧的心电遥测仪中实现数字化,经电话线路传送至心电电话遥测中心,再还原为心电信号,这样在传送过程中没有信号的衰减,从根本上解决了图像失真。但用户侧的心电遥测仪由于是台式的,在监护中不便于患者活动。

3. 袖珍心电监测发送装置 心电遥测仪被设计成袖珍的可随身携带的形式,由电池供电,监测时可以走动,不影响日常生活。

三、原 理

电话传输心电图由中央监护(接收)系统及用户心电监测发送装置组成。每个用户心电监测发送装置都配有一个唯一的机号及自选密码号。用户拨通监护中心的电话号码后,根据电话语音提示,在电话机上输入自己的机号与密码,即可开始心电信号的传送。中央监护系统能同时为多个用户提供服务,并在收到心电信号的同时对所收到的心电图进行实时心律监护分析,发现异常立即自动报警,提醒医护人员紧急处理。

用户心电监测发送装置:由移动式手机和座机两部分组成。人体的心电信号经移动式手机数字化处理后,以无线电波形式发送出去,由置于30m距离内的座机接收后转发到监护中心。座机专为无线转发而设计,它实现了用户与电话线的完全隔离、心律失常的自动报警以及用户和监护中心之间的自动通信联系。患者可根据自己的情况,进行持续的心电监测,也可以在出现症状时进行心电监测。

四、中央监护系统的主要功能

1. 心电波形的显示 通过电话线路将患者的心电图在中央监护的屏幕上显示出来。

2. 心电图的自动分析 对采样后的心电图进行实时分析与测量,自动提取 RR 间期、

QRS 波群宽度以及 ST 段变化情况等基本参数。对严重心律失常进行实时报警。

3.心电数据的存储及心电波形的检索。

4.心电图诊断与报告　将患者的基本档案资料以及发来的心电信息提供给医护人员，由医生综合分析后自动打印出格式化的诊断报告。

5.其他功能　档案管理、网络会诊、计费管理、系统打印、系统维护。

五、临床意义

1.及时了解病情　因电话心电遥测系统可实时监测患者的心电活动情况，便于了解患者当时的心电变化、治疗效果及起搏器工作状况。患者可以在有症状时随时启动心电监测发送装置，利于医生及时制订新的治疗方案及提供急救措施。

2.进行医院内各病区的会诊及患者出院后的随访。

3.用于健康保健及院前急救服务　对于心血管疾病患者，在出现症状时能及时发现心电活动情况，利于院前急救服务。

第四节　早期复极

一、概　　述

早期复极（early repolarization）亦称过早复极，是指心电图上某些导联 ST 段抬高，而又无明确器质性心脏病，故通常认为是一种正常变异。成年人发生率约为 $1 \sim 2.5\%$，多见于健康的青年人群，男性多于女性，一般无明显临床症状，常在体检中发现。由于早期复极的心电图可出现 J 波，而 J 波在人类可见于生理及病理情况；早期复极与 Brugada 综合征也有许多相似的心电图表现，而且近年来有猝死的案例发生，故当早期复极患者出现晕厥、猝死等相关症状时称为早期复极综合征（early repolarization syndrome，ERS），此种情况不应认为是正常变异。

二、发生机制

早期复极的发生机制尚不完全清楚，可能与迷走神经张力增高有关。由于迷走神经张力增高，心率变慢，心室肌复极不均匀，导致动作电位 2 相缩短、3 相提前，使一部分心室肌在整个心室除极尚未结束之前即提前发生复极，引起 ST 段出现凹面型抬高。J 波的形成与瞬间外向钾电流导致提前复极有关，当某部分心室提前复极时，J 波可出现于 QRS 波群终末部分结束之前。运动或注射异丙肾上腺素后心率加快，可使心室各部分复极趋于一致，抬高的 ST 段可回复至基线；注射普萘洛尔后心率减慢，可增加心室各部分复极的不一致性，使 ST 段抬高更加明显。

三、心电图表现

1.ST 段抬高　ST 段呈凹面型抬高，以 V_4 或 V_3 导联最明显，同时伴有 J 点的抬高。J

点多在等电位线以上 0.1～0.4mV。肢体导联及 V_6 导联 ST 段抬高一般不超过 0.2mV,否则提示为病理性改变。ST 段抬高不伴有对应导联 ST 段的压低。ST 段抬高相对稳定,可持续数日、数月甚至数年不变。多伴有心动过缓,运动后心率加快可以使 ST 段恢复至基线。

2. 出现明显 J 波　表现为 QRS 波群终末部出现切迹、粗钝。J 波多见于 $V_3～V_5$ 导联。

3. T 波增高　胸前导联 ST 段抬高同时伴有直立、高大且双支对称的 T 波。在短促 15s 过度换气之后,高大 T 波可以转为倒置(类似冠状 T 波)。此种改变可能与交感神经兴奋引起心肌不同部位复极不一致的时间缩短有关。

4. QRS 波群增高　QRS 波群增高常见于胸导联,运动后可随着 ST 段的恢复而振幅降低(图 2-33-3)。

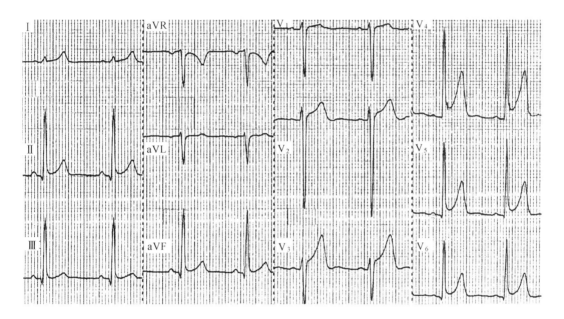

图 2-33-3　早期复极

男性,26 岁。体检可见 II、III、aVF 及 $V_4～V_6$ 导联 ST 段呈凹面型抬高,V_4 导联可见 J 波。

四、临床意义

早期复极患者可以出现心前区或胸骨后疼痛,因此需要与冠状动脉痉挛、急性心肌梗死、急性心包炎等病理性 ST 段抬高相鉴别。此时要密切结合临床表现及心电图前后对比、动态观察,当确定 ST 段及 T 波相对稳定、长时间内无明显变化或运动后 ST 段可恢复时,则可以诊断为早期复极。在下壁和/或侧壁导联出现早期复极的心电图改变者,具有较高的猝死风险。早期复极也可以随着年龄的增长而消失。

第五节　碎裂 QRS 波群

一、概　述

碎裂 QRS 波群(fragmented QRS complex,fQRS)是 Das 等于 2006 年提出的一个新的无创心电学指标,易于检测、分析及随访。与较多心内及心外疾病的临床表现、危险分层和预后判断等密切相关。它的出现通常提示心肌的除极化异常即除极过程中局部心室肌的传导连续性中断或传导延迟。碎裂 QRS 波群的出现可以导致恶性室性心律失常的发生,甚至猝死。

二、发生机制

碎裂 QRS 波群的产生常见于缺血性心肌病变(如心肌梗死、心肌缺血等)及非缺血性心肌病变(如心肌纤维化、心肌瘢痕、心室负荷过重、心肌细胞离子通道功能异常等)。当这些病变的心肌内出现散在的存活心肌时可呈岛状分布(肌岛),导致心肌除极化异常,引起局部心室肌的传导延迟等,即形成碎裂 QRS 波群,并且利于出现折返的形成而诱发恶性室性心律失常,甚至引起猝死的发生。碎裂 QRS 波群与心室晚电位的形成有相似之处,但心室晚电位为更低的电位(微伏级)故体表心电图不能直接记录到,而碎裂 QRS 波群电位较高(毫伏级)故体表心电图能够直接记录到。

三、心电图表现

碎裂 QRS 波群可以出现在窦性心律即窦性心律型碎裂 QRS 波群,也可以出现在异位心律即异位心律型碎裂 QRS 波群。

按 QRS 波群时间可分为窄型碎裂 QRS 波群及宽型碎裂 QRS 波群。

1.窄型碎裂 QRS 波群　①QRS 波群时间<0.12s;②在常规十二导联心电图中同一冠状动脉供血区内≥2 个相邻导联的 QRS 波群呈现多向(>3 向)波;或出现不同形态的RSR′(RsR′、rSr′、Rsr′、rSR′、rsR′)波(3 向波);或多个 R 或 S 波出现切迹;③排除不完全性束支阻滞(图 2-33-4)。

2.宽型碎裂 QRS 波群　①QRS 波群时间≥0.12s,主要见于完全性束支阻滞、心室起搏及室性期前收缩等;②在常规十二导联心电图中同一冠状动脉供血区内≥2 个相邻导联的 QRS 波群呈现多向(>3 向)波;或出现不同形态的 RSR′伴有 2 个或多个 R(R′)或 S(S′)波,③R 或 S 波出现 2 个或多个切迹;④心室起搏及室性期前收缩的碎裂 QRS 波群均不包括室性融合波(图 1-10-15)。

四、临床意义

缺血性及非缺血性心肌病变患者出现碎裂 QRS 波群提示心肌瘢痕的存在并可以出现折返性室性心律失常及猝死,导致死亡率显著增加,往往预后较差。在健康人群中出现碎裂 QRS 波群的意义尚待进一步研究。

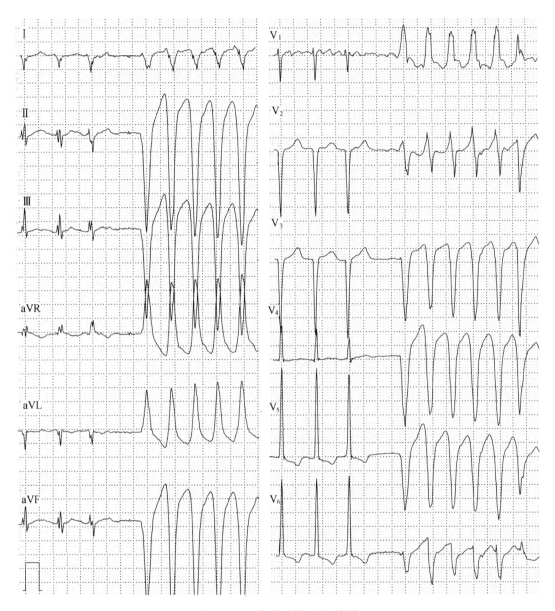

图 2-33-4　窄型碎裂 QRS 波群

男性,59 岁。一年前因急性心肌梗死住院治疗。因反复晕厥发作 1 天再次住院。临床诊断:陈旧性心肌梗死;心源性晕厥。心电图示 P 波消失,出现 f 波,为心房颤动。QRS 波群呈窄(0.10s)及宽(0.16s)两种,RR 间期不规则。在Ⅰ、aVL、V_2、V_3 导联出现 QS 波,其 ST-T 无明显改变,为陈旧性高侧壁及前间壁心肌梗死。在六个肢体导联的窄 QRS 波群(开始 3 个)出现多向波,为窄型碎裂 QRS 波群。该图还可以见到宽 QRS 波群心动过速,其形态不一,频率 176 次/分,为多形性室性心动过速。可见 R_{V_5} 为 3.2mV,$R_{V_5}+S_{V_1}$ 为 4.2mV,R_{V_6} 为 2.7mV,在 V_5 及 V_6 导联 ST 段呈斜型压低及 T 波倒置,符合左心室肥大。

第三篇　心电向量图学

第三十四章　心电向量图基础

心脏不同部位的心肌细胞在每一瞬间（瞬时，instantaneous）顺序激动时产生的具有空间方向及大小的电动力（即空间心电向量）经心电向量图仪转换并记录的平面环形图称为心电向量图（vectorcardiogram，VCG）。心电向量图仪首先将空间（立体）心电向量转换为空间（立体）心电向量环（vectorcardiographic loop），然后将该环投影在互相垂直的三个平面上形成三个投影图，即额（F）面、横（H）面及侧（S）面的平面心电向量图。在诊断房室肥大、心肌梗死及某些心律失常（如心室内阻滞、心室预激等）方面优于心电图，可用于弥补心电图的不足。心电向量图主要用于心血管疾病的辅助诊断，也能够很好地解释心电图图形的形成原理。因为心电向量图通常只记录一个心动周期，而心电图则是一系列心动周期的连续记录，故对于某些心律失常（如节律异常）的诊断心电图优于心电向量图。时间心电向量图的出现，可以连续记录一系列心动周期的心电向量环，随着这一技术的成熟将弥补心电向量图的不足。立体心电向量图的应用可以全方位、全视角（360°）旋转环体，消除了平面心电向量图的盲区及因视角原因而重叠的部分，更加有利于图形的观察与分析。心电图与心电向量图的结合能更好地促进心电学的发展。

第一节　心电向量及心电向量图的形成

心脏是由许许多多心肌细胞组成的形态不规则且有间隔的立体的空心器官，这些心肌细胞相互连接成走向不同的心肌纤维，这些心肌纤维构成了类球体的心房和心室。正常情况下心脏的激动起源于窦房结，窦房结除极产生的电流通过心脏内的传导束先后引起心房肌与心室肌的除极。当心肌细胞受到电刺激时即引起除极和复极。

34-1 心电向量图的概念

一个心肌细胞的除极和复极均可以产生一个小的心电向量（electrocardial vector），多个心肌细胞除极或复极时，其向量均可以综合成一个心电向量，即综合心电向量（resultant vector）。这种既有大小又有方向的电位幅度称为向量（vector），心肌细胞除极与复极时产生的电动力有大小和方向故称为心电向量。向量通常用一支箭表示，箭杆的长度表示向量的大小，箭头表示向量的方向，头为正，尾为负（见第一章）。由于心脏是立体的，故当心脏自开始除极到除极完全结束的不同时段均有不同部位的许多心肌细胞参与，因此在除极过程中的每一瞬间均有综合心电向量产生，这些瞬间综合心电向量的大小及方向在不断地发生变化，直至心脏除极结束。把这些在除极过程中形成的瞬间综合心电向量按照时间顺序排列出来，即形成空间心电向量（图 3-34-1A）。由于空间心电向量不便于分析诊断，因此以泪点（真实图）或曲线（绘图）将这些向量的头端连接起来并去除其内的综合向量就形成了心脏除极时的空间心电向量环，即空间 P 向量环及空间 QRS 向量环（3-34-1B）。向量的大小以环体的大小表示。空间心电向量环投影在三个平面上即形成平面心电向量图（3-34-1C）。

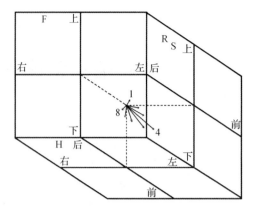

图 3-34-1A 空间 QRS 向量

　　F(额面)、H(横面)、RS(右侧面)为三个互相垂直的平面,其中间为心室除极形成的不同时段的 8 个瞬间空间 QRS 向量。在这些瞬间心电向量的时间、方向及大小不变的情况下,将它们的起始点统一移至圆心点。图中 1 表示 0.01s(10ms)的起始向量,然后顺钟向至 4 为 0.04s 的最大向量、至 8 为 0.08s 的终末向量。

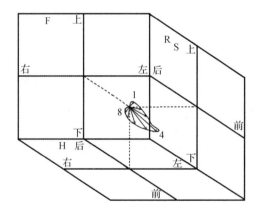

图 3-34-1B 空间 QRS 向量环的形成

　　将心室除极形成的不同时段的瞬间空间综合 QRS 向量的头端依次以曲线连接,形成空间 QRS 向量环。

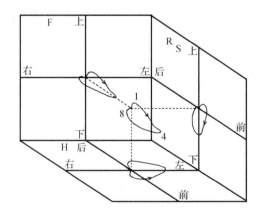

图 3-34-1C 空间 QRS 向量环投影在三个平面上形成平面心电向量图

　　将空间 QRS 向量环内的瞬间空间综合 QRS 向量去除,环体的运转方向以箭头标示。该空间 QRS 向量环投影在三个平面上形成平面心电向量图。

同理,心脏在复极过程中形成空间 T 向量环。空间心电向量环为三维图形,平面心电向量环为二维图形,心电图为一维图形。它们之间的关系是空间心电向量环投影在平面上形成平面心电向量图,平面心电向量图投影在导联轴上形成心电图。

第二节 心电向量图的组成

在一个心动周期中按照心脏激动的顺序依次出现 P 向量环(P 环)、QRS 向量环(QRS 环)及 T 向量环(T 环)等,这些主要的环体构成了心电向量图。

一、P 向量环

34-2 心电向量图的组成

心房除极形成 P 向量环。心房的除极开始于右心房上部的窦房结处,其顺序是右心房除极在前、左心房除极在后,中间部分是右心房和左心房的共同除极。通常认为 P 向量环的前三分之一是由右心房单独除极所形成,由于右心房位于心脏的右前上方,窦房结位于右心房的右后上方,故右心房的除极向量指向左前下(起始向量);中间三分之一是右和左心房的共同除极所形成,其原因是房间支(Bachmann 纤维)快速地激动传导使得右心房除极还没有结束而左心房上部就已经开始除极,其除极向量指向左后下(主体向量);后三分之一是由左心房单独除极所形成,由于左心房位于右心房的左后下方,在接收到右心房传来的除极信号后开始除极,其除极向量指向左后下(终末向量,图 3-34-2)。

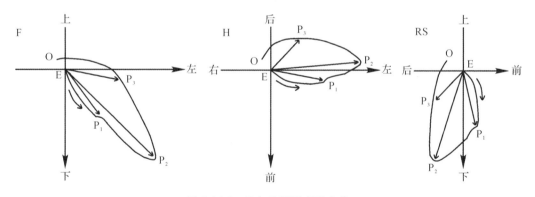

图 3-34-2 P 向量环形态及方位

图示 P 向量环在额面(F)、横面(H)及右侧面(RS)的形态及方位。P₁ 为起始右心房除极向量、P₂ 为主体右心房及左心房除极向量、P₃ 为终末左心房除极向量。P 向量环不闭合,E 至 O 点之间的距离即为 Ta 向量。P 向量环的主体向量指向左后下。

心房复极形成 Ta 向量。由于心房的复极顺序与除极顺序相同,故形成的复极向量与除极向量相反,且电压微小、复极时间较长,往往难以看到。由于心房的除极尚未完全结束而先除极的心房就已经开始复极,这导致正常 P 向量环不闭合,若将 P 环放大数倍则能够看到不闭合的 P 向量环。从 P 向量环的起点(E 点)指向终点(O 点)之间的距离即为 Ta 向量(图 3-34-2)。

二、QRS 向量环

心室除极形成 QRS 向量环。心房除极结束后其电激动通过房室传导系统传至心内膜下的心室肌细胞,引起该处的心室肌细胞除极并向心外膜面进行。在一个心动周期中,左右心室按照时间顺序先后完成不同部位的除极过程,分别形成 QRS 向量环的起始部分(起始向量)、主体部分(主体向量)及终末部分(终末向量)。这三部分向量的产生由于时间、部位及参与的细胞数量均不相同,故导致向量的方向及大小也不相同。

1. QRS 向量环起始部分(起始向量)　QRS 起始向量的形成来源于:①室间隔左侧中部的左间隔支支配的心肌除极,其除极从左后指向右前、稍偏上或偏下;②右束支近心尖部的室间隔右侧靠近前乳头肌的基底部除极,其除极从右前指向左后。两个部位为心室最早除极处且除极形成的向量方向相反,由于第一部位(a)参与的心肌细胞数量明显多于第二部位(b),两个向量综合后第一部位除极的向量方向决定 QRS 向量环起始向量的方向,即指向右前(偶尔左前)、稍偏上或偏下(图 3-34-3A)。当出现肺心病或左束支阻滞时,第二部位的向量明显增大而导致起始向量指向左后。与上述两部位同步除极的还有左前及左后分支的起始部分支配的心室肌,前者除极方向指向左前上、后者除极方向指向左后下,两个向量相互抵消而不影响起始向量的形成。

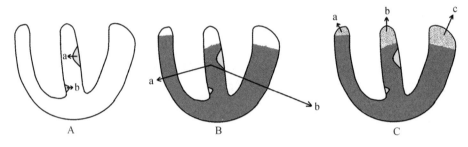

图 3-34-3　心室除极顺序及其向量的形成

图 A 为心室起始向量的形成,a 为室间隔左侧中部除极向量,b 为右束支近心尖部的室间隔除极向量;图 B 为心室主体向量的形成,a 为右心室除极向量,b 为左心室除极向量;图 C 为心室终末向量的形成,a 为右心室基底部除极向量,b 为室间隔基底部除极向量,c 为左心室基底部除极向量。

2. QRS 向量环主体部分(主体向量)　在心室开始除极后约 0.03s 激动到达左心室前壁、侧壁及右心室大部分心肌,这一时段参与的心肌细胞增多,综合向量也在逐渐增大;由于左心室壁明显厚于右心室壁,因而在心室开始除极后约 0.04s 右心室除极基本结束,左心室后侧壁开始除极,此时产生的向量达到最大。由于左心室位于心脏的左后下方,故其除极产生的综合向量指向左下方、偏后,偶尔稍偏前(图 3-34-3B)。上述两个时间段的心室肌的除极形成 QRS 向量环的主体向量即最大向量。

3. QRS 向量环终末部分(终末向量)　在心室开始除极后约 0.05~0.08s 激动到达左右心室及室间隔的基底部并完成该部位的除极,形成 QRS 向量环的终末向量。由于心室基底部除极方向是从心尖部指向心底部,故导致终末向量指向后方,可以稍偏左或稍偏右,可以偏上或偏下(图 3-34-3C)。儿童及部分年轻人由于右心室占优势,故可导致其终末向量指向右后上。

将心室顺序除极形成的起始向量、主体向量及终末向量的头端依次以曲线连接即形成 QRS 向量环。从 QRS 向量环的起始至最大向量处(即环的前一半)称为离心支;从 QRS 向量环最大向量处至 QRS 向量环结束(即环的后一半)称为回心支(图 3-34-4)。

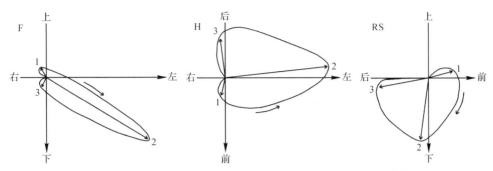

图 3-34-4　心室除极向量投影在三个平面上形成的平面 QRS 向量环

F 面：向量 1 为指向右上的起始向量，向量 2 为指向左下的主体向量，向量 3 为指向右下的终末向量；H 面：向量 1 为指向右前的起始向量，向量 2 为指向左后的主体向量，向量 3 为指向右后的终末向量；RS 面：向量 1 为指向前上的起始向量，向量 2 为指向后下的主体向量，向量 3 为指向后下的终末向量。将三个平面的起始向量、主体向量及终末向量以曲线连接即形成空间 QRS 向量环。三个平面 QRS 向量环从起始至向量 2 为离心支，从向量 2 至环体结束为回心支。

三、ST 向量及 T 向量环

　　心室复极形成 ST 向量及 T 向量环。正常情况下心室的除极方向由心内膜面向心外膜面进行，复极方向由心外膜面向心内膜面进行，形成了心室除极向量方向与复极向量方向基本一致，导致心电图上多数导联的 QRS 波群主波方向与 T 波方向基本一致。QRS 向量环的起点为 O 点

34-3 ST、T 向量
及导联体系

（无电流活动），QRS 向量环的终点或 T 向量环的起点为 J 点。通常在心室除极结束后出现短暂的电静止而引起 O 点与 J 点重叠，导致 QRS 向量环闭合，在心电图上表现为等电位线的 ST 段，无 ST 段的偏移（图 3-34-5A）。若心室除极结束后仍有电流活动，则引起 QRS 向

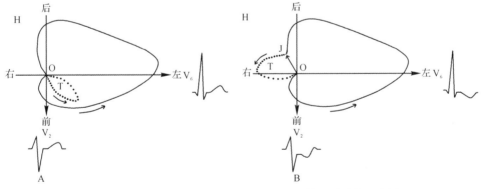

图 3-34-5　ST 向量及 T 向量环投影在导联轴上形成的心电图

　　图 A 示 H 面正常心电向量环，可见 QRS 环的前半部分（面积较小）在 V_2 导联投影在正侧而形成 R 波、后半部分（面积较大）投影在负侧而形成 S 波，心电图呈 RS 型且 R 波小于 S 波；QRS 环的起始部分及终末部分分别投影在 V_6 导联的负侧（面积小则分别形成 q 及 s 波）、中间部分投影在正侧（面积大形成 R 波），心电图呈 qRs 型，由于起始面积小于终末面积导致 q 波小于 s 波；QRS 环闭合无 ST 向量，心电图上无 ST 段的偏移。T 环位于左前而投影在 V_2 及 V_6 导联的正侧导致 T 波直立。

　　图 B 示 H 面 QRS 环不闭合，产生了由 O 指向 J 的 ST 向量。ST 向量位于右后，投影在 V_2 及 V_6 导联的负侧，导致 V_2 及 V_6 导联的 ST 段压低，ST 向量投影在 V_2 导联的振幅大于 V_6 导联，导致 V_2 导联的 ST 段压低程度大于 V_6 导联。T 环位于右侧，起始部分（面积较大）投影在 V_2 导联的负侧、终末部分（面积较小）投影在 V_2 导联的正侧，形成 V_2 导联负正双向的 T 波且以负向为主；T 环均投影在 V_6 导联的负侧而导致 V_6 导联 T 波倒置。

量环的终点不能回到起点,引起 O 点与 J 点不重叠,导致 QRS 向量环不闭合而形成 ST 向量,在心电图上表现为 ST 段的抬高或压低。ST 向量则是 QRS 向量环的起点(O 点)指向 T 向量环起点(J 点)的向量(图 3-34-5B)。通常正常人无 ST 向量。

由于心室的复极过程与心肌细胞的代谢活动有关,不通过传导系统,故 T 环运行速度慢于 QRS 环,时间长于 QRS 环。由于心外膜下的心肌细胞复极速度慢于心内膜下的心肌细胞,导致 T 环前半部分(T 环离心支)运行速度慢于 T 环后半部分(T 环回心支),在心电图上表现为 T 波从开始至波峰(或波谷)的时间长于从波峰(或波谷)至终末的时间,导致正常 T 波两支不对称(图 3-34-5)。

在 T 环之后偶尔看到小的 U 环,U 环通常在一般心电向量图上不能看到,高度放大后能够看清楚 U 环的形态。

第三节　心电向量图导联体系

目前心电向量图所采用的导联体系通常是 Frank(弗兰克)导联体系。该导联体系设计较为合理,所用电极数量少,在一定程度上能够校正心脏的解剖偏位,个体差异较小,向量图图形与心电图图形吻合程度较高,故已被广泛认可。

Frank 导联体系有 7 个电极:在胸背部放置 5 个电极,这 5 个电极与胸骨旁第四肋间(坐位取第五肋间)处于同一个水平面,其中 A 电极位于左腋中线、E 电极位于前正中线、I 电极位于右腋中线、M 电极位于后正中线、C 电极位于 A 与 E 电极之间 45°处;其他 2 个电极为 F 电极位于左下肢、H 电极位于颈部背面(图 3-34-6)。因心脏位置不在胸腔正中,而是偏向左前,故在胸腔左前处放置 C 电极用以校正心脏的偏位。将这些电极分组合并,连接不同数值的电阻,即组成电阻网络。电极 A 和 C 联合(正极)与电极 I(负极)构成 X 导

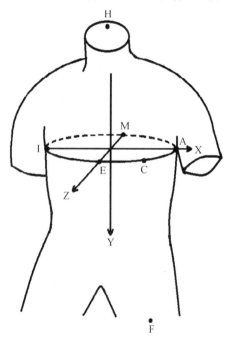

图 3-34-6　Frank 导联电极位置及导联轴方向

联,该导联轴的方向从右指向左,左侧为正,记录的心电图图形类似于 I 导联。电极 M 和 F 联合(正极)与电极 H(负极)构成 Y 导联,该导联轴的方向从上指向下,下侧为正,记录的心电图图形类似于 aVF 导联。电极 C、E 和 I 联合(正极)与电极 A 和 M 联合(负极)构成 Z 导联,该导联轴的方向从后指向前,前侧为正,记录的心电图图形类似于 V_2 导联(图 3-34-6)。

　　Frank 导联体系属于双极正交导联,该导联既可以描记心电向量图,也可以描记 X、Y、Z 三个正交导联心电图。由于 X、Y、Z 三个导联轴相互垂直且相交而称之为正交导联 (orthogonal leads),由正交导联记录的心电图称为正交心电图(orthogonal electrocardiogram),也称为 XYZ 心电图。平面心电向量环投影在正交导联轴上即形成正交心电图。将 X、Y、Z 三个正交导联两两组合即构成心电向量图的三个观察面。X 与 Y 导联组合成额面(frontal plane,F 面),该面取由前向后观看,故又称为前额面;X 与 Z 导联组合成横面(transverse plane)也称水平面(horizontal plane,H 面),该面取由上向下观看,故又称为上横面;Y 与 Z 导联组合成侧面(sagittal plane,S 面),侧面通常取右侧面(RS 面),即由右向左观看,也可以取左侧面(LS 面),即由左向右观看,该书统一使用右侧面。上述三个平面相交于中心点或零点,该点没有电动力。每个平面的水平线左端为 0°,以此顺钟向转至 360° 为正角度,逆钟向转至 180° 为负角度。水平线右端为 ±180°,垂直线上端为 -90°(或 +270°),垂直线下端为 +90°。每个平面均有四个方位,通常使用真实方位命名,即额面:0°~+90° 称为左下象限(I 象限)、+90°~+180° 称为右下象限(II 象限)、-90°~-180° 称为右上象限(III 象限)、0°~-90° 称为左上象限(IV 象限);横面:0°~+90° 称为左前象限(I 象限)、+90°~+180° 称为右前象限(II 象限)、-90°~-180° 称为右后象限(III 象限)、0°~-90° 称为左后象限(IV 象限);右侧面:0°~+90° 称为前下象限(I 象限)、+90°~+180° 称为后下象限(II 象限)、-90°~-180° 称为后上象限(III 象限)、0°~-90° 称为前上象限(IV 象限)(图 3-34-7)。

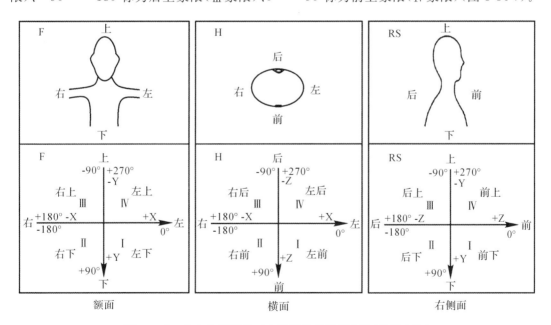

图 3-34-7　心电向量图的三个平面及其标记方法(传统方法)

额面心电向量环投影在肢体导联的导联轴上即形成常规肢体导联心电图;横面心电向量环投影在胸导联的导联轴上即形成常规胸导联心电图。

由 Einthoven 等创设而且目前广泛采纳的国际通用导联体系,称为常规十二导联体系。由于心电向量图导联体系和常规心电图导联体系不尽相同,因此,由向量图导出的心电图同实际描记的心电图有一定差别。

第四节　心电向量图分析与测量方法

一、定　标

(一)时间

心电向量环的环体运行时间以泪点(dot)的数目表示,每个泪点代表 2ms 或 2.5ms,一个泪点具有圆端(头部)和尖端(尾部),用以判断环体的运行方向,以泪点的圆端为向前方向,泪点密集表示运行缓慢、泪点稀疏表示运行快速(图 1-2-12)。

34-4 心电向量图的分析方法

(二)电压

心电向量图的电压即振幅,用毫伏(mV)表示。心电向量图记录纸由多个相距 5mm 的同心圆组成,用于测量向量环的振幅及方位(图 3-34-8)。采用的电压定标有 10mm/mV,但往往图形太小不便于观察分析,故通常需要放大电压倍数而使图形清晰,如放大 2 倍为 20mm/mV、放大 3 倍为 30mm/mV、放大 4 倍为 40mm/mV 等。采用放大电压时应标明放大倍数,以免测量错误。

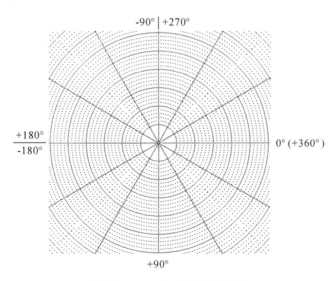

图 3-34-8　心电向量图记录纸

二、分析方法

心电向量图的分析方法包括定性分析和定量分析两部分,通常是以定性分析为主,辅以必要的定量分析。对于典型的心电向量图往往定性分析即能诊断,但对于不典型的图形需要定量分析协助诊断。

（一）定性分析

1. P、QRS 及 T 环在三个面上的运行方向　　可分为顺钟向(clockwise,cw)、逆钟向(counterclockwise,ccw)或 8 字形。通常认为当小环长径>1/4 大环长径时称为 8 字形,否则称为环体近端或远端扭曲。

2. 各环的形态是否规整,环体大小、长短、宽窄有无异常。

3. 各环所在的方位是否正常。

4. QRS 环运行速度有无延缓,延缓出现的部位。

5. QRS 环是否闭合,有无 ST 向量及 ST 向量的方位与大小。

6. T 环与 QRS 环的关系。

（二）定量分析

1. P、QRS 及 T 环最大向量(从起始点到环的最远点之间的距离)的方位和振幅。通常QRS 环在 40ms 左右出现最大向量。

2. QRS 环各瞬间向量的方位和振幅;QRS 环总时限。

3. T 环长宽比值。

4. T 环最大向量与 QRS 环最大向量比值(T/R 比值);QRS 环最大向量与 T 环最大向量之间的夹角即 RT(QRS-T)夹角(图 3-34-9)。

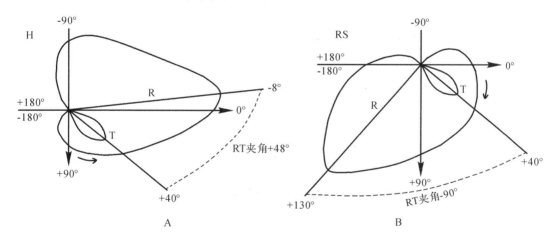

图 3-34-9　RT 夹角的测量

图 A 示最大 T 向量在最大 QRS 向量的顺钟向侧 RT 夹角为正角度;图 B 示最大 T 向量在最大 QRS 向量的逆钟向侧 RT 夹角为负角度。

三、测量方法

1. P 及 QRS 环总时限,在三个面中以泪点最多者为准。

2. QRS 环标测方法,如图 3-34-10 所示。

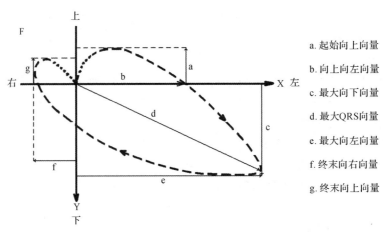

a. 起始向上向量

b. 向上向左向量

c. 最大向下向量

d. 最大QRS向量

e. 最大向左向量

f. 终末向右向量

g. 终末向上向量

图 3-34-10A　额面 QRS 向量环标测方法

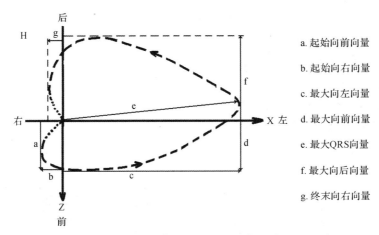

a. 起始向前向量

b. 起始向右向量

c. 最大向左向量

d. 最大向前向量

e. 最大QRS向量

f. 最大向后向量

g. 终末向右向量

图 3-34-10B　横面 QRS 向量环标测方法

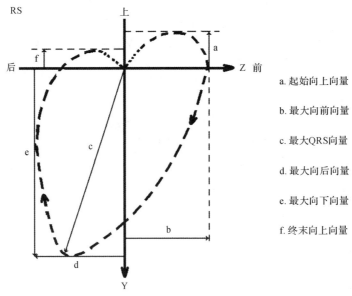

a. 起始向上向量

b. 最大向前向量

c. 最大QRS向量

d. 最大向后向量

e. 最大向下向量

f. 终末向上向量

图 3-34-10C　右侧面 QRS 向量环标测方法

第三十五章　正常心电向量图

正常心房与心室的除极及复极过程形成了正常心电向量图的 P 环、QRS 环及 T 环等,这三个环在心电向量图的三个互相垂直相交的观察面上均有其各自的正常方位、形态、运行方向及振幅等。因此在心电向量图判读时,首先应该了解的是向量图所在的观察面。

第一节　P 向量环

正常空间 P 向量环小而细长,需高度放大后才便于分析研究。右心房除极在前而形成 P 环的前半部分,即 P 环的离心支,左心房除极在后而形成 P 环的后半部分,即 P 环的回心支。空间 P 向量环的方位指向左下,通常稍偏后,偶尔稍偏前,环体不规整,常有一个或数个小切迹或突起。由于空间 P 向量环大致垂直于横面,故横面 P 向量环小于额面及右侧面。因 Ta 向量的存在,使得空间 P 向量环不闭合。P 向量环运行总时间小于 100ms 即 0.10s(图 3-35-1)。

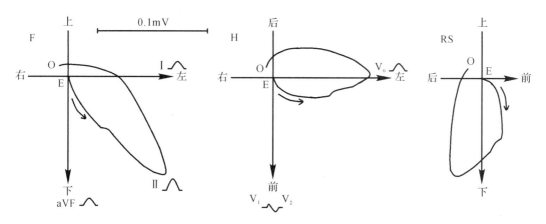

图 3-35-1　正常 P 向量环特征及部分导联 P 波形态

　　额面:P 环呈逆钟向运行,环体位于左下,投影在 Ⅰ、Ⅱ、aVF 导联的正侧,P 波直立,最大 P 向量几乎与 Ⅱ 导联平行,导致投影在 Ⅱ 导联振幅最大,P 波振幅也最高;横面:P 环呈逆钟向运行,环体位于左侧稍偏后,最大向前向量稍小且投影在 V₁ 及 V₂ 导联的正侧,导致起始 P 波直立且较小、最大向后向量较大且投影在 V₁ 及 V₂ 导联的负侧,导致终末 P 波倒置且较深,使得 P 波在 V₁ 及 V₂ 导联呈正负双向形态,整个 P 环几乎都投影在 V₆ 导联正侧,故 V₆ 导联 P 波直立;右侧面:P 环呈顺钟向运行,环体位于下方稍偏后;三个观察面示 P 向量环未闭合,离心支有一个切迹。

　　额面:P 环形态近似长椭圆形且轻微不规则,环体逆钟向运行,环体位于左下象限,最大 P 向量角为 15°~90°,平均 65°,最大 P 向量振幅<0.2mV。

　　横面:在三个观察面中,横面 P 环通常最小且其形态多样,多数呈逆钟向运行,少数呈 8

字形运行。环体位于左侧,起始向量稍偏前,终末向量稍偏后,向后向量通常大于向前向量。最大 P 向量角为 $-50°\sim60°$,平均 $-5°$,最大 P 向量振幅 $<0.1mV$。

右侧面:P 环形态细长或椭圆形,偶尔为不规则的三角形,呈顺钟向运行。环体位于下方,起始向量稍偏前,终末向量稍偏后。最大 P 向量角 $50°\sim110°$,平均 $85°$,最大 P 向量振幅 $<0.20mV$。

在三个观察面中 Ta 向量指向右后上(图 3-35-1)。

第二节　QRS 向量环

在心电向量图的三个环中 QRS 环是最大的。正常 QRS 环轮廓光滑、规整、无切迹。QRS 环振幅 $<2.0mV$。QRS 环运行总时间 $<100ms$,大致分为三个部分:①起始部分(起始向量),运行较慢(泪点密集),正常 $<20ms$;②主体部分(主体向量),运行较快(泪点稀疏);③终末部分(终末向量),运行较慢(泪点密集),正常 $<30ms$(图 3-35-2),环体的空间方位在左后下方。

额面:QRS 环主体向量位于左下方,在左上面积 $<30\%$、右上面积 $<5\%$、右下面积 $<20\%$。

QRS 环起始向量及终末向量可位于任何方位,环体通常狭长呈柳叶状或椭圆形。环体多为顺钟向运行,也可以呈 8 字形运行或逆钟向运行。通常环趋向垂位(最大 QRS 向量角 $>40°$)时呈顺钟向运行;环趋向横位(最大 QRS 向量角 $<10°$)时呈逆钟向运行。环呈顺钟向运行时,20ms 向量应位于 X 轴之下,起始向上向量 $<0.2mV$,起始左上向量 $<0.3mV$。环呈逆钟向运行时,20ms 向量应位于 Y 轴之左,起始向右向量 $<0.16mV$。

横面:QRS 环主体向量通常位于左后方,环体形态圆阔,可以呈心形、卵圆形或类三角形。环体呈逆钟向运行。起始向量通常位于右前,少数位于正前或左前。20ms 向量应位于 X 轴之前;40ms 向量及最大向量应位于 X 轴之后(通常 40ms 向量类似于最大向量);终末向量位于右后或左后,位于右后的面积应小于全环的 20%。平均最大 QRS 向量角为 $-10°$左右($-80°\sim20°$)。起始向右向量 $<0.16mV$。

右侧面:QRS 环主体向量位于后下方,环体通常呈卵圆形。环体呈顺钟向运行,偶尔呈 8 字形运行。起始向量位于前上或前下,20ms 向量位于前方,60ms 向量位于后方,终末向量位于后上或后下。平均最大 QRS 向量角为 $130°$($50°\sim165°$)。

若三个面上 QRS 环两个最远点之间的距离(即最长 QRS 环向量,非最大 QRS 环向量)均没有达到 1.0mV,则称为 QRS 环低电压,见于心包炎、心肌疾患及肺气肿等。

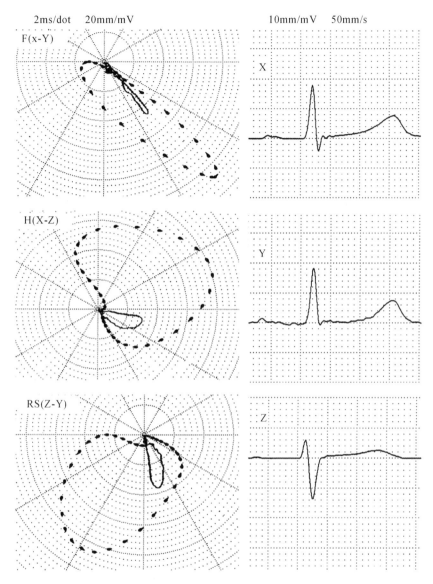

图 3-35-2　正常心电向量图

　　女性,20 岁。图示三个观察面中的 P 环被掩盖,QRS 环和 T 环的形态、方位、振幅等在正常范围,QRS 环的运行方向正常。QRS 环最大空间向量位于左后下,其最大空间向量振幅 1.44mV,QRS 环运行时间 82ms,心率71 次/分。

　　额面:QRS 环起始向量位于左下,环呈顺钟向运行,最大 QRS 环向量位于左下 46°,振幅 1.38mV,终末向量位于右下。T 环位于左下 50°,环体狭长,RT 夹角 4°。

　　横面:QRS 环起始向量位于左前,环呈逆钟向运行,最大 QRS 环向量位于左后 −23°,振幅 1.03mV,终末向量位于右后及左后。T 环位于左前 16°,环体狭长,RT 夹角 39°。

　　右侧面:QRS 环起始向量位于前下,环呈顺钟向运行,最大 QRS 环向量位于后下 117°,振幅 1.11mV,终末向量位于后下及前下。T 环位于前下 75°,RT 夹角 −42°。QRS 环不闭合,形成指向前下的 ST 向量,振幅 0.075mV。

第三节　ST 向量、T 向量环及 U 环

正常人空间 ST 向量很小，通常小于 0.1mV，方向指向左前下，与最大 T 向量方向一致，也可以无 ST 向量。

正常 T 向量环大于 P 环而小于 QRS 环，形态呈椭圆形、8 字形或重叠成线形。通常 T 环运行方向基本与 QRS 环一致，最大 T 环向量与最大 QRS 环向量方位基本一致，指向左下稍偏前。在三个面中至少应有一个面 T 环是展开的，当 T 环成线性而未展开时其运行方向可与 QRS 环不一致。T 环离心支运行速度慢于回心支，离心支与回心支的交角通常小于 30°。T 环长与宽的比值应大于 2.5。最大 T 环向量与最大 QRS 环向量比值大于 0.25（即 T/R 比值大于 1/4）。最大 T 向量角在额面位于左下，横面位于左前，右侧面位于前下，三个面的角度范围通常在 10°～75°。最大 T 向量振幅通常为 0.25～0.75mV。

RT 夹角（QRS-T 夹角）：额面小于 40°、横面小于 60°、右侧面小于 120°。最大 T 向量在最大 QRS 向量的顺钟向侧为正角度，最大 T 向量在最大 QRS 向量的逆钟向侧为负角度。因 RT 夹角正常值采用的是绝对值，故无论正负，都不应超过上述度数。RT 夹角增大至少表现在两个面上才有意义。

T 环之后出现的小环称为 U 环。正常 U 环振幅低，不易看到。实际上 U 环呈弧形，不是一个闭合的环，其方向与 T 环基本一致，指向左前下。在低钾血症、心肌缺血等异常情况时，可看到增大的 U 环。

第三十六章　心房扩大与心室肥大

心房扩大包括右心房扩大、左心房扩大及双侧心房扩大。心室肥大包括左心室肥大、右心室肥大及双侧心室肥大。

第一节　心房扩大

一、右心房扩大

右心房位于心脏的右前方,其除极方向自右心房的上部至下部。右心房扩大(right atrial enlargement)时,右心房除极向量增大可使 P 向量环向前向右向下延伸,导致 P 向量环前半部分向前向下的起始(右心房除极)向量增大、P 向量环后半部分(左心房除极)向量正常。P 向量环向右延伸导致最大 P 向量角增大,但仍可以位于左下象限。当右心房扩大程度严重时,导致最大 P 向量环指向右前下。

心电向量图诊断(图 3-36-1)

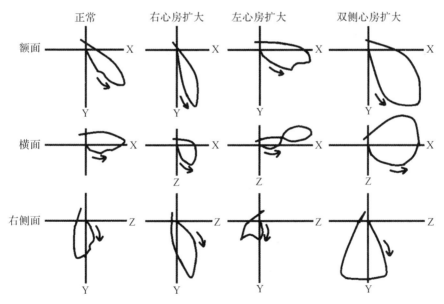

图 3-36-1　心房扩大 P 环改变示意图

右心房扩大时,P 环向前向量增大,向前 P 向量/向后 P 向量>1,最大向前向量振幅≥0.07mV(儿童≥0.09mV),P 环运行时限正常(小于 100ms)。

额面:P 环外形狭长,呈逆钟向运行,最大 P 向量振幅 ≥ 0.2mV,最大 P 向量角增大为 50°～120°,通常大于 85°。

横面:P 环呈逆钟向运行,最大 P 向量振幅 ≥ 0.1mV,最大 P 向量角为 6°～90°。

右侧面:P 环呈顺钟向运行,最大 P 向量角为 10°～80°,最大 P 向量振幅 ≥ 0.2mV。

二、左心房扩大

左心房位于心脏的左后方,右心房先除极,左心房后除极。左心房扩大(left atrial enlargement)时,除极向量向左向后增大,除极时间延长。P 向量环后半部分(左心房除极)向左向后的终末向量增大、P 向量环前半部分(右心房除极)向量正常。

心电向量图诊断如下(图 3-36-1)。

左心房扩大时 P 环运行时限延长大于 100ms,在三个面上 P 环振幅可超过正常,P 环外形不规则,最大向后向量＞0.05mV,向后 P 向量/向前 P 向量＞2,最大向左向量＞0.10mV。

额面:P 环更向左,形状不规则,呈逆钟向运行,最大 P 向量角为－10°～60°。

横面:P 环呈先逆后顺 8 字形或逆钟向运行,最大 P 向量角为－10°～－90°。

右侧面:P 环更向后,呈顺钟向运行,最大 P 向量角通常为 90°～130°。

三、双侧心房扩大

双侧心房扩大(biatrial enlargement)时可以同时具备右心房和左心房扩大的心电向量图特征,使除极向量增大及除极时间延长。

心电向量图诊断如下(图 3-36-1)。

双侧心房扩大时 P 环运行时限延长大于 100ms。P 环向前、向后及向左、向右的向量增大,右侧面 P 环呈类三角形改变,P 环运行方向通常正常。有时只出现一侧心房扩大的心电向量图特征。

第二节　心室肥大

一、左心室肥大

左心室位于心脏的左后方,室壁厚度大致为右心室的 3 倍,因而正常情况下心室除极形成的 QRS 综合向量主要指向左心室的解剖位置即左后方。左心室肥大(left ventricular hypertrophy)时,QRS 综合向量更加向左后方增大,这导致了 QRS 向量环振幅的增加,其方位虽然较正常更加指向左后,但仍然在正常的方位范围即左后方,QRS 向量环的形态通常无改变,故这些左心室肥大的向量图改变只是"量"的改变。由于左心室肥大时除极时间延长,当整个左心室除极尚未完全结束时,部分较早除极的心室肌已开始复极,导致最大 QRS 向量与 ST-T 向量的方向相反。

心电向量图诊断如下。

三个面中至少一个面最大 QRS 向量≥2.0mV;最大 QRS 向量角在横面＜－30°或右侧面＞130°;ST-T 向量通常指向右前;RT 夹角增大。

心电向量图分型如下。

根据横面 QRS 环运行方向将左心室肥大分为三型(Varriale 分型)。Ⅰ型:QRS 环呈逆钟向运行(与正常人相同),起始向量可以指向右前或左前,此型见于轻度左心室肥大,为常见类型(图 3-36-2A、B);Ⅱ型:QRS 环呈 8 字形运行,起始向量指向左前,此型见于中度左心室肥大;Ⅲ型:QRS 环呈顺钟向运行,起始向量指向右,此型见于重度左心室肥大,为少见类型,若因重度左心室肥大而导致 QRS 环起始向前向量消失则可表现为类似心肌梗死的图形。

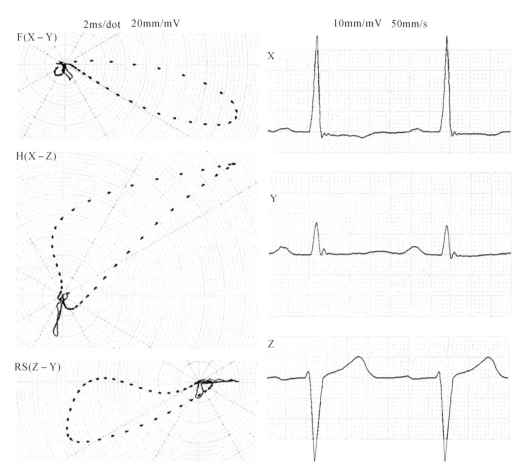

图 3-36-2A　左心室肥大(Ⅰ型)心电向量图

　　患者男性,67 岁。QRS 环最大空间向量位于左后下,其最大空间向量振幅 2.79mV,QRS 环运行时间 104ms,心率 94 次/分。

　　额面:QRS 环呈逆钟向运行,起始向量位于左下,最大 QRS 环向量位于左下 16°,其振幅 2.2mV,终末向量位于右下呈圆形。T 环小,位于右上 190°,T/R 比值小于 1/4,RT 夹角 174°。

　　横面:QRS 环呈逆钟向运行,起始向量位于左前,最大 QRS 环向量位于左后 323°(-37°),其振幅 2.7mV,终末向量位于右后。T 环呈 8 字形位于右前 99°,T/R 比值小于 1/4,RT 夹角 136°。

　　右侧面:QRS 环呈顺钟向运行,起始向量位于前方,最大 QRS 环向量位于后下 157°,其振幅 1.75mV,终末向量位于后下。T 环狭长位于前方 359°(接近 0°),T/R 比值大于 1/4,RT 夹角 -158°。

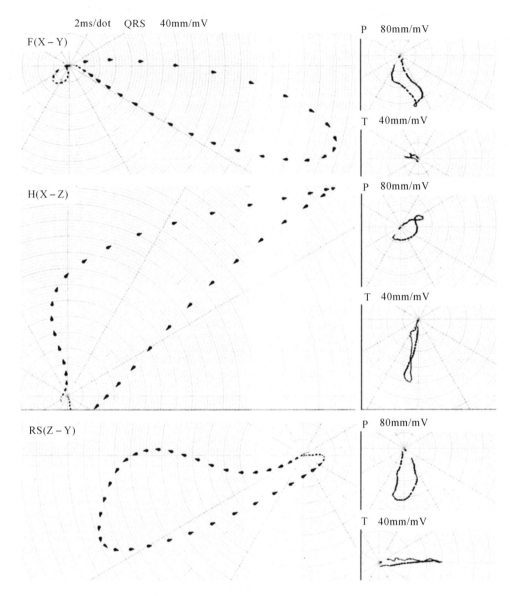

图 3-36-2B　左心室肥大（Ⅰ型）三个平面再放大的 P、QRS、T 向量环

二、右心室肥大

右心室位于心脏的右前方，正常成年人右心室室壁厚度大致为左心室的三分之一，因而在正常情况下右心室激动形成的向量被占优势的左心室激动形成的向量所掩盖。当右心室肥大（right ventricular hypertrophy）时，随着肥大程度逐渐加重，右心室激动形成的向量也逐渐增加，引起左、右心室激动形成的综合向量逐渐移向右心室的解剖方位即右前方。右心室肥大较轻时，不足以改变左、右心室的电力对比，故右心室肥大仍然被左心室激动形成的向量所掩盖。右心室肥大较重时，可以改变左、右心室的电力对比，使左、右心室激动形成的综合向量指向右前方，导致 QRS 向量环形态、方位及运行方向的改变，这些改变为

"质"的改变。右心室肥大时,由于抵消左心室的向量,故 QRS 向量环振幅不增大,甚至比正常还小(图 3-36-3)。由于右心室肥大出现了除极异常,而复极也跟着发生异常,故可以导致 ST-T 向量的改变。在明显右心室肥大时可以出现指向左后的 ST 向量及 T 向量。

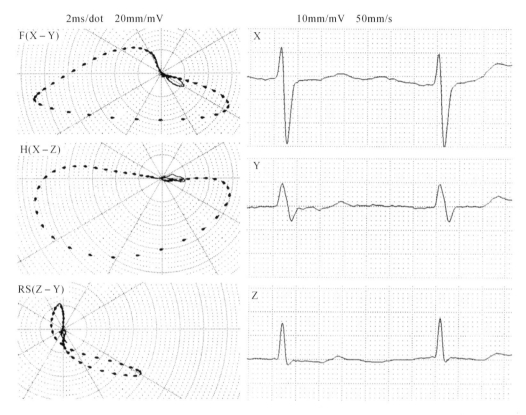

图 3-36-3 右心室肥大(Ⅲ型)心电向量图

患者女性,40 岁。QRS 环最大空间向量位于右前下,其最大空间向量振幅 1.46mV,QRS 环运行时间 104ms,心率 90 次/分。最大向右 QRS 向量 1.4mV;QRS 环向右向量/向左向量>1。

额面:QRS 环呈顺钟向运行,起始向量位于左下,最大 QRS 环向量位于右下 169°,其振幅 1.4mV,终末向量位于右上,QRS 向量环向右下面积>全环面积的 20%。T 环小,位于左下 30°,T/R 比值小于 1/4,RT 夹角 −139°。

横面:QRS 环呈顺钟向运行,起始向量向左,最大 QRS 环向量位于右前 164°,其振幅 1.4mV,终末向量位于右后。QRS 向量环向前和向右后面积>全环面积的 70%。T 环小,位于左前 6°,T/R 比值小于 1/4,RT 夹角 −158°。

右侧面:QRS 环呈逆顺 8 字形运行,起始向量向下,最大 QRS 环向量位于前下 29°,其振幅 0.95mV,终末向量位于后上。T 环小,位于前下 75°,T/R 比值小于 1/4,RT 夹角 46°。

正交心电图示:P 波消失,出现颤动波,为心房颤动。

心电向量图诊断如下。

1.横面:QRS 向量环向前(右前+左前)和向右后面积>全环面积的 70%或向左后面积<全环面积的 30%;QRS 向量环向右后面积>全环面积的 20%。

2.额面:QRS 向量环向右下面积>全环面积的 20%。

3.额面及横面:最大向右 QRS 向量>1mV;QRS 环向右向量/向左向量>1。

　　心电向量图分型如下。

　　根据横面 QRS 向量环运行方向将右心室肥大分为三型（Kennedy 分型）。Ⅰ型：QRS 向量环呈逆钟向运行（与正常人相同），此型见于轻度右心室肥大；Ⅱ型：QRS 向量环呈 8 字形运行，此型见于中度右心室肥大；Ⅲ型：QRS 向量环呈顺钟向运行，此型见于重度右心室肥大（图 3-36-3）。

三、双侧心室肥大

　　左右心室同时肥大时称为双侧心室肥大（biventricular hypertrophy）。由于增大的左右心室同时除极形成的向量可以部分抵消而产生正常的心电向量图图形或只显示一侧心室肥大的图形，只有少数患者能够同时表现出左、右心室肥大的图形，也只有同时表现出左、右心室肥大的图形时才有助于心电图或心电向量图的诊断，故无论是心电图或心电向量图诊断双侧心室肥大的敏感性均较低。

　　心电向量图诊断（Te-Chuan Chou）如下。

　　1. 左心室肥大伴有大的向前向量，最大 QRS 向量环向前向量＞0.6mV。

　　2. 左心室肥大伴有大的右后向量，右后 QRS 向量环面积＞全环面积的 20％。

　　3. QRS 向量环前移，在横面上呈顺钟向或逆钟向运行，提示右心室肥大，但在额面上呈逆钟向运行。

第三十七章　心室内阻滞

正常情况下,室上性激动经左右束支同时下传使左右心室同步除极而形成正常的 QRS 向量环。如发生右束支、左束支或其分支阻滞时,除极顺序将发生改变,导致 QRS 向量环的形态发生变化。当一侧束支的传导时间较对侧束支延长 $0.04\sim0.06s$ 以上时,则可以引起左右心室明显不同步的除极,导致除极时间延长,出现大于或等于 $0.12s$ 的 QRS 向量环。

第一节　束支阻滞

束支阻滞(bundle branch block,BBB)指右束支或左束支主干的传导阻滞。这种束支阻滞发生后则引起两心室由同步除极转变为不同步除极(即先后除极),使心室的除极时间延长及除极顺序改变,导致 QRS 向量环的异常。

一、左束支阻滞

左束支阻滞(left bundle branch block,LBBB)时室上性激动经右束支下传,除极从室间隔右侧面的下方向左下进行,形成指向左下稍向前或稍向后的第一向量;继之激动沿右束支快速使整个右心室除极形成向右前下向量及激动同时沿室间隔缓慢传导并使小部分左心室除极形成向左后下向量,两者向量综合后通常形成向左后下(或右前下)的第 2 向量;随后激动继续自右向左使左心室缓慢除极,左心室侧壁最晚除极,形成向左后的第 3 向量。由于右心室位于右前且先除极,主要形成 QRS 环的离心支;左心室位于左后且最后除极,主要形成 QRS 环的回心支,根据除极顺序及两心室的解剖位置可知回心支应位于离心支的左侧。这种除极顺序导致横面上 QRS 环呈顺钟向或 8 字形运行,这种环体的运行方式投影在导联轴上可以导致心电图 QRS 波群出现切迹。由于右心室除极沿着右束支进行,故除极速度快,形成 QRS 环离心支的泪点稀;左心室除极通过心室肌传导,故除极速度慢,形成 QRS 环回心支的泪点密。由于左束支阻滞时心室的除极顺序异常,导致右心室先除极、左心室后除极;复极顺序也跟着异常,导致右心室复极在先、左心室复极在后,故产生继发性 ST-T 向量改变,ST 向量及 T 环方向与 QRS 主环方向相反,指向右前(图 3-37-1)。

心电向量图诊断如下。

1. QRS 向量环时限≥120ms 为完全性左束支阻滞,<120ms 为不完全性左束支阻滞。

2. QRS 向量环中部至终末部泪点密集。

3. 横面 QRS 向量环呈顺钟向或逆顺 8 字形运行,主体环位于左后象限,回心支位于离心支左侧。

4. 额面 QRS 向量环呈逆钟向或 8 字形运行,最大 QRS 向量角通常位于 $30°\sim-30°$ 之间。

5. 出现与 QRS 向量环相反的指向右前象限的继发性 ST-T 向量。

　　左束支阻滞分型如下。

　　根据横面 QRS 向量环起始(10～20ms)向量方位分为三型。Ⅰ型:起始向量指向右前(右前型)、Ⅱ型:起始向量指向左前(左前型),Ⅲ型:起始向量指向左后(左后型)。

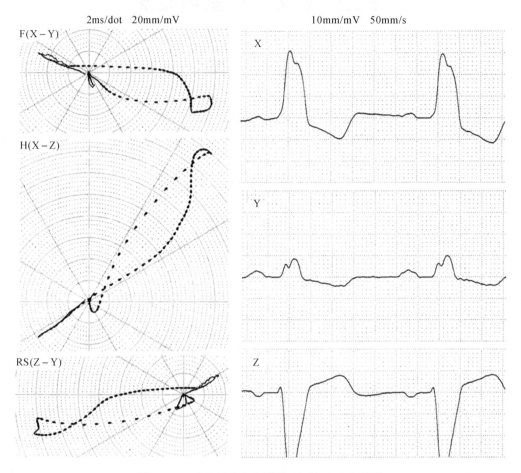

图 3-37-1　完全性左束支阻滞(Ⅱ型)心电向量图

　　患者女性,70 岁。QRS 环最大空间向量位于左后下,其最大空间向量振幅 2.33mV,QRS 环运行时间 158ms,心率 85 次/分。QRS 向量环中部至终末部泪点密集。

　　额面:QRS 环呈逆顺 8 字形扭曲,起始向量位于左下,最大 QRS 环向量位于左下 15°,其振幅 1.50mV,终末向量位于右上,QRS 环未闭合。ST-T 向量指向右上,T 环位于右上 201°,RT 夹角—174°。

　　横面:QRS 环呈双扭曲形,主体环呈顺钟向运行,起始向量位于左前,最大 QRS 环向量位于左后 310°(—50°),其振幅 2.25mV,终末向量位于右前,回心支位于离心支左侧。ST-T 向量指向右前,T 环位于右前 145°,RT 夹角—165°。

　　右侧面:QRS 环呈顺逆 8 字形运行,起始向量前下,最大 QRS 环向量位于后下 166°,其振幅 1.83mV,终末向量位于前上。ST-T 向量位于前上,T 环位于前上—29°,RT 夹角 165°。

二、右束支阻滞

　　右束支阻滞(right bundle branch block,RBBB)时室上性激动经左束支下传,室间隔及左心室的除极顺序正常,左心室除极完毕激动穿过室间隔引起右心室除极。右束支阻滞时正常起始向量不受影响,除极从室间隔左后方开始,形成指向右前的第一向量;继之激动沿左束支快速使整个左心室除极形成向左向下的向量及室间隔继续除极形成向右前的向量，两者的向量综合后形成指向左下的第二向量；最后约在开始除极 60ms 后，左心室除极结束，右心室开始除极形成指向右前（即右心室的解剖位置）的第 3 向量（图 3-37-2）。由于室间隔及左心室

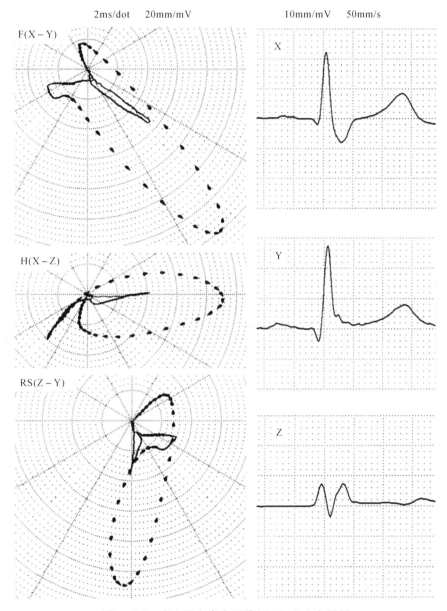

图 3-37-2　完全性右束支阻滞（Ⅰ型）心电向量图

　　患者男性，38 岁。QRS 环最大空间向量振幅 1.79mV，QRS 环运行时间 148ms，心率 58 次/分。

　　额面：QRS 环呈顺钟向运行，起始向量位于右上，最大 QRS 环向量位于左下 51°，其振幅 1.75mV，终末向量泪点密集形成指状附加环位于右下。T 环位于左下 41°，RT 夹角−10°。

　　横面：QRS 环呈逆钟向运行，起始向量位于右前，最大 QRS 环向量位于左前 1°，其振幅 1.16mV，终末向量位于右前，泪点密集而形成实线样附加环。T 环位于左后−2°，RT 夹角−3°。

　　右侧面：QRS 环呈顺钟向运行，起始向量前上，最大 QRS 环向量位于后下 94°，其振幅 1.35mV，终末向量泪点密集成指状附加环位于前下。T 环位于后下 92°，RT 夹角−2°。

的除极顺序正常,使得 QRS 向量环起始和中部向量正常。由于右心室最晚除极且通过心室肌传导,故除极速度慢,使得 QRS 向量环终末部形成指向右前的附加环且附加环的泪点密集。右束支阻滞时导致左心室先除极、右心室后除极;复极时导致左心室复极在先、右心室复极在后,故可以产生继发性 ST-T 向量改变,通常形成与附加环方向相反的即指向左后的 ST 向量及 T 环(图 3-37-2)。

心电向量图诊断如下。

1. QRS 环时限≥120ms 为完全性右束支阻滞,<120ms 为不完全性右束支阻滞。

2. QRS 环终末部出现指向右前(向上或向下)的附加环,其泪点密集>30ms。

3. ST-T 向量通常与 QRS 环终末部的附加环方向相反。

右束支阻滞分型如下。

根据横面 QRS 环运行方向,可将右束支阻滞分为三型。Ⅰ型:逆钟向运行,常见于无器质性心脏病者;Ⅱ型:8 字形运行,大部分 QRS 环体明显向前向右移位,常见于有器质性心脏病伴中度右心室肥大者;Ⅲ型:顺钟向运行,QRS 环体明显向前向右移位,常见于有器质性心脏病伴重度右心室肥大者。

第二节　分支阻滞

一、左前分支阻滞

左前分支阻滞(left anterior fascicular block,LAFB)时室上性激动主要经右束支、左间隔支及左后分支同时下传,首先使室间隔左侧面中央区(左间隔支分布)及后间隔旁区(左后分支分布)除极,二者的综合向量指向右前下,形成较小的 QRS 环起始向量;继之激动使左心室下壁、心尖部及右心室游离壁除极,其综合向量指向左前下,形成 QRS 环的中部向量;最后激动通过左心室内的浦氏纤维网快速地转至左前分支分布的左心室前壁和侧壁心肌及后基底部心肌并使其除极,此时因无其他部位向量的综合效应,故形成较大的指向左后上的终末向量,这导致心电轴明显左偏。左前分支阻滞时引起左心室除极顺序发生改变,导致 QRS 环体及 QRS 波群形态改变;由于左前分支的激动是通过左后分支与左前分支之间的吻合支传导,传导速度快且激动传导均在左心室内完成,故 QRS 时限无明显延长(图 1-10-4)。在左前分支阻滞时若左间隔支起源于左前分支,则不能参与第一向量的形成;若左间隔支起源于左束支主干或左后分支,则可以参与第一向量的形成;由于左间隔支分布范围较小,故对综合向量的产生影响也小。因左前及左后分支呈上下分支,故其向量图特征表现在额面,心电图特征表现在肢体导联(图 3-37-3)。

心电向量图诊断如下。

1. 额面:额面最具特征性。QRS 环呈逆钟向运行,起始向量多指向右下(偶尔指向左下),然后向左上呈扇形展开,最大 QRS 环向量通常位于左上方,左上象限面积>全环面积 2/3,QRS 向量振幅正常。

2. 右侧面:QRS 环通常呈顺钟向运行,起始向量指向前下,最大 QRS 环向量位于后上方。

3. QRS 环时限正常(<110ms)。

4. ST-T 向量正常。

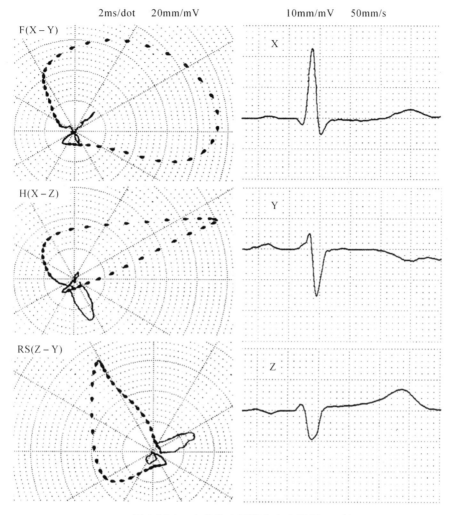

图 3-37-3　左前分支阻滞心电向量图

　　患者男性,65 岁。QRS 环最大空间向量振幅 1.30mV,QRS 环运行时间 110ms,心率 47 次/分。

　　额面:QRS 环呈逆钟向运行,起始向量位于右下,然后向左上呈扇形展开,左上象限面积(68%)＞全环面积 2/3,最大 QRS 环向量位于左上－7°,其振幅 1.20mV,终末向量位于右上。T 环位于左上－45°,RT 夹角－38°。

　　横面:QRS 环呈逆钟向运行,起始向量位于右前,最大 QRS 环向量位于左后－23°,其振幅 1.29mV,终末向量位于右前。T 环位于左前 66°,RT 夹角 89°。

　　右侧面:QRS 环呈顺向运行,起始向量前下,最大 QRS 环向量位于后上 239°,其振幅 0.89mV,终末向量位于前上。T 环位于前上－24°,RT 夹角 97°。

二、左后分支阻滞

　　左后分支阻滞(left posterior fascicular block,LPFB)时左心室的激动顺序与左前分支阻滞相反。室上性激动经右束支、左间隔支及左前分支同时下传,首先使室间隔左侧面中央区(左间隔支分布)及前间隔旁区(左前分支分布)除极,两者的综合向量指向左前上,形成较小的 QRS 环起始向量;继之激动使左心室前侧壁及右心室游离壁除极,其综合向量指向左前下,形成 QRS 环的中部向量;最后激动通过左心室内的浦氏纤维网快速地转至左后分支分布的左心室的下壁和后壁心肌并使其除极,此时因无其他部位向量的综合效应,故形成较大的指向右后下的终末向量,这导致心电轴明显右偏(图 3-37-4)。左后分支阻滞时引起左心室除极顺序发生改变,导致 QRS 环体及 QRS 波群形态改变;由于左后分支的激动是通过左前分支与左后分支之间的吻合支传导,传导速度快且激动传导均在左心室内完成,故 QRS 时限无明显延长(图 1-10-6)。

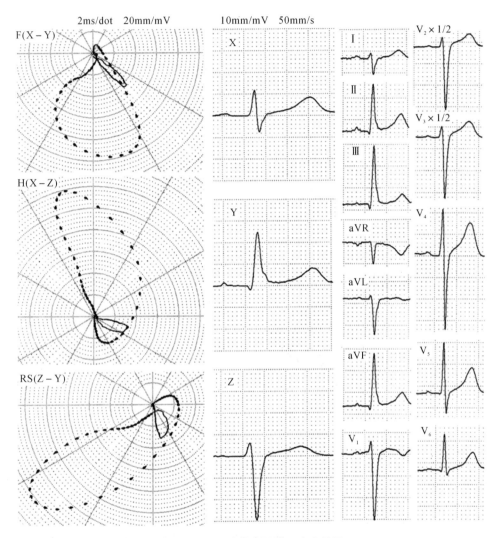

图 3-37-4　左后分支阻滞心电向量图

患者男性,31 岁。QRS 环最大空间向量振幅 1.83mV,QRS 环运行时间 110ms,心率 58 次/分。

额面:QRS 环呈顺钟向运行,起始向量位于左上,然后环体向左下及右下展开,右下象限面积(40%)>全环面积的 20%,最大 QRS 环向量位于左下 73°,其振幅 1.26mV,终末向量位于右下。T 环位于左下 45°,RT 夹角-28°。

横面:QRS 环呈逆钟向运行,起始向量位于左前,然后环体向左后及右后展开,右后象限面积(35%)>全环面积的 20%,最大 QRS 环向量位于右后 255°,其振幅 1.50mV,终末向量位于右后。T 环位于左前 18°,RT 夹角 123°。

右侧面:QRS 环呈顺钟向运行,起始向量位于前上,最大 QRS 环向量位于后下 143°,其振幅 1.80mV,终末向量位于后下。ST 向量位于前下为 0.08mV,T 环位于前下 76°,RT 夹角-67°。

心电图:心电轴 100°,QRS 波群在 I 及 aVL 导联呈 rS 型,在 II、III 及 aVF 导联呈 qR 型,QRS 波群时间正常。ST-T 正常。

心电向量图诊断如下。

1. 额面:额面最具特征性。QRS 环呈顺钟向运行,起始 10～20ms 向量指向左上,然后向左下及右下展开,主体环位于右下,右下象限面积＞全环面积的 20%,最大 QRS 向量角常为 110°左右,环体终末部可有运行缓慢。

2. 横面:QRS 环呈逆钟向运行,起始向量指向左前,主体环指向后方,右后象限面积＞全环面积的 20%。

3. QRS 环时限正常(＜110ms)。

4. ST-T 向量正常。

左后分支阻滞的诊断应结合临床,除外 QRS 环体位于右下象限的其他原因,如垂位心、右心室肥大、肺气肿、前侧壁心肌梗死等。

三、左间隔分支阻滞

正常情况下左束支的三个分支同时传导激动,左前分支的激动引起左心室的左前上心肌除极形成指向左前上的向量;左后分支的激动引起左心室的右后下心肌除极形成指向右后下的向量,两者起始向量的方向相反互相抵消,故决定起始向量方向的是左间隔分支支配的室间隔左侧面中央区及部分左心室前壁心肌的除极,其向量方向是由左后指向右前,且通常偏下。左间隔分支阻滞(left septal fascicular block,LSFB)时正常指向右前的向量难以形成,室上性激动主要经右束支及左前分支、左后分支同时下传,它们所支配的心室肌除极后综合而成的起始向量指向左前;继之引起左间隔分支支配的室间隔左侧面中央区及部分左心室前壁心肌延迟除极,继续形成指向左前的主体向量,导致 QRS 环体明显前移。因左间隔分支呈水平分支,故其向量图的特征表现在横面,心电图的特征则表现在胸导联(图 1-10-8)。

心电向量图诊断如下。

1. 横面:QRS 环起始指向右前的向量减小或无,通常指向左前,环呈逆钟向运行,QRS 环最大向量位于左前,最大 QRS 向量角＞45°或在 30°～45°之间而 QRS 环位于前方面积大于总面积的 2/3。

2. QRS 环时限正常(＜110ms)。

3. ST-T 向量正常。

左间隔分支阻滞诊断时应结合临床,除外 QRS 环体位于左前象限的其他原因,如正常变异、右心室肥大、完全性右束支阻滞、正后壁心肌梗死、心室预激 A 型等。

第三节　双侧束支阻滞

右束支合并左束支或其分支的传导阻滞称为双侧束支阻滞,较为常见的组合是完全性右束支阻滞合并左前分支阻滞(两支相距近易同时受损),少见的组合是完全性右束支阻滞合并左后分支阻滞(两支相距远不易同时受损)等情况。室内双支阻滞较单支阻滞的病变范围大,故其严重程度也有所增加。室内双支阻滞的激动顺序是无病变的分支支配的左心室肌先激动,继之是有病变的分支支配的左心室肌激动,最后是右心室肌激动。因此空间 QRS 环可以分为两部分,即 60ms 之前的主体部分为分支阻滞图形及 60ms 以后的终末缓慢运行部分(可形成附加环)为右束支阻滞图形。

一、完全性右束支阻滞合并左前分支阻滞

完全性右束支阻滞合并左前分支阻滞时心电向量图表现为:①额面有利于显示左前分支阻滞图形,QRS环起始向量指向右下,环体呈逆钟向运行,主体环位于上方,终末部位位于右方,终末60ms以后运行缓慢;②横面有利于显示完全性右束支阻滞图形,60ms以后运行缓慢,形成位于右前的终末附加环;③QRS环时限≥120ms;④ST-T向量与完全性右束支阻滞时相似。

二、完全性右束支阻滞合并左后分支阻滞

完全性右束支阻滞合并左后分支阻滞时心电向量图表现为:①额面有利于显示左后分支阻滞图形,QRS环起始向量指向左上,环体呈顺钟向运行,主体环位于下方,最大向量在右下,终末部位位于右方,终末60ms以后运行缓慢;②横面有利于显示完全性右束支阻滞图形,60ms以后运行缓慢,形成位于右前的终末附加环;③QRS环时限≥120ms;④ST-T向量与完全性右束支阻滞时相似。

第三十八章　心肌梗死

冠状动脉的急性堵塞可以引起心肌的急性缺血,这将首先影响心肌的复极化,导致 T 向量及 ST 向量相继出现变化,随着缺血时间的延长,将导致心肌坏死而形成心肌梗死 (myocardial infarction,MI),心肌梗死则影响心肌的除极化,导致 QRS 向量环的改变。心电向量图诊断心肌梗死及其对心肌梗死的定位诊断均优于心电图。

第一节　心肌缺血与梗死心电向量图形成机制

一、心肌缺血引起 T 向量改变

心肌缺血导致缺血处的心肌代谢缓慢,使该处的复极延缓。若心内膜下心肌缺血则该处心肌复极晚于心外膜下心肌,此时心肌的复极顺序与正常心脏的复极顺序相同是从心外膜面至心内膜面,由于先复极处的心肌形成正电位,故 T 向量指向心外膜,对向探查电极,T 波直立。若心外膜下心肌缺血则该处心肌复极晚于心内膜下心肌,此时心肌的复极顺序与正常心脏的复极顺序不同,是从心内膜面至心外膜面,由于先复极处的心肌形成正电位,故 T 向量指向心内膜,背离探查电极,T 波倒置(图 3-38-1)。由于正常心脏的复极顺序是心外膜下心肌细胞先于心内膜下心肌细胞,且心外膜下心肌细胞复极时其速度慢于心内膜下心肌细胞,导致 T 环前半部分(T 环离心支)运行速度慢于 T 环后半部分(T 环回心支),在心电图上表现为 T 波从开始至波峰(或波谷)的时间长于从波峰(或波谷)至终末的时间,导致正常 T 波两支不对称(图 3-34-5)。若缺血区心肌同时累及心内膜下及心外膜下心肌细胞,使它们的复极速度同时减慢且趋于一致,使 T 环的离心支和回心支速度相同,在心电图上表现为 T 波倒置及两支对称(冠状 T 波)或 T 波直立及两支对称(图 3-38-1)。

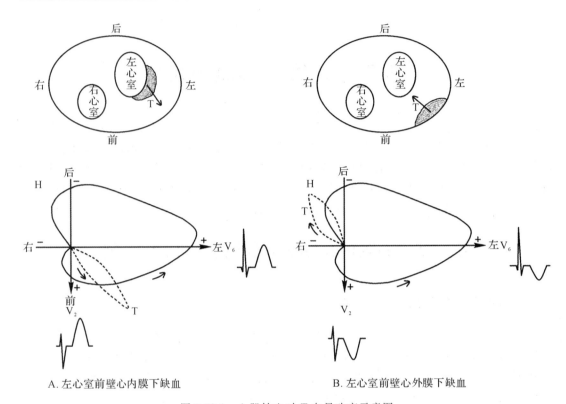

A. 左心室前壁心内膜下缺血　　　　　　　　　B. 左心室前壁心外膜下缺血

图 3-38-1　心肌缺血时 T 向量改变示意图

　　A. 左心室前壁心内膜下心肌缺血(图中阴影区域)时 T 向量由心内膜指向心外膜即左前方,横面 T 向量环指向左前,T 环的离心支和回心支运行速度相同,投影在 V_2 及 V_6 导联的正侧,导致 T 波直立且两支对称;B. 左心室前壁心外膜下心肌缺血(图中阴影区域)时 T 向量由心外膜指向心内膜即右后方,横面 T 向量环指向右后,T 环的离心支和回心支运行速度相同,投影在 V_2 及 V_6 导联的负侧,导致 T 波倒置且两支对称。

二、心肌损伤引起 ST 向量改变

　　心肌严重缺血可引起心肌损伤的产生,使正常心肌和损伤心肌之间产生电位差,导致该区心肌出现损伤电流。当心室除极结束时正常心肌呈现负电位,因损伤处心肌除极不全,故仍保留部分正电位,导致损伤电流的出现,使 QRS 环终末点不能回到起始点(零电位点),这引起 QRS 环不闭合,产生 ST 向量。损伤电流越大 ST 向量也越大,ST 向量指向心肌损伤区即正电位区。心内膜下心肌损伤的 ST 向量指向心内膜,心电图上表现为 ST 段压低;心外膜下心肌损伤的 ST 向量指向心外膜,心电图上表现为 ST 段抬高(图 3-38-2)。

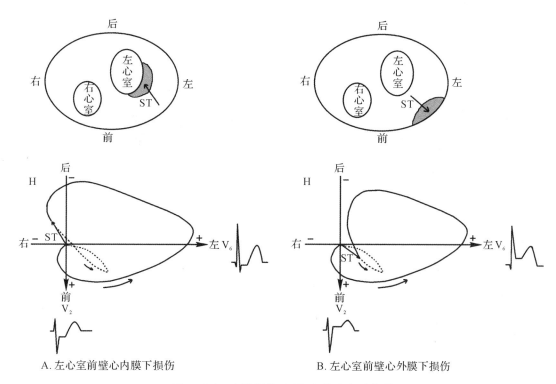

A. 左心室前壁心内膜下损伤　　　　　　　　　B. 左心室前壁心外膜下损伤

图 3-38-2　心肌损伤时 ST 向量改变示意图

　　A. 左心室前壁心内膜下心肌损伤(图中阴影区域)时 ST 向量由心外膜指向心内膜即右后方,横面 ST 向量指向右后,投影在 V_2 及 V_6 导联的负侧,导致 ST 段压低;B. 左心室前壁心外膜下心肌损伤(图中阴影区域)时 ST 向量由心内膜指向心外膜即左前方,横面 ST 向量指向左前,投影在 V_2 及 V_6 导联的正侧,导致 ST 段抬高。

三、心肌梗死引起 QRS 向量改变

　　较长时间的心肌严重缺血可以引起心肌梗死,心肌梗死一旦形成,其梗死部位将不能产生电活动,故不能进行除极及复极,而与其相对应区域的正常心肌的除极产生背离梗死区的向量,这种由梗死对侧正常心肌除极而产生的背离梗死区的向量称为梗死向量(infarction vector)。若梗死向量背离探查电极,则引起 QRS 环的改变,表现为 QRS 环的方向、方位、转向异常及缺损等;心电图上则出现病理性 Q 波或 QS 波(图 3-38-3)。

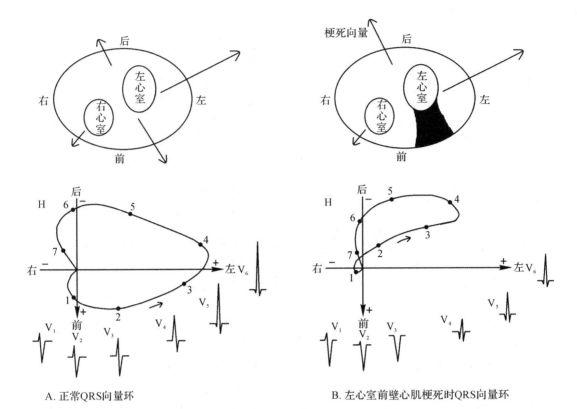

A. 正常QRS向量环　　　　　　　　　　　　B. 左心室前壁心肌梗死时QRS向量环

图 3-38-3　心肌梗死时横面 QRS 向量及其向量环示意图

　　A. 正常的心室肌能够全部除极而形成正常的 QRS 向量(上图)、正常的 QRS 向量环及其相应的正常心电图(下图)，QRS 向量环体的数字 1～7 分别对应该处在 10～70ms(下同)；B. 左心室前壁心肌梗死(图中黑色区域为梗死部位，下同)时该处不能产生电活动，故该处(左前)无向量产生，右后处正常心肌除极时失去了左前处心肌除极的综合效应，使指向右后的向量增大即出现了梗死向量(上图)，导致横面 QRS 向量环 20～30ms 处的向量由正常的左前转至左后，引起 QRS 向量环向左前的向量缺失，环体后移，因梗死向量背离 V₃ 及 V₄ 导联，故投影在 V₃ 及 V₄ 导联的负侧，导致了病理性 Q 波或 QS 波的出现(下图)。

第二节　急性心肌梗死的演变及定位诊断

一、急性心肌梗死的演变

　　急性心肌缺血发生后随着时间的延长若缺血不能缓解则最终导致急性心肌梗死的出现，在这一演变过程中心电向量图及其心电图将会出现明显的动态改变，根据 ST 段抬高性急性心肌梗死的演变过程将其分为四期。

　　1.超急性期(早期)　此期因为梗死向量尚没形成，故 QRS 环无明显改变。T 环振幅增大，方向指向心外膜，导致 T 波直立；继之出现 ST 向量，方向指向心外膜，导致 ST 段抬高，T 环则逐渐指向心内膜，导致 T 波逐渐由直立转变为低平、倒置。

　　2.急性期　此期因为梗死向量已经形成，故 QRS 环起始向量和全环背离梗死区，导致病理性 Q 波或 QS 波的出现；T 环背离梗死区，导致 T 波倒置；ST 向量由大逐渐减小，导致

ST 段由抬高逐渐降至正常。

3.亚急性期 ST 向量已恢复正常，导致 ST 段处于等电位线；T 环振幅和方位逐渐恢复至正常，导致 T 波由倒置逐渐恢复至正常；由于 QRS 环起始向量和全环仍背离梗死区，故病理性 Q 波或 QS 波仍然存在。

4.陈旧期 ST 向量及 T 环已恢复至正常，心电图的 ST 段及 T 波也已恢复正常或 ST 向量及 T 环出现恒定的异常，心电图的 ST 段及 T 波也呈现恒定的异常。QRS 环起始向量和全环仍背离梗死区，病理性 Q 波或 QS 波持续存在。

二、急性心肌梗死的定位诊断

（一）前间壁心肌梗死

前间壁心肌梗死（anteroseptal myocardial infarction）又称为前间隔心肌梗死，指室间隔前部及其附近的左心室前壁的心肌梗死，由左冠状动脉的左前降支供血障碍所致。正常情况下这部分心室肌最早除极，形成 QRS 环起始 10～20ms 指向右前的向量。当前间壁心肌梗死时指向右前的向量消失，导致起始 10～20ms 向量向左后移位，其特征性改变在横面及右侧面（图 3-38-4）。

心电向量图特点如下。

1.横面 QRS 环起始向前的向量消失，起始 10～20ms 向量指向后方，环呈逆钟向运行。若梗死面积较大时环体的离心支可以均在 X 轴之后；若梗死面积较小时环体的离心支可以有部分在 X 轴之前。

2.右侧面 QRS 环起始向前的向量消失，起始 10～20ms 向量指向后方，环呈顺钟向或 8 字形运行，主体环位于后下。

3.额面 QRS 环无特征性改变。

（二）局限前壁心肌梗死

局限前壁心肌梗死（localized anterior myocardial infarction）又称为前壁心肌梗死，指局限于左心室前壁的心肌梗死，由左冠状动脉的左前降支供血障碍所致。因未波及室间隔故 QRS 环起始 10ms 指向前的间隔向量正常，由左心室前壁产生的向前向量消失，导致 20～40ms 向量向左后移位，其特征性改变在横面及右侧面（图 3-38-5）。

心电向量图特点如下。

1.横面 QRS 环起始 10ms 指向前的向量正常，20～40ms 向量指向左后方。根据横面 QRS 环运行方向分为三型：Ⅰ型为逆钟向运行，梗死面积较小；Ⅱ型为 8 字形运行；Ⅲ型为顺钟向运行，梗死面积较大。

2.右侧面 QRS 环起始 10ms 向量指向前，20～40ms 向量指向后方，主体环位于后下。

3.额面 QRS 环无特征性改变。

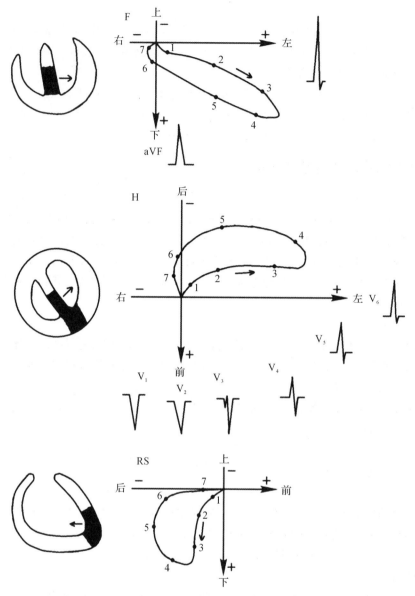

图 3-38-4　前间壁心肌梗死心电向量图示意图

　　图中上中下分别代表额面、横面及右侧面,同时展示三个面梗死的解剖部位(箭头表示梗死向量的方向)、相应的心电向量图及其心电图。横面及右侧面示 QRS 环起始向前的向量消失,起始 10～20ms 向量指向后方。横面 QRS 环呈逆钟向运行,离心支在 X 轴之后;右侧面 QRS 环呈顺钟向运行。心电图示 V₁～V₃ 导联出现 QS 波或异常 Q 波。

(三)前侧壁心肌梗死

　　前侧壁心肌梗死(anterolateral myocardial infarction)指左心室游离壁的前外侧部的心肌梗死,由左冠状动脉的左前降支或左回旋支供血障碍所致。因未波及室间隔,故 QRS 环起始 10ms 指向前的间隔向量正常,前侧壁心肌梗死导致正常前侧壁心肌除极产生的指向左前的向量消失,使 20～40ms 向量明显后移,且向右的向量也增加。特征性改变在横面,侧面及额面也能见到一些特征性改变(图 3-38-6)。

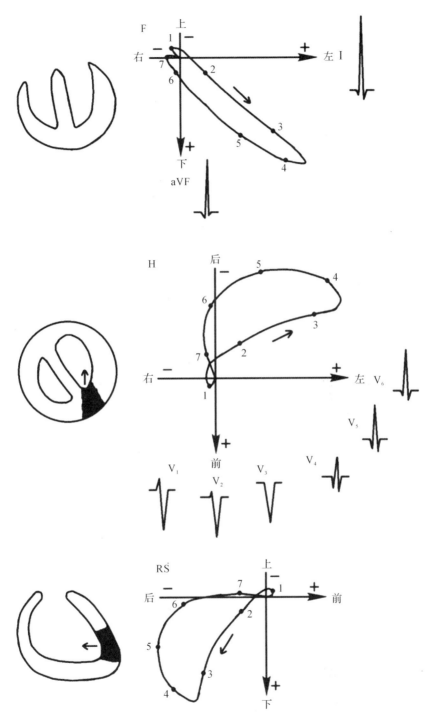

图 3-38-5　局限性前壁心肌梗死心电向量图示意图

横面及右侧面示 QRS 环起始 10ms 向量存在且指向右前上，20～40ms 向量指向左后下。横面 QRS 主体环呈逆钟向运行，右侧面 QRS 主体环呈顺钟向运行。心电图示 V_3～V_4 导联出现 QS 波或异常 Q 波。

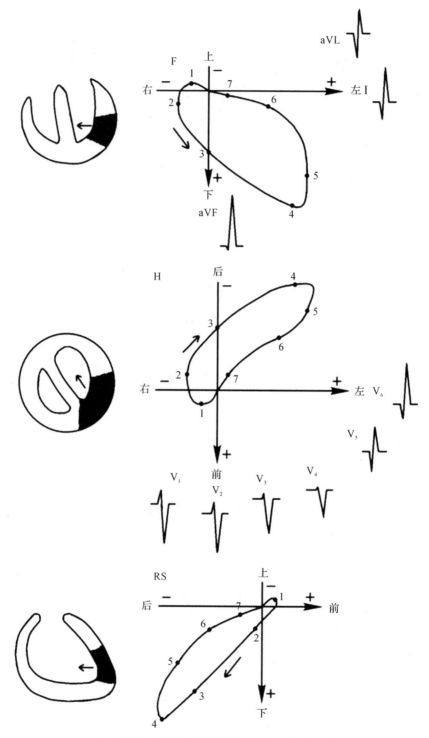

图 3-38-6　前侧壁心肌梗死心电向量图示意图

　　QRS 环起始 10ms 向量指向右前上,起始向右向量时限延长为 30ms。横面 QRS 环呈顺钟向运行,主体环位于左后象限。额面 QRS 环呈逆钟向运行。右侧面 QRS 环后移,主体环位于后下象限,环呈顺钟向运行。心电图示 I、aVL、V5～V6 导联出现异常 Q 波。

心电向量图特点如下。

1. 横面　QRS 环起始 10ms 向量通常正常，即指向前，20ms 以后的向量逐渐由右前向右后移位，起始向右向量时限延长>20ms，起始向右 QRS 向量电压>0.16mV。QRS 环呈顺钟向运行，也可呈 8 字形运行，但 QRS 环离心支呈顺钟向运行，主体环位于左后象限。

2. 额面　QRS 环向右向量时限延长>20ms，起始向右 QRS 向量电压>0.16mV，环趋向垂位（最大 QRS 向量角>40°），QRS 环呈逆钟向运行。

3. 右侧面　QRS 环 20~40ms 向量后移，主体环位于后下象限。

（四）广泛前壁心肌梗死

广泛前壁心肌梗死（extensive anterior myocardial infarction）指左心室前间壁、前壁及侧壁的心肌梗死，由左冠状动脉的左前降支根部供血障碍所致。因整个左心室前壁梗死而导致 QRS 向量环向前的向量消失，环体明显向后移位。在三个面均有特征性改变（图 3-38-7）。

心电向量图特点如下。

1. 横面　起始向前的 QRS 向量消失，QRS 环起始指向右后向量增大，时限延长>20ms，向右向量电压>0.16mV，环呈顺钟向运行，全环通常位于后象限，最大向量角接近-90°。

2. 额面　QRS 环起始向右向量增大，时限延长>20ms，向右向量电压>0.16mV，环呈逆钟向运行。

3. 右侧面　QRS 环全环通常位于后下，环呈顺钟向或逆钟向运行。

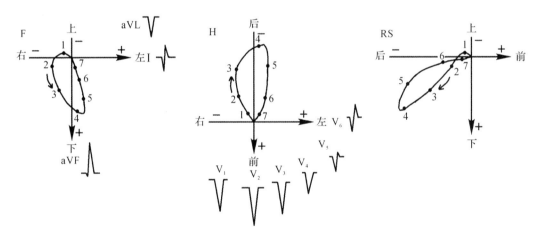

图 3-38-7　广泛前壁心肌梗死心电向量图示意图

QRS 环起始向量指向右后上，全环位于后象限，向右向量增大。横面 QRS 环呈顺钟向运行，最大向量角-83°；额面 QRS 环呈逆钟向运行；右侧面 QRS 主体环呈顺钟向运行。心电图示 I、aVL、V_1~V_6 导联出现异常 Q 波或 QS 波。

（五）下壁心肌梗死

下壁心肌梗死（inferior myocardial infarction）指左心室隔面的心肌梗死，由右冠状动脉或左冠状动脉的左回旋支供血障碍所致。下壁心肌除极较早，在心室开始激动的 10~30ms 即可完成除极，产生正常向下的向量。当下壁心肌梗死时下壁心肌不能除极，导致正常向下的除极向量消失，而形成心室除极早期向上的向量异常。特征性改变在额面和右侧面（图 3-38-8）。

心电向量图特点如下。

1. 额面　能够很好地显示出 QRS 环早期部分异常向上（左上或右上）移位。①起始向上的 QRS 向量(X 轴之上向量)时限＞25ms 及振幅＞0.2mV；②向上向左向量(即 QRS 环的离心支与 X 轴左端相交点的电压)≥0.3mV；③最大向量角＜10°,QRS 环呈顺钟向运行；④向上指数(即最大向上 QRS 向量与最大向下 QRS 向量的比值)＞0.2。若额面 QRS 环起始向量向上及离心支呈顺钟向运行伴额面 QRS 最大向量角＜10°,对下壁心肌梗死具有诊断意义。

2.右侧面　　QRS 环起始向上向量(Z 轴之上向量)时限大于 25ms 及振幅＞0.2mV。QRS 环通常呈顺钟向运行。

3.横面　　无特征性改变。

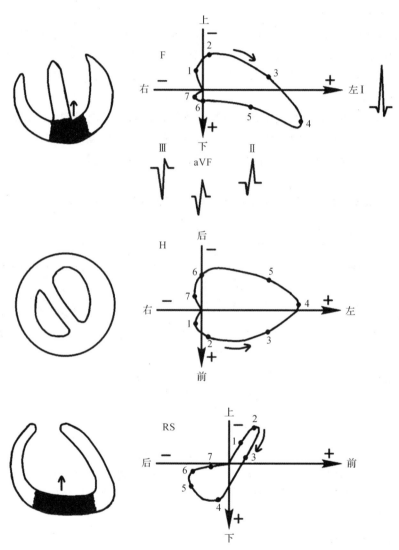

图 3-38-8　下壁心肌梗死心电向量图示意图

　　QRS 环起始向上向量时限及振幅增大。额面及右侧面 QRS 环呈顺钟向运行。横面 QRS 环正常。心电图示Ⅱ、Ⅲ、aVF 导联出现异常 Q 波。

（六）正后壁心肌梗死

正后壁心肌梗死(true posterior myocardial infarction)指左心室后基底部的心肌梗死,由左冠状动脉的回旋支或右冠状动脉的左室后支供血障碍所致。正常情况下左心室后基底部是心室最后除极的部分,该部位的除极形成正常指向后方的向量。当后壁出现心肌梗死时正常指向后方的向量消失,使 QRS 环的后半部分即回心支的向量异常,导致 40ms 后的向量明显向前移位。特征性改变在横面和右侧面(图 3-38-9)。

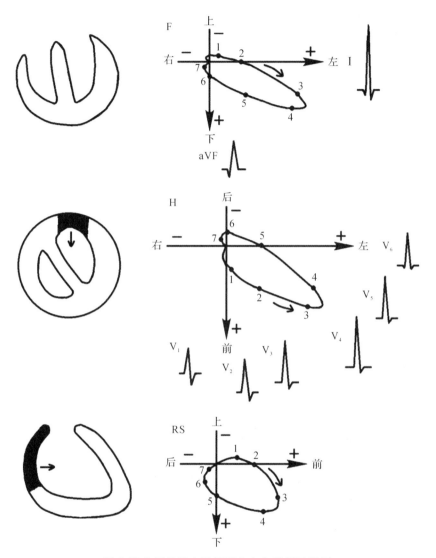

图 3-38-9　正后壁心肌梗死心电向量图示意图

QRS 主体环位于左前下,QRS 环向前面积>全环面积的 70%。横面 QRS 环最大向量角>20°,最大向前向量振幅增大,QRS 环呈逆钟向运行。右侧面 QRS 环呈顺钟向运行。额面无特征性改变。由于 QRS 环向前移位,心电图示 $V_1 \sim V_6$ 导联 QRS 波呈 Rs 形($V_7 \sim V_8$ 导联可以出现异常 Q 波或 QS 波)。

心电向量图特点如下。

1. 横面　①QRS 环通常呈逆钟向运行,也可呈顺钟向或 8 字形运行;②QRS 主体环位于左前象限,QRS 环向前面积>全环面积的 70%,最大向量角在 20° 之前,最大向前向量振幅≥0.6mV,向前向量时限>50ms;③T 环大而长,最大 T 向量角>70°。

2. 右侧面　QRS 环明显前移,通常呈正常的顺钟向运行,偶尔呈逆钟向运行。

3. 额面　无特征性改变。若梗死波及下壁或侧壁,则额面可出现相应改变。

（七）局灶性心肌梗死

局灶性心肌梗死(focal myocardial infarction)指心肌出现小范围的梗死或瘢痕形成,因为范围小而不影响起始向量,心电图上无异常 Q 波,但可以出现 QRS 波群的挫折,心电向量图上在 2～3 个平面可表现出 QRS 环相应部位呈蚕蚀样缺损,即蚀缺(bite)。若局灶性心肌梗死出现在前壁可引起 QRS 环离心支的蚀缺;若局灶性心肌梗死出现在侧壁或后壁可引起 QRS 环回心支的蚀缺。

蚀缺振幅大小和时间长短与局灶性心肌梗死范围有一定的相关性。小灶性心肌梗死蚀缺振幅 0.07～0.14mV,时限 4～6ms;中灶性心肌梗死蚀缺振幅 0.15～0.21mV,时限 7～14ms;大灶性心肌梗死蚀缺振幅≥0.22mV,时限≥15ms(图 3-38-10)。

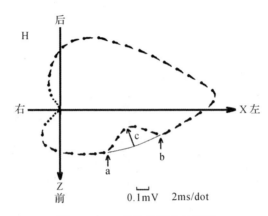

图 3-38-10　蚀缺的形态及测量

横面 QRS 环离心支出现的中灶性心肌梗死蚀缺,从 a 至 b 为蚀缺开始至结束的时间 12ms(6 个泪点),c 为蚀缺的振幅 0.15mV。

第三节　心肌梗死合并心室内阻滞

心肌梗死合并心室内阻滞时临床预后通常较差,这种心室内阻滞可以在心肌梗死之前就存在,也可以是由心肌梗死所引起。对于这种组合的诊断,心电向量图明显优于心电图。

一、心肌梗死合并右束支阻滞

心肌梗死通常是引起 QRS 环起始向量的异常,右束支阻滞则是引起 QRS 环终末向量的异常,两者合并存在时心电向量图可分别表现出各自的特征,即 QRS 环起始 0.04s 向量表现为心肌梗死的特征;QRS 环终末向量表现为右束支阻滞的特征。由于正后壁心肌除极较晚,当正后壁心肌梗死伴右束支阻滞时,两者均可影响终末向量,导致 QRS 环体明显前移,故可根据 QRS 环离心支及回心支均向前移位而判断正后壁心肌梗死的存在。

二、心肌梗死合并左束支阻滞

心肌梗死通常是指左心室的梗死,当心肌梗死合并左束支阻滞时,将导致心室激动顺序发生改变,室上性激动经右束支下传,除极从室间隔右侧面向左下进行,使早期及晚期 QRS 向量均发生异常改变,心肌梗死的特征被掩盖,心肌梗死的常用诊断标准不再适用,造成诊断困难。当左束支阻滞时伴有以下特征时则提示可能合并心肌梗死。

1.起始向前 QRS 向量完全消失。

2.横面 QRS 起始向量向右前而不是左前。

3.回心支右移，横面 QRS 环呈逆钟向运行。

4.QRS 环在所有平面均有明显的扭曲或不规则。

第一及第二条提示室间隔部位的梗死；第三及第四条提示左心室游离壁的梗死。

三、心肌梗死合并左前或左后分支阻滞

当心肌梗死合并与梗死部位相关的分支阻滞时也称为梗死周围阻滞，其原因是梗死周围的严重缺血导致左束支分支的传导障碍，造成心电向量图及心电图上同时表现出心肌梗死伴分支阻滞的图形。当左心室的前间壁、前壁及前侧壁（左前分支分布区域）发生心肌梗死合并左后分支阻滞或左心室的下壁及后壁（左后分支分布区域）发生心肌梗死合并左前分支阻滞时，由于这些梗死部位距离左后或左前分支较远，梗死周围的缺血难以波及，故出现的分支阻滞与梗死部位不相关，不宜称为梗死周围阻滞。

（一）心肌梗死合并左前分支阻滞

左心室的前间壁、前壁及前侧壁的解剖位置与左前分支及右束支临近，且均由左冠状动脉的左前降支供血，故当这些部位发生心肌梗死时，易合并左前分支阻滞或左前分支伴右束支阻滞。此时在额面显示出左前分支阻滞的特征；在横面显示出相应部位心肌梗死的特征。若合并右束支阻滞则 QRS 环终末部出现指向右前（向上或向下）的附加环，其泪点密集。

下壁心肌梗死合并左前分支阻滞时虽然互有掩盖，但心电向量图易于做出诊断。这两种情况均产生向上的异常 QRS 向量，但是下壁心肌梗死时 QRS 起始向量及离心支呈顺钟向运行，而左前分支阻滞时 QRS 环呈逆钟向运行。当这两种情况并存时 QRS 环向上的起始向量及离心支呈顺钟向运行，而 QRS 环回心支及终末向量呈逆钟向运行（图 3-38-11）。

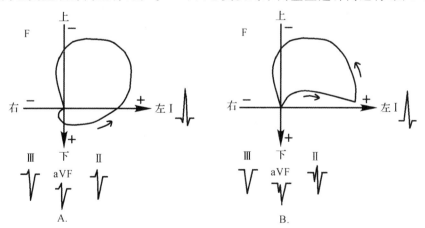

图 3-38-11　左前分支阻滞（A）与左前分支阻滞合并下壁心肌梗死（B）的 F 面心电向量图示意图

　　A.单纯左前分支阻滞，起始向下向量存在，QRS 环呈逆钟向运行，主体环位于左上；B.左前分支阻滞合并下壁心肌梗死，起始向下向量消失，QRS 环起始向量及离心支呈顺钟向运行，QRS 环回心支及终末向量呈逆钟向运行，主体环位于左上，由于 QRS 环起始向量及离心支向上的程度逐渐减少（但环体仍然位于 X 轴之上），导致 aVF 导联的 QS 波内出现胚胎性 r 波。

(二)心肌梗死合并左后分支阻滞

心肌梗死合并左后分支阻滞不常见。由于左心室的下壁及后壁的解剖位置与左后分支临近,故当出现下壁或后壁心肌梗死时可以合并左后分支阻滞。两者合并存在时额面QRS环出现特征性改变,即QRS环起始向量和离心支表现为心肌梗死的特征;回心支和终末向量则表现为左后分支阻滞的特征。

附:心肌缺血时的心电向量图诊断

1. T环圆而小,T/R比值<1/4;

2. T环长/宽比值<2.5;

3. T环转向异常,即T环与QRS环运行方向不一致,如横面T环呈顺钟向运行;

4. T环离心支与回心支运行速度相等或离心支较回心支快;

5. T环方位异常,导致RT夹角增大,T环可以位于上方(下壁心肌缺血)、位于后方(前壁心肌缺血)、位于右方(侧壁心肌缺血)、位于前方(后壁心肌缺血);

6. ST向量增大(≥0.1mV),方向与QRS环最大向量方向相反(图3-38-12)。

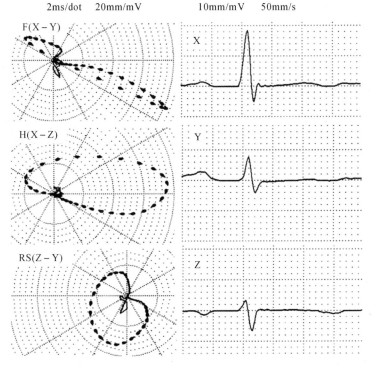

图 3-38-12A　心肌缺血心电向量图

女性,60岁。QRS环最大空间向量位于左后下,其最大空间向量振幅1.05mV,QRS环运行时间86ms,心率73次/分。

额面:QRS环呈8字形运行,起始向量位于左下,最大QRS环向量位于左下23°,其振幅1.05mV,终末向量位于左上。T环短小,位于左下22°,T/R比值<1/4,T环长/宽比值<2.5,RT夹角-1°。

横面:QRS环呈逆钟向运行,起始向量位于左前,最大QRS环向量位于左后356°(-4°),其振幅0.96mV,终末向量位于左前。T环小圆形,位于左后358°(-2°),T/R比值<1/4,T环长/宽比值<2.5,RT夹角2°。

右侧面:QRS环呈顺钟向运行,起始向量前下,最大QRS环向量位于后下109°,其振幅0.43mV,终末向量位于前上。T环短小呈U形,位于后下167°,T/R比值<1/4,T环长/宽比值<2.5,RT夹角58°。

正交心电图示:T波低平。

　　若心室除极正常而心室复极则出现了异常,导致 ST-T 向量异常称为原发性 ST-T 向量异常,见于心肌缺血;若心室除极异常而引起心室复极的异常,导致 ST-T 向量异常称为继发性 ST-T 向量异常,见于心室肥大、束支阻滞、心室预激、室性期前收缩等。在排除了继发性 ST-T 向量异常后才能诊断心肌缺血。

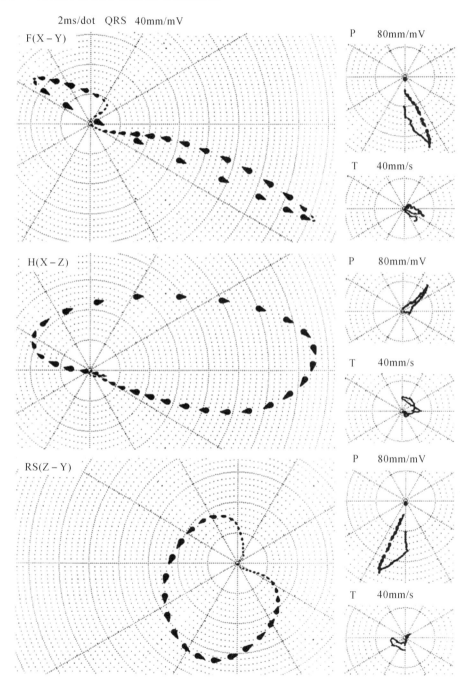

图 3-38-12B　心肌缺血时三个平面再放大的 P、QRS、T 向量环

第三十九章　心室预激

窦性或房性的激动从正常房室传导通路(正路)及附加旁路(accessory pathway)下传心室,附加旁路能较快地提早激动一部分或全部心室肌而形成心室预激。由于附加旁路能够传导激动使心室的除极(及复极)异常,可以导致快速性心律失常的发生,也可以掩盖心肌梗死或形成酷似心肌梗死的图形及掩盖束支阻滞等。普通心电向量图能够较好地显示预激向量[即δ(delta)向量]及QRS环图形,但不能显示PR间期的缩短。本章讲述由房室旁路(Kent束)引起的典型心室预激的心电向量图特征。

一、心电向量图特点

由于心室预激是由心房内同一个激动点的激动分别沿附加旁路与正路不同速下传心室,这两路激动先后引起心室除极而形成同源性室性融合波,导致QRS环的畸形。附加旁路可导致心房的激动预先通过旁路而引起心室肌除极,这种提前除极的心室肌不通过传导束传导,故除极缓慢,导致QRS环起始泪点密集即形成预激向量。预激向量的方向通常与QRS主体环方向一致。由于预激向量的出现而引起QRS环离心支运行速度慢于回心支,使整个QRS环时限延长。心室预激由于出现了除极方式的异常,继而也引起复极的异常,导致ST-T向量方位异常,形成了继发性ST-T向量的改变。

心电向量图特点如下。

1. QRS环出现起始泪点密集、时限>20ms(通常不超过70ms)的预激向量。

2. QRS环时限延长>100ms。

3. ST向量及T环向量方位与QRS环相反。

二、心电向量图分型

根据横面δ向量角方位不同将心室预激分为三型(图3-39-1)。δ向量角是δ向量起点至终点的连线与X轴所成的角度。

1. A型　预激部位在左心室后基底部,激动由后向前传导。横面δ向量及QRS环最大向量基本一致,指向左前,δ向量角通常为30°~90°。QRS环体多呈逆钟向运行,少数呈8字形或顺钟向运行(图3-39-2)。

2. B型　预激部位在右心室侧壁,激动由右向左传导。横面δ向量指向左后或左前,指向左后者为预激起源于右心室的前壁;指向左前者为预激起源于右心室的后壁。δ向量角通常为30°~-60°,与QRS环最大向量基本一致。QRS环体多呈逆钟向运行,少数呈8字形或顺钟向运行(图3-39-3)。

3. C型　预激部位在左心室侧壁,激动由左向右传导。横面δ向量及QRS环最大向量指向右前,δ向量角为90°~180°,QRS环体多呈逆钟向运行。此型少见。

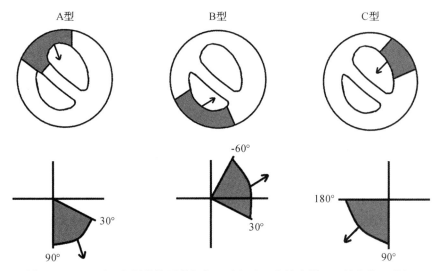

图 3-39-1　三型心室预激的预激部位(上图)及 δ 向量在横面上的方位(下图)

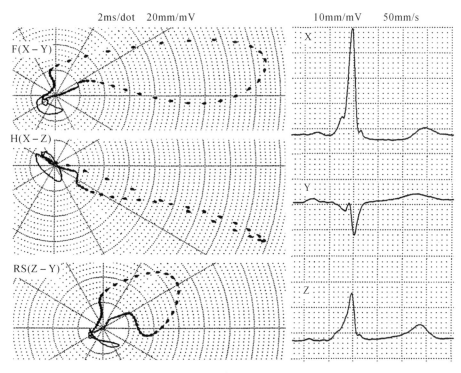

图 3-39-2　A 型心室预激心电向量图及正交心电图

患者男性,54 岁。QRS 环最大空间向量位于左前上,其最大空间向量振幅 2.29mV,QRS 环运行时间 170ms,心率 56 次/分。各平面 QRS 环起始向量运行缓慢,泪点密集呈实线状,δ 向量指向左、前、上。

额面:δ 向量角位于左上,QRS 环呈逆钟向运行,最大 QRS 环向量位于左上-9°,T 环大部分位于右下,T 环开放。

横面:δ 向量角位于左前 35°,QRS 环呈逆顺 8 字形运行,最大 QRS 环向量位于左前 20°,T 环大部分位于左前及右后,RT 夹角-172°。

右侧面:δ 向量角位于前上,QRS 环呈逆钟向运行,最大 QRS 环向量位于前上-34°,T 环位于下方。

正交心电图:PR 间期缩短,QRS 波群增宽为 140ms,可见 δ 波。X 及 Z 导联 δ 波正向,QRS 波群正向;Y 导联 δ 波负向,QRS 波群主波负向。X 导联 ST 段水平型压低 0.1mV。T 波均直立。

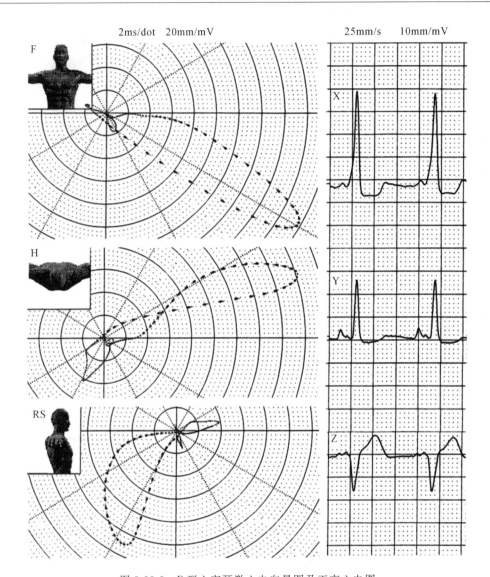

图 3-39-3　B 型心室预激心电向量图及正交心电图

患者男性,38 岁。QRS 环最大空间向量位于左后下,其最大空间向量振幅 2.59mV,QRS 环运行时间 149ms,心率 86 次/分。额面及横面 QRS 环起始向量运行缓慢,泪点密集超过 40ms,δ 向量指向左下。

额面:δ 向量角位于左下接近 0°,QRS 环呈顺钟向运行,最大 QRS 环向量位于左下 29°,T 环位于右上 −156°(204°),T 环开放,RT 夹角 175°。P 环位于左下 72°。

横面:δ 向量角位于左侧接近 0°,QRS 环呈逆顺 8 字形运行,最大 QRS 环向量位于左后 −19°,T 环位于右前 123°,T 环开放,RT 夹角 142°。

右侧面:因 δ 向量角位于左下接近 0°,故右侧面 δ 向量被掩盖。QRS 环呈逆钟向运行,最大 QRS 环向量位于后下 119°,T 环位于前上 −15°,RT 夹角 −134°。

正交心电图:PR 间期缩短,QRS 波群增宽为 140ms,可见 δ 波。X 及 Y 导联 δ 波正向,QRS 波群正向,ST 段水平型压低 0.05～0.2mV,T 波低平。Z 导联 δ 波负向,QRS 波群负向,T 波直立。

三、心室预激合并其他异常

1.心室预激合并心室肥大　心室预激可掩盖或加重心室肥大图形,两者合并存在时导致诊断困难,通常只能诊断心室预激。

2.心室预激合并心肌梗死　心室预激可掩盖或加重心肌梗死图形,当预激向量与梗死向量方向一致时,则加重心肌梗死图形;当两者方向相反时,则掩盖心肌梗死图形,因此当两者合并存在时导致诊断困难。此时注意前后对比观察 ST-T 向量的演变及心电图 PR 间期的缩短、δ 波的出现有助于鉴别诊断。

3.心室预激合并心室内阻滞　心室预激与左或右束支阻滞图形有相似之处,须进行鉴别。心室预激导致 QRS 环起始向量运行缓慢(即 δ 向量),心电图出现 δ 波;束支阻滞则出现中部与终末部向量运行缓慢,这些特征有助于两者的鉴别诊断。当心室预激与束支阻滞位于同一心室时,束支阻滞则被掩盖而只表现为心室预激。

第三篇附图：心电向量图图谱

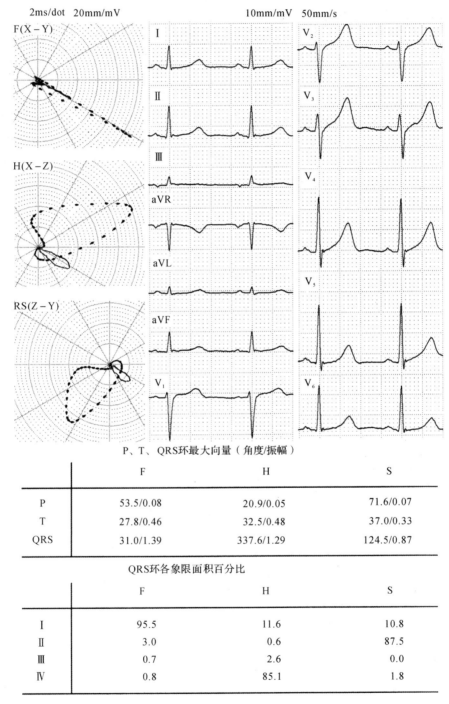

2ms/dot　20mm/mV　　　　　　　　10mm/mV　50mm/s

F(X－Y)　　　I　　　　　　　　　V₂

II　　　　　　　V₃

III　　　　　　　V₄

H(X－Z)　　aVR　　　　　　　V₅

aVL

RS(Z－Y)　　aVF　　　　　　　V₆

V₁

P、T、QRS环最大向量（角度/振幅）

	F	H	S
P	53.5/0.08	20.9/0.05	71.6/0.07
T	27.8/0.46	32.5/0.48	37.0/0.33
QRS	31.0/1.39	337.6/1.29	124.5/0.87

QRS环各象限面积百分比

	F	H	S
I	95.5	11.6	10.8
II	3.0	0.6	87.5
III	0.7	2.6	0.0
IV	0.8	85.1	1.8

空间最大向量振幅　1.47（mV）
运行时间　P：84.0　QRS：82.0　T：256.0（ms）
心率　69（次/分）

图例1　男,56岁。体检

图例 1

向量图特征

图示三个观察面中的 P 环形态被掩盖,P 环参数显示,运行时间 84ms,其角度在额面为 54°,在横面为 21°,在右侧面为 72°,三个观察面中的 P 环振幅均正常。QRS 环和 T 环的形态、方位、振幅等在正常范围,QRS 环的运行方向正常。QRS 环最大空间向量位于左后下,其最大空间向量振幅 1.47mV,QRS 环运行时间 82ms,心率 69 次/分。

额面:QRS 环起始向量位于左上,环呈顺钟向运行,环体未展开,最大 QRS 环向量位于左下 31°,振幅 1.39mV,终末向量从右下转向左下。T 环位于左下 28°,RT 夹角-3°。

横面:QRS 环起始向量位于右前,环呈逆钟向运行,最大 QRS 环向量位于左后-22°,振幅 1.29mV,终末向量从右后转向左后。T 环位于左前 33°,长与宽比值大于 2.5,RT 夹角 55°。

右侧面:QRS 环起始向量位于前上,环呈顺钟向运行,最大 QRS 环向量位于后下 125°,振幅 0.87mV,终末向量位于后下,QRS 环不闭合,形成指向前下的 ST 向量,振幅 0.05mV。T 环位于前下 37°,RT 夹角-88°。

向量图诊断

正常心电向量图。

向量图讨论

P 环参数显示,P 环运行时间、方位及振幅均正常。QRS 环和 T 环的形态、方位、振幅等在正常范围,QRS 环的运行方向及运行时间正常,ST 向量正常。

心电图特征

窦性 P 波,心率 75 次/分。心电图各波、段均正常,符合正常心电图表现。向量图心率 69 次/分,心电图心率 75 次/分,心率不同是因为两者非同步记录。

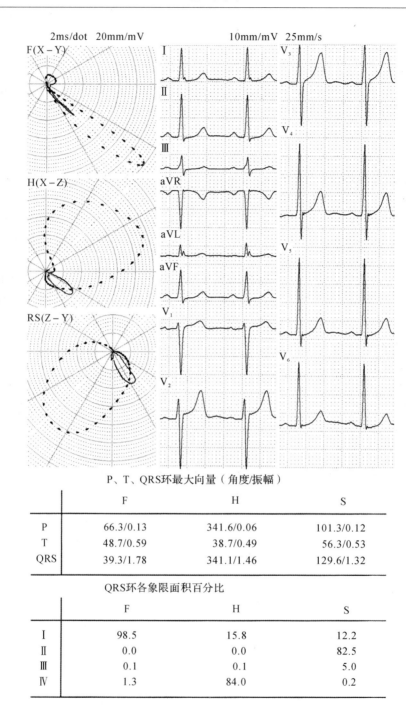

2ms/dot 20mm/mV   10mm/mV 25mm/s

F(X－Y) H(X－Z) RS(Z－Y)

I II III aVR aVL aVF V₁ V₂ V₃ V₄ V₅ V₆

P、T、QRS环最大向量（角度/振幅）

	F	H	S
P	66.3/0.13	341.6/0.06	101.3/0.12
T	48.7/0.59	38.7/0.49	56.3/0.53
QRS	39.3/1.78	341.1/1.46	129.6/1.32

QRS环各象限面积百分比

	F	H	S
I	98.5	15.8	12.2
II	0.0	0.0	82.5
III	0.1	0.1	5.0
IV	1.3	84.0	0.2

空间最大向量振幅 1.84（mV）
运行时间 P：100.0 QRS：90.0 T：222.0（ms）
心率 74（次/分）

图例2 男，46岁。体检

图例 2

向量图特征

图示三个观察面中的 P 环运行时间 100ms,其角度在额面为 66°,在横面为 -18°,在右侧面为 101°,三个观察面中的 P 环振幅均正常。QRS 环最大空间向量位于左后下,其最大空间向量振幅 1.84mV,QRS 环运行时间 90ms,心率 74 次/分。

额面:QRS 环起始向量位于左下,环呈顺钟向运行,最大 QRS 环向量位于左下 39°,振幅 1.78mV,终末向量从右上转向左上。T 环位于左下 49°,RT 夹角 10°。

横面:QRS 环起始向量位于前方,环呈逆钟向运行,最大 QRS 环向量位于左后 -19°,振幅 1.46mV,终末向量位于左前。T 环位于左前 39°,长与宽比值大于 2.5,RT 夹角 58°。

右侧面:QRS 环起始向量位于前下,环呈顺钟向运行,最大 QRS 环向量位于后下 130°,振幅 1.32mV,终末向量位于后上。T 环位于前下 56°,RT 夹角 -74°。

向量图诊断

正常心电向量图。

向量图讨论

三个观察面中的 P 环运行时间、方位及振幅均正常。QRS 环和 T 环的形态、方位、振幅等在正常范围,QRS 环的运行方向及运行时间正常。向量图心率 74 次/分。

心电图特征

窦性 P 波,心率 83 次/分。心电图各波、段均正常,符合正常心电图表现。

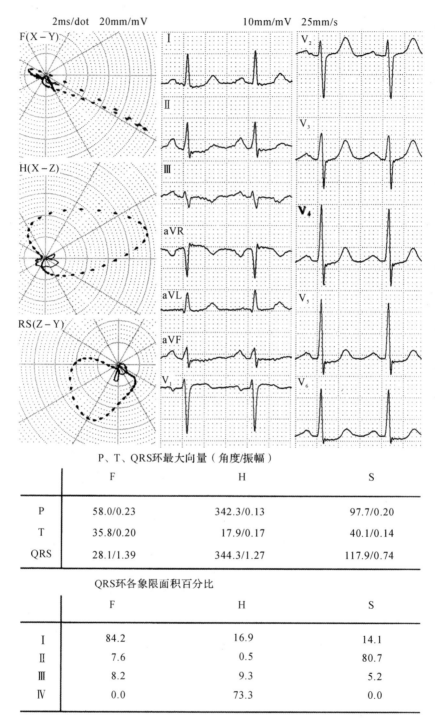

2ms/dot 20mm/mV　　　　10mm/mV　25mm/s

P、T、QRS环最大向量（角度/振幅）

	F	H	S
P	58.0/0.23	342.3/0.13	97.7/0.20
T	35.8/0.20	17.9/0.17	40.1/0.14
QRS	28.1/1.39	344.3/1.27	117.9/0.74

QRS环各象限面积百分比

	F	H	S
I	84.2	16.9	14.1
II	7.6	0.5	80.7
III	8.2	9.3	5.2
IV	0.0	73.3	0.0

空间最大向量振幅　1.43（mV）
运行时间　P：112.0　QRS：106.0　T：184.0（ms）
心率　88（次/分）

图例 3A　女,51 岁。冠心病

2ms/dot QRS 40mm/mV

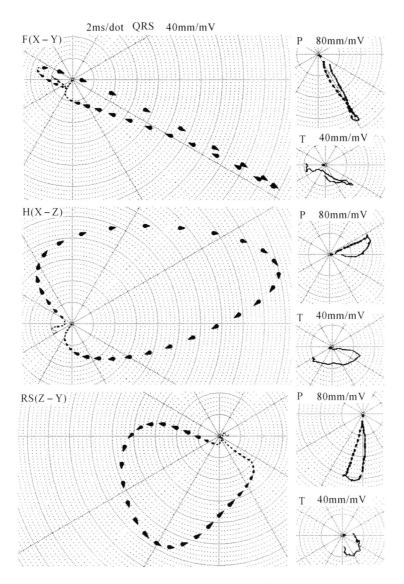

图例 3B 女,51 岁。冠心病

图例 3

向量图特征

图示三个观察面中的 P 环运行时间 112ms。QRS 环最大空间向量位于左后下,其最大空间向量振幅 1.43mV,QRS 环运行时间 106ms,心率 88 次/分。

额面:P 环角度为 58°、振幅 0.23mV。QRS 环起始向量位于右下,环呈逆钟向运行,最大 QRS 环向量位于左下 28°,振幅 1.39mV,终末向量由右下转至右上,QRS 环不闭合。ST 向量指向右上,振幅 0.125mV。T 环短小,位于左下 36°,T/R 比值<1/4,T 环长/宽比值>2.5,RT 夹角 8°。

横面:P 环角度为 -18°、振幅 0.13mV。QRS 环起始向量位于右前方,环呈逆钟向运行,最大 QRS 环向量位于左后 -16°,振幅 1.27mV,终末向量位于右前,QRS 环不闭合。ST 向量指向右前,振幅 0.1mV。T 环短小,位于左前 18°,T/R 比值<1/4,T 环长/宽比值>2.5,RT 夹角 34°。

右侧面:P 环角度为 98°,振幅 0.20mV,QRS 环起始向量位于前下,环呈顺钟向运行,最大 QRS 环向量位于后下 118°,振幅 0.74mV,终末向量位于前上,QRS 环不闭合。ST 向量指向前上,振幅 0.05mV。T 环小圆形,位于前下 40°,T/R 比值<1/4,T 环长/宽比值<2.5,RT 夹角 -78°。

向量图诊断

1.左心房扩大;2.心肌缺血。

向量图讨论

三个观察面中的 P 环运行时间延长,向左后下移位,向后 P 向量增大,向后 P 向量/向前 P 向量>2,振幅均增大,符合左心房扩大。QRS 环的形态、方位、振幅等在正常范围,QRS 环的运行方向正常,运行时间大致正常。ST 向量在额面及横面≥0.1mV;三个观察面中 T 环短小,T/R 比值<1/4,符合心肌缺血。

心电图特征

P 波时间在 Ⅱ、aVR、aVF、$V_3 \sim V_6$ 导联 0.12～0.16s,为左心房扩大。ST 段在 Ⅱ、$V_4 \sim V_6$ 导联压低 0.05～0.10mV,为心肌缺血改变。

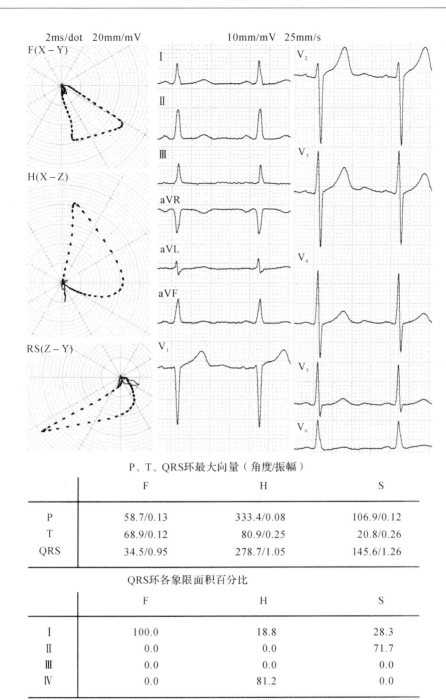

2ms/dot 20mm/mV　　　10mm/mV 25mm/s

P、T、QRS环最大向量（角度/振幅）

	F	H	S
P	58.7/0.13	333.4/0.08	106.9/0.12
T	68.9/0.12	80.9/0.25	20.8/0.26
QRS	34.5/0.95	278.7/1.05	145.6/1.26

QRS环各象限面积百分比

	F	H	S
I	100.0	18.8	28.3
II	0.0	0.0	71.7
III	0.0	0.0	0.0
IV	0.0	81.2	0.0

空间最大向量振幅　1.27（mV）
运行时间　P: 106.0　QRS: 90.0　T: 224.0（ms）
心率　73（次/分）

图例4　女,63岁。冠心病

图例 4

向量图特征

图示三个观察面中的 P 环运行时间 106ms。QRS 环最大空间向量位于左后下,其最大空间向量振幅 1.27mV,QRS 环运行时间 90ms,心率 73 次/分。

额面:P 环角度为 59°、振幅 0.13mV。QRS 环起始向量位于左下,环呈三角形,顺钟向运行,最大 QRS 环向量位于左下 35°,振幅 0.95mV,终末向量位于左下。T 环短小,位于左下 69°,T/R 比值<1/4,RT 夹角 34°。

横面:P 环角度为 333°、振幅 0.08mV。QRS 环起始向量位于左前方,环呈逆钟向运行,最大 QRS 环向量位于左后 279°,振幅 1.05mV,终末向量位于左后。T 环短小,位于左前 81°,T/R 比值<1/4,RT 夹角 162°。

右侧面:P 环角度为 107°、振幅 0.12mV。QRS 环起始向量位于前下,环呈三角形,顺钟向运行,最大 QRS 环向量位于后下 146°,振幅 1.26mV,终末向量位于前下。T 环短小,位于前下 21°,T/R 比值<1/4,RT 夹角 -125°。

向量图诊断

心肌缺血。

向量图讨论

三个观察面中 T 环短小,T/R 比值<1/4,在横面及右侧面 RT 夹角增大,符合心肌缺血。

心电图特征

$T_{V_1}>T_{V_5,V_6}$,考虑为心肌缺血改变。

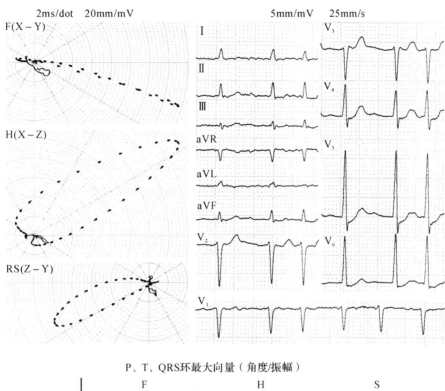

2ms/dot 20mm/mV   5mm/mV   25mm/s

F(X－Y)   H(X－Z)   RS(Z－Y)

I II III aVR aVL aVF V₂ V₁ V₃ V₄ V₅ V₆

P、T、QRS环最大向量（角度/振幅）

	F	H	S
P	276.7/0.04	46.8/0.05	273.4/0.04
T	39.0/0.25	24.0/0.22	61.9/0.20
QRS	16.8/2.00	326.7/2.26	156.0/1.36

QRS环各象限面积百分比

	F	H	S
I	93.1	3.2	0.2
II	0.1	0.2	92.5
III	2.7	6.3	7.0
IV	4.2	90.3	0.3

空间最大向量振幅 2.33（mV）
运行时间 P：54.0 QRS：92.0 T：206.0（ms）
心率 136（次/分）

图例5A 女,48岁。高血压性心脏病

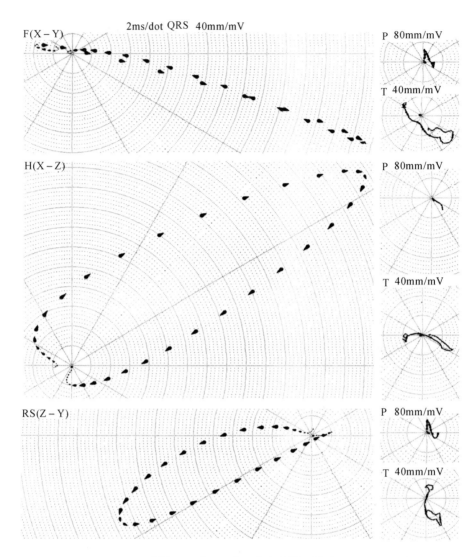

图例 5B　女,48 岁。高血压性心脏病

图例 5

向量图特征

图示 QRS 环最大空间向量位于左后下,其最大空间向量振幅 2.33mV,QRS 环运行时间 92ms,心率 136 次/分。

额面:QRS 环起始向量位于右上,环体狭长未展开,呈 8 字形运行,最大 QRS 环向量位于左下 17°,振幅 2.0mV,终末向量位于右上,QRS 环不闭合。ST 向量指向右上,振幅 0.125mV。T 环短小,位于左下 39°,T/R 比值<1/4,RT 夹角 22°。

横面:QRS 环起始向量位于右前方,环呈逆钟向运行,最大 QRS 环向量位于左后 327°(−33°),振幅 2.26mV,终末向量由右后转向右前,QRS 环不闭合。ST 向量指向右前,振幅 0.125mV。T 环短小,位于左前 24°,T/R 比值<1/4,RT 夹角 57°。

右侧面:QRS 环起始向量位于前上,环呈顺钟向运行,最大 QRS 环向量位于后下 156°,振幅 1.36mV,终末向量由后上转向前上,QRS 环不闭合。ST 向量指向前上,振幅 0.025mV。T 环短小,位于前下 62°,T/R 比值<1/4,RT 夹角−94°。

向量图诊断

左心室肥大(Ⅰ型)。

向量图讨论

额面及横面最大 QRS 向量≥2.0mV,QRS 环在横面呈逆钟向运行,最大 QRS 向量角在横面<−30°、在右侧面>130°;三个观察面中 ST 向量指向右前上,在额面及横面振幅>0.10mV;T 环短小,符合左心室肥大(Ⅰ型)。

心电图特征

P 波消失,出现 f 波,RR 间期绝对不等,心室率约 140 次/分,为快室率心房颤动。R_{V_5} 为 3.4mV,$S_{V_1}+R_{V_5}$ 为 4.6mV,ST 段在 $V_4 \sim V_6$ 导联压低 0.15~0.20mV,符合左心室肥大。

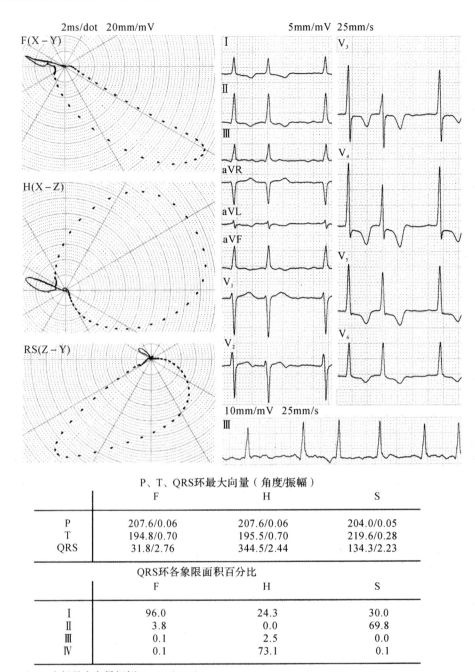

P、T、QRS环最大向量（角度/振幅）			
	F	H	S
P	207.6/0.06	207.6/0.06	204.0/0.05
T	194.8/0.70	195.5/0.70	219.6/0.28
QRS	31.8/2.76	344.5/2.44	134.3/2.23

QRS环各象限面积百分比			
	F	H	S
I	96.0	24.3	30.0
II	3.8	0.0	69.8
III	0.1	2.5	0.0
IV	0.1	73.1	0.1

空间最大向量振幅　2.88（mV）
运行时间　P：86.0　QRS：106.0　T：248.0（ms）
心率　93（次/分）

图例6　男,65岁。心肌病

图例 6

向量图特征

图示 QRS 环最大空间向量位于左后下，其最大空间向量振幅 2.88mV，QRS 环运行时间 106ms，心率 93 次/分。

额面：QRS 环起始向量位于左下，环呈顺钟向运行，最大 QRS 环向量位于左下 32°，振幅 2.76mV，终末向量位于右下，QRS 环不闭合。ST 向量指向右下，振幅 0.20mV。T 环顺钟向运行，位于右上 195°，RT 夹角 163°。

横面：QRS 环起始向量位于左前方，环呈逆钟向运行，最大 QRS 环向量位于左后 345°（−15°），振幅 2.44mV，终末向量位于右后，QRS 环不闭合。ST 向量指向右后，振幅 0.20mV。T 环顺钟向运行，位于右后 196°，RT 夹角 −149°。

右侧面：QRS 环起始向量位于前方，环呈顺钟向运行，最大 QRS 环向量位于后下 134°，振幅 2.23mV，终末向量位于后下。T 环短小，位于后上 220°，T/R 比值 < 1/4，RT 夹角 86°。

向量图诊断

左心室肥大（Ⅰ型）。

向量图讨论

三个观察面中的最大 QRS 向量均 > 2.0mV，QRS 环在横面呈逆钟向运行，最大 QRS 向量角在右侧面 > 130°；在额面及横面中 ST 向量增大及 RT 夹角增大，符合左心室肥大（Ⅰ型）。本例 P 环消失。

心电图特征

P 波消失，出现 f 波，RR 间期绝对不等，QRS 波群形态不同，心室率约 99 次/分，为心房颤动伴心室内差异性传导。R_{V_5} 为 3.0mV，$S_{V_1} + R_{V_5}$ 为 5.4mV，ST 段在 $V_3 \sim V_5$ 导联压低 0.15～0.30mV，T 波在 Ⅰ、Ⅱ、aVL、aVF、$V_3 \sim V_6$ 导联倒置，在 aVR 导联直立，符合左心室肥大。

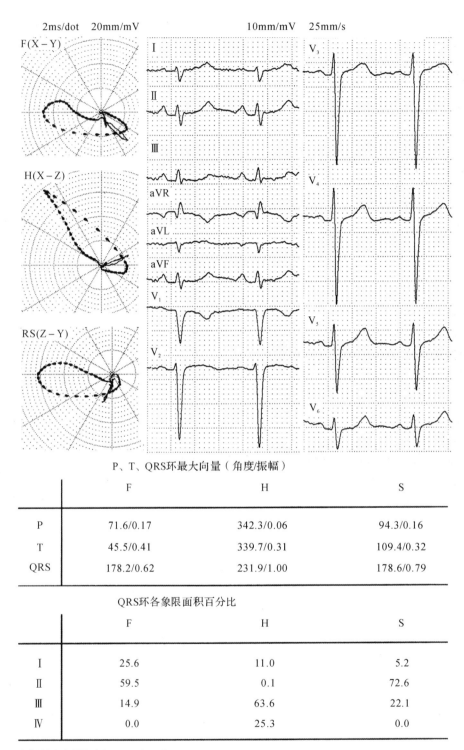

2ms/dot　20mm/mV　　　　　　10mm/mV　25mm/s

P、T、QRS环最大向量（角度/振幅）

	F	H	S
P	71.6/0.17	342.3/0.06	94.3/0.16
T	45.5/0.41	339.7/0.31	109.4/0.32
QRS	178.2/0.62	231.9/1.00	178.6/0.79

QRS环各象限面积百分比

	F	H	S
I	25.6	11.0	5.2
II	59.5	0.1	72.6
III	14.9	63.6	22.1
IV	0.0	25.3	0.0

空间最大向量振幅　1.00（mV）
运行时间　P：82.0　QRS：96.0　T：206.0（ms）
心率　87（次/分）

图例7　女，49岁。肺心病

图例 7

向量图特征

QRS 环最大空间向量位于右后下,其最大空间向量振幅 1.0mV,QRS 环运行时间 96.0ms,心率 87 次/分。最大向右 QRS 向量 0.6mV;QRS 环向右向量/向左向量>1。

额面:QRS 环呈顺钟向运行,起始向量位于左下,最大 QRS 环向量位于右下 178°,其振幅 0.62mV,终末向量位于左下,QRS 向量环向右下面积(59.5%)>全环面积的 20%。T 环位于左下 46°,RT 夹角-132°。

横面:QRS 环呈逆钟向运行,起始向量向左前,最大 QRS 环向量位于右后 232°,其振幅 1.0mV,终末向量位于右后。QRS 向量环向前和向右后面积(为 75%)>全环面积的 70%, QRS 向量环向右后面积(为 63.6%)>全环面积的 20%。T 环位于左后 340°(-20°),RT 夹角 108°。

右侧面:QRS 环呈顺钟向运行,起始向量前下,最大 QRS 环向量位于后下 179°,其振幅 0.79mV,终末向量位于后下。T 环位于后下 109°,RT 夹角-70°。

向量图诊断

右心室肥大(Ⅰ型)。

向量图讨论

QRS 环向右向量/向左向量>1,QRS 向量环向前(右前+左前)和向右后面积>全环面积的 70%,QRS 向量环向右后面积>全环面积的 20%,QRS 向量环向右下面积>全环面积的 20%,横面 QRS 环呈逆钟向运行,符合右心室肥大(Ⅰ型)。

心电图特征

窦性 P 波,心率 91 次/分。心电轴右偏 150°,肢体导联 QRS 波群低电压,明显顺钟向转位,aVR 的 R/q >1,V_5、V_6 的 R/S <1,S_{V_5} 为 1.0mV,符合右心室肥大。

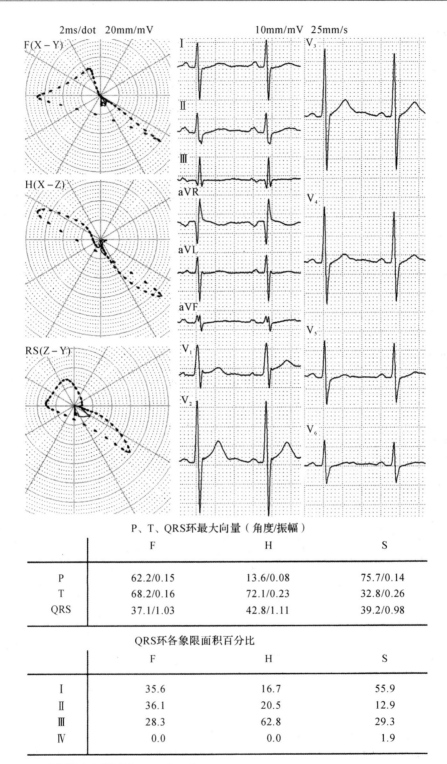

| 2ms/dot 20mm/mV | | 10mm/mV 25mm/s |

P、T、QRS环最大向量（角度/振幅）

	F	H	S
P	62.2/0.15	13.6/0.08	75.7/0.14
T	68.2/0.16	72.1/0.23	32.8/0.26
QRS	37.1/1.03	42.8/1.11	39.2/0.98

QRS环各象限面积百分比

	F	H	S
I	35.6	16.7	55.9
II	36.1	20.5	12.9
III	28.3	62.8	29.3
IV	0.0	0.0	1.9

空间最大向量振幅　1.27（mV）
运行时间　P：92.0　QRS：106.0　T：204.0（ms）
心率　78（次/分）

图例8A　男,25岁。先天性心脏病,房间隔缺损

2ms/dot QRS 40mm/mV

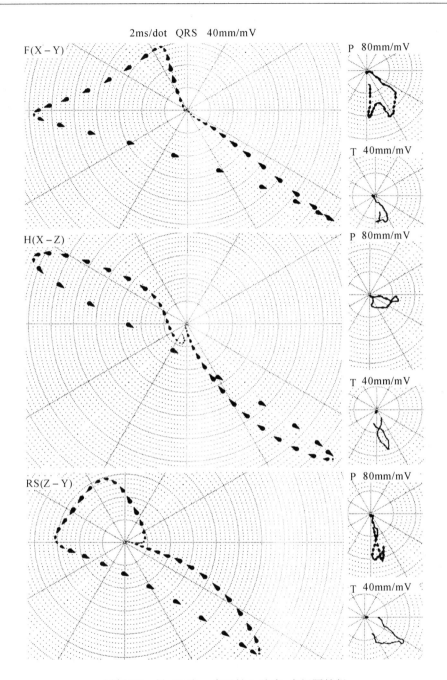

图例 8B 男,25 岁。先天性心脏病,房间隔缺损

图例 8

向量图特征

QRS 环最大空间向量位于右前下,其最大空间向量振幅 1.27mV,QRS 环运行时间 106.0ms,心率 78 次/分。最大向右 QRS 向量 0.85mV;QRS 环向右向量/向左向量>1。

额面:QRS 环呈顺钟向运行,起始向量位于左下,最大 QRS 环向量位于左下 37°,其振幅 1.03mV,终末向量位于右上,QRS 向量环向右下面积(36.1%)>全环面积的 20%。T 环位于左下 68°,T/R 比值<1/4,RT 夹角 31°。

横面:QRS 环呈逆顺 8 字形运行,起始向量向左前,最大 QRS 环向量位于左前 43°,其振幅 1.11mV,终末向量位于右前,QRS 环不闭合。ST 向量指向右前,振幅 0.05mV。QRS 向量环向前和向右后面积(为 100%)>全环面积的 70%,QRS 向量环向右后面积(为 62.8%)>全环面积的 20%。T 环位于左前 72°,T/R 比值<1/4,RT 夹角 29°。

右侧面:QRS 环呈顺钟向运行,起始向量前下,最大 QRS 环向量位于前下 39°,其振幅 0.98mV,终末向量位于前上。T 环位于前下 33°,RT 夹角 -6°。

向量图诊断

右心室肥大(Ⅱ型)。

向量图讨论

QRS 环向右向量/向左向量>1,QRS 向量环向前(右前+左前)和向右后面积>全环面积的 70%,QRS 向量环向右后面积>全环面积的 20%,QRS 向量环向右下面积>全环面积的 20%,横面 QRS 环呈逆顺 8 字形运行,符合右心室肥大(Ⅱ型)。

心电图特征

窦性 P 波,心率 83 次/分。心电轴右偏 124°,aVR 的 R/Q=1,aVR 的 R 为 0.6mV,V_1 的 R/S>1,符合右心室肥大。

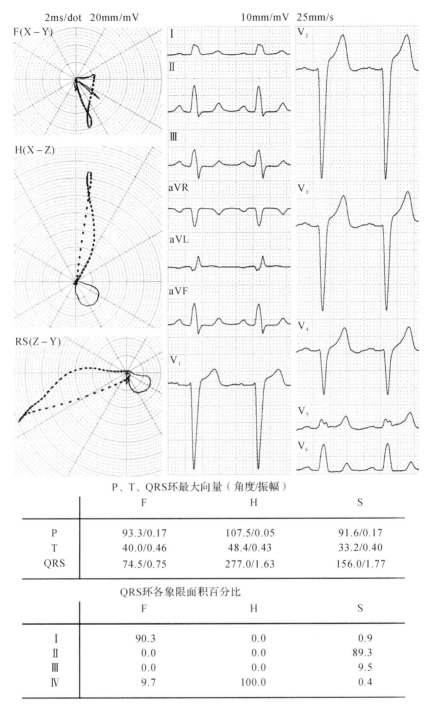

P、T、QRS环最大向量（角度/振幅）			
	F	H	S
P	93.3/0.17	107.5/0.05	91.6/0.17
T	40.0/0.46	48.4/0.43	33.2/0.40
QRS	74.5/0.75	277.0/1.63	156.0/1.77

QRS环各象限面积百分比			
	F	H	S
I	90.3	0.0	0.9
II	0.0	0.0	89.3
III	0.0	0.0	9.5
IV	9.7	100.0	0.4

空间最大向量振幅　1.79（mV）
运行时间　P：124.0　QRS：146.0　T：270.0（ms）
心率　74（次/分）

图例9A　女,46岁。冠心病

2ms/dot　QRS　40mm/mV

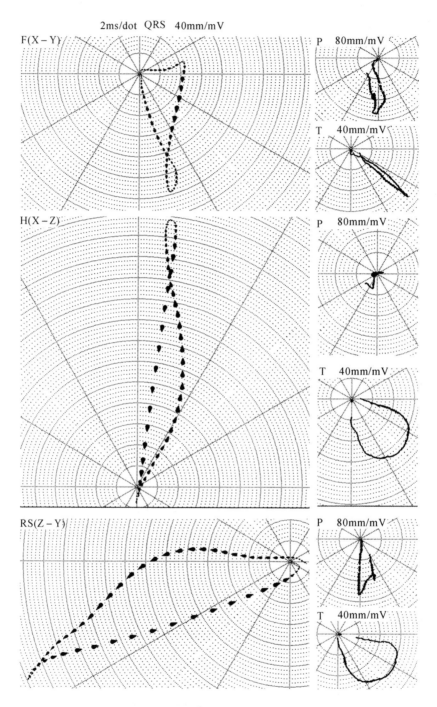

图例 9B　女,46 岁。冠心病

图例9

向量图特征

QRS环最大空间向量位于左后下,其最大空间向量振幅1.79mV,QRS环运行时间146.0ms,心率74次/分。QRS向量环中部至终末部泪点密集。

额面:QRS环呈逆顺8字形运行,起始向量位于左下,最大QRS环向量位于左下75°,其振幅0.75mV,终末向量位于左上。T环位于左下40°,RT夹角-30°。

横面:QRS环呈8字形运行,起始向量位于左前,最大QRS环向量位于左后277°(-83°),其振幅1.63mV,终末向量位于左前,回心支位于离心支左侧。T环位于左前48°,T环长宽比<2.5,RT夹角131°。

右侧面:QRS环呈顺钟向运行,起始向量前下,最大QRS环向量位于后下156°,其振幅1.77mV,终末向量位于前上,QRS环未闭合。ST向量位于前方,其振幅0.1mV,T环位于前下33°,T环长宽比<2.5,RT夹角-123°。

向量图诊断

完全性左束支阻滞(Ⅱ型)。

向量图讨论

QRS向量环时限>120ms,QRS向量环中部至终末部泪点密集,横面QRS向量环呈8字形运行,横面起始向量指向左前,主体环位于左后象限,回心支位于离心支左侧,出现指向前的ST向量,T环长宽比<2.5,符合完全性左束支阻滞(Ⅱ型)。

心电图特征

窦性P波,心率79次/分。PR间期0.18s。QRS波时间>0.12s,$V_1 \sim V_4$导联呈rS型,S波宽而深,Ⅰ、V_5、V_6导联呈R型,顶端有切迹;$T_{V_1} > T_{V_5、V_6}$,符合完全性左束支阻滞。

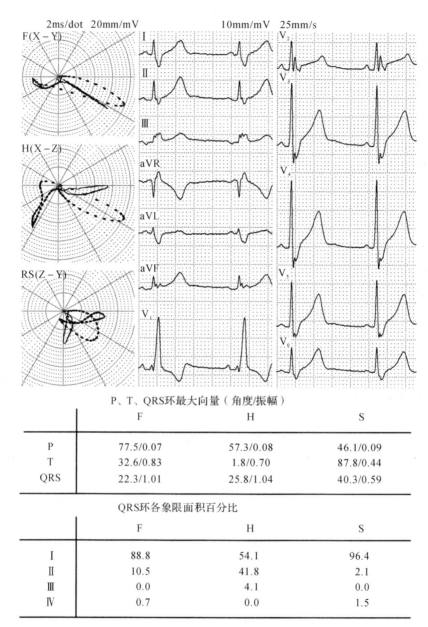

P、T、QRS环最大向量（角度/振幅）

	F	H	S
P	77.5/0.07	57.3/0.08	46.1/0.09
T	32.6/0.83	1.8/0.70	87.8/0.44
QRS	22.3/1.01	25.8/1.04	40.3/0.59

QRS环各象限面积百分比

	F	H	S
I	88.8	54.1	96.4
II	10.5	41.8	2.1
III	0.0	4.1	0.0
IV	0.7	0.0	1.5

空间最大向量振幅　1.10（mV）
运行时间　P：78.0　QRS：142.0　T：280.0（ms）
心率　64（次/分）

图例10A　男,65岁。冠心病

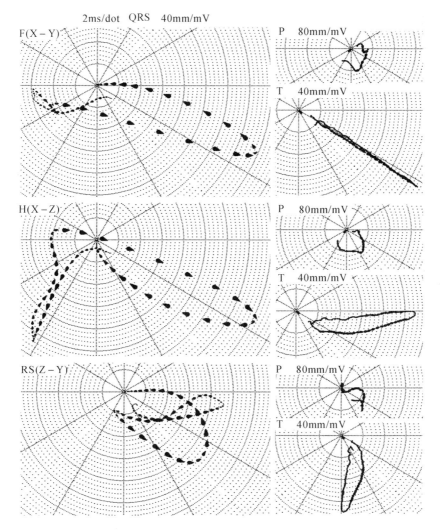

图例 10B　男,65 岁。冠心病

图例 10

向量图特征

QRS 环最大空间向量位于左前下,其最大空间向量振幅 1.10mV,QRS 环运行时间 142.0ms,心率 64 次/分。QRS 向量环终末部泪点密集,形成附加环。

额面:QRS 环呈顺钟向运行,起始向量位于左侧,最大 QRS 环向量位于左下 22°,其振幅 1.01mV,终末向量从右下转向左下且泪点密集形成位于右下的附加环,QRS 环未闭合。ST 向量指向左下,振幅 0.11mV,T 环未展开,位于左下 33°,RT 夹角 11°。

横面:QRS 环呈逆钟向运行,起始向量位于左下,最大 QRS 环向量位于左下 26°,其振幅 1.04mV,终末向量从右前转向左前且泪点密集形成位于右前的附加环,QRS 环未闭合。ST 向量指向左前,振幅 0.11mV,T 环位于左前 2°,RT 夹角 -24°。

右侧面:QRS 环呈顺钟向运行,起始向量向前,最大 QRS 环向量位于前下 40°,其振幅 0.59mV,终末向量泪点密集形成位于前下的附加环,QRS 环未闭合。ST 向量指向前下,振幅 0.11mV,T 环位于前下 88°,RT 夹角 48°。

向量图诊断

完全性右束支阻滞(Ⅰ型)。

向量图讨论

QRS 向量环时限>120ms,QRS 向量环终末部泪点密集,形成指向右前下的附加环,横面QRS 向量环呈逆钟向运行,出现指向左前下的 ST-T 向量,符合完全性右束支阻滞(Ⅰ型)。

心电图特征

窦性 P 波,心率 64 次/分。PR 间期 0.14s。QRS 波群时间>0.12s,在 V_1 导联呈 rsR′型,Ⅲ及 aVR 导联出现终末增宽的 r 波,在Ⅰ、aVL、$V_3 \sim V_6$ 导联出现终末增宽的 s 波,大部分 T 波方向与 QRS 波群终末传导延缓部分的方向相反,符合完全性右束支阻滞。

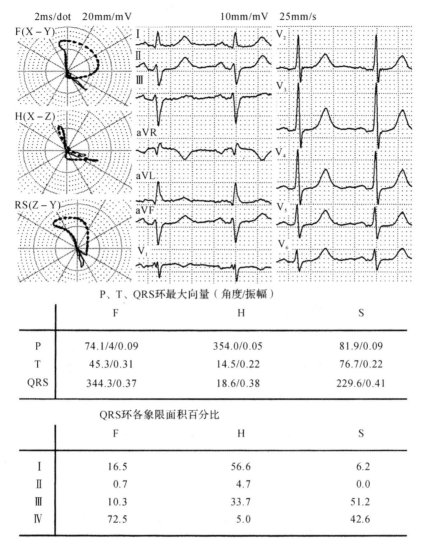

| 2ms/dot 20mm/mV | | 10mm/mV | 25mm/s |

P、T、QRS环最大向量（角度/振幅）

	F	H	S
P	74.1/4/0.09	354.0/0.05	81.9/0.09
T	45.3/0.31	14.5/0.22	76.7/0.22
QRS	344.3/0.37	18.6/0.38	229.6/0.41

QRS环各象限面积百分比

	F	H	S
I	16.5	56.6	6.2
II	0.7	4.7	0.0
III	10.3	33.7	51.2
IV	72.5	5.0	42.6

空间最大向量振幅　0.42（mV）
运行时间 P：94.0　QRS：90.0　T：206.0（ms）
心率　66（次/分）

图例 11A　女,67 岁。冠心病

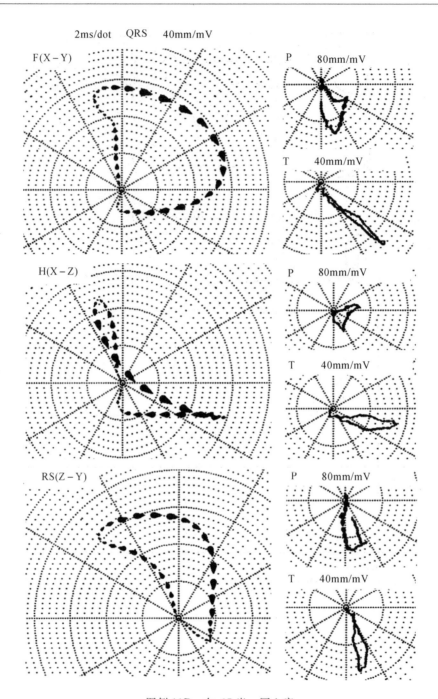

图例 11B　女,67 岁。冠心病

图例 11

向量图特征

QRS环最大空间向量振幅 0.42mV,QRS环运行时间 90ms,心率 66 次/分。

额面:QRS环呈逆钟向运行,起始向量位于右下,然后向左上呈扇形展开,左上象限面积(73%)>全环面积 2/3,最大 QRS 环向量位于左上-16°,其振幅 0.37mV,终末向量位于右上。T 环位于左下 45°,RT 夹角 61°。

横面:QRS环呈逆顺 8 字形运行,起始向量位于右前,最大 QRS 环向量位于左前 19°,其振幅 0.38mV,终末向量位于右后。T 环位于左前 15°,RT 夹角-4°。

右侧面:QRS环呈逆钟向运行,起始向量前下,最大 QRS 环向量位于后上 230°,其振幅 0.41mV,终末向量位于后上。T 环位于前下 77°,RT 夹角-153°。

向量图诊断

1.左前分支阻滞;2.QRS 环低电压。

向量图讨论

额面:QRS环呈逆钟向运行,起始向量指向右下,然后向左上呈扇形展开,最大 QRS 环向量位于左上方,左上象限面积>全环面积 2/3。右侧面:起始向量指向前下,最大 QRS 环向量位于后上方。QRS 环时限正常,符合左前分支阻滞。三个面上 QRS 环两个最远点之间的距离均没有达到 1.0mV,符合 QRS 环低电压。

心电图特征

窦性 P 波,心率 83 次/分。PR 间期 0.14s。QRS 波群时间正常,电轴明显左偏达-53°,QRS 波群在 Ⅱ、Ⅲ、aVF 导联呈 rS 型,Ⅰ、aVL 导联呈 qR 型,$R_{aVL}>R_I$,符合左前分支阻滞。

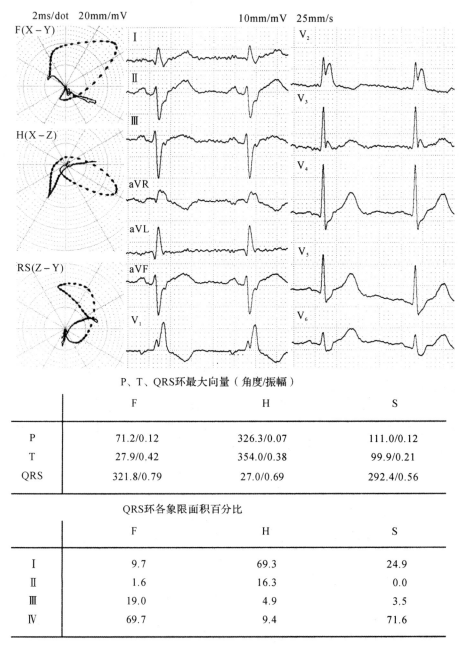

P、T、QRS环最大向量（角度/振幅）

	F	H	S
P	71.2/0.12	326.3/0.07	111.0/0.12
T	27.9/0.42	354.0/0.38	99.9/0.21
QRS	321.8/0.79	27.0/0.69	292.4/0.56

QRS环各象限面积百分比

	F	H	S
I	9.7	69.3	24.9
II	1.6	16.3	0.0
III	19.0	4.9	3.5
IV	69.7	9.4	71.6

空间最大向量振幅　0.83（mV）
运行时间　P：100.0　QRS：158.0　T：220.0（ms）
心率　65（次/分）

图例 12A　男，60 岁。冠心病

2ms/dot   QRS   40mm/mV

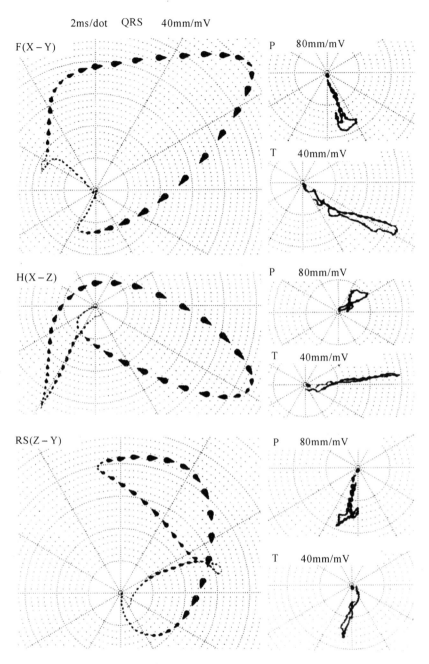

图例 12B　男,60 岁。冠心病

图例 12

向量图特征

QRS 环最大空间向量振幅 0.83mV,QRS 环运行时间 158ms,QRS 向量环终末部泪点密集,形成附加环。心率 65 次/分。

额面:QRS 环呈逆钟向运行,起始向量位于右下,然后向左上呈扇形展开,左上象限面积(70%)>全环面积 2/3,最大 QRS 环向量位于左上-38°,其振幅 0.79mV,终末向量从右上转向左下且泪点密集形成附加环,QRS 环未闭合。ST 向量指向左下,振幅 0.06mV,T 环位于左下 28°,RT 夹角 66°。

横面:QRS 环呈逆钟向运行,起始向量位于右前,最大 QRS 环向量位于左前 27°,其振幅 0.69mV,终末向量从右前转向左前且泪点密集形成附加环,QRS 环未闭合。ST 向量指向左前,振幅 0.04mV,T 环位于左后-6°,RT 夹角-33°。

右侧面:QRS 环呈逆钟向运行,起始向量位于前下,最大 QRS 环向量位于前上-68°,其振幅 0.56mV,终末向量从前上转向前下且泪点密集形成附加环,QRS 环未闭合。ST 向量指向前下,振幅 0.06mV,T 环位于后下 100°,RT 夹角 168°。

向量图诊断

1.完全性右束支阻滞伴左前分支阻滞;2.QRS 环低电压。

向量图讨论

额面:QRS 环呈逆钟向运行,起始向量指向右下,然后向左上呈扇形展开,最大 QRS 环向量位于左上方,左上象限面积>全环面积 2/3;右侧面:起始向量指向前下,最大 QRS 环向量位于前上方,符合左前分支阻滞。QRS 向量环时限>120ms,QRS 向量环终末部泪点密集,形成指向右前上的附加环,出现指向左前下的 ST 向量,其振幅在正常范围,额面及右侧面 RT 夹角增大,符合完全性右束支阻滞。三个面上 QRS 环两个最远点之间的距离均没有达到 1.0mV,符合 QRS 环低电压。

心电图特征

窦性 P 波,心率 70 次/分。PR 间期 0.16s。电轴明显左偏达-80°,QRS 波群在 Ⅱ、Ⅲ、aVF 导联呈 rS 型,Ⅰ、aVL 导联呈 qR 型,$R_{aVL} > R_{I}$,符合左前分支阻滞。QRS 波群时间>0.12s,在 V_1 导联呈有切迹的 R 型,aVR 导联出现终末增宽的 R 波,在 Ⅰ、$V_4 \sim V_6$ 导联出现终末增宽的 s 波,T 波方向与 QRS 波群终末传导延缓部分的方向相反,符合完全性右束支阻滞。

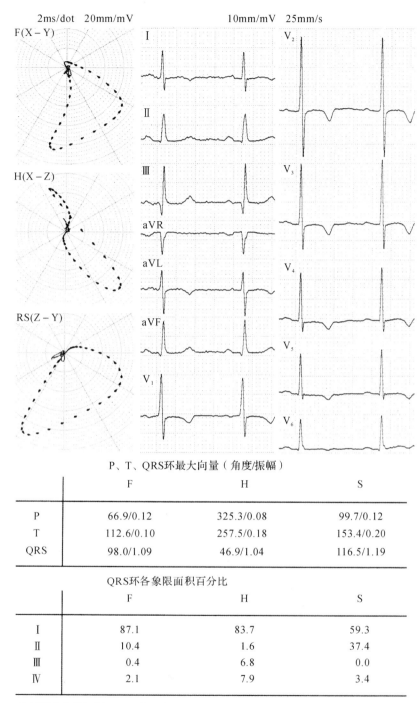

2ms/dot   20mm/mV   10mm/mV   25mm/s

F(X−Y) I V₂
H(X−Z) II III V₃
RS(Z−Y) aVR aVL V₄
aVF V₁ V₅
V₆

P、T、QRS环最大向量（角度/振幅）

	F	H	S
P	66.9/0.12	325.3/0.08	99.7/0.12
T	112.6/0.10	257.5/0.18	153.4/0.20
QRS	98.0/1.09	46.9/1.04	116.5/1.19

QRS环各象限面积百分比

	F	H	S
I	87.1	83.7	59.3
II	10.4	1.6	37.4
III	0.4	6.8	0.0
IV	2.1	7.9	3.4

空间最大向量振幅 1.21（mV）
运行时间 P：106.0   QRS：94.0   T：194.0（ms）
心率 67（次/分）

图例 13A   女，61 岁。冠心病

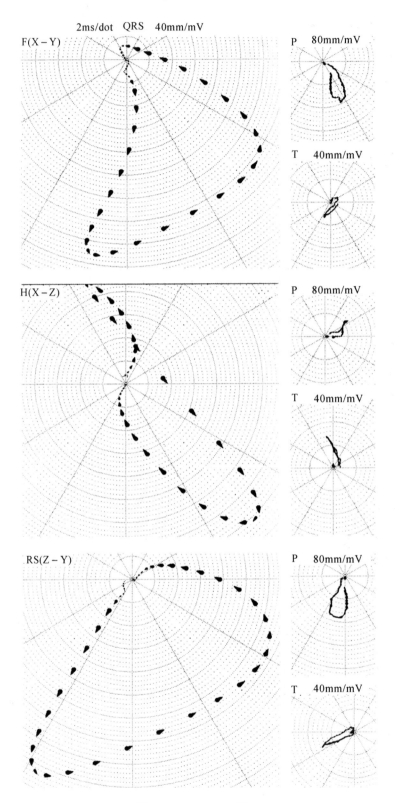

图例 13B 女,61岁。冠心病

图例 13

向量图特征

QRS 环最大空间向量振幅 1.21mV,QRS 环运行时间 94ms,心率 67 次/分。

额面:QRS 环呈顺钟向运行,起始向量位于右上,最大 QRS 环向量位于右下 98°,其振幅 1.09mV,终末向量位于下方。T 环短小,位于右下 113°,T/R 比值<1/4,RT 夹角 15°。

横面:QRS 环呈逆顺 8 字形运行,起始向量位于右前,最大 QRS 环向量位于左前 47°,其振幅 1.04mV,终末向量由左后转向右后,QRS 环未闭合。ST 向量指向右后,振幅 0.05mV。T 环短小,位于右后 258°(-102°),T/R 比值<1/4,RT 夹角-149°。

右侧面:QRS 环呈逆钟向运行,起始向量前上,最大 QRS 环向量位于后下 117°,其振幅 1.19mV,终末向量位于后下,QRS 环未闭合。ST 向量指向后下,振幅 0.04mV。T 环短小,位于后下 153°,T/R 比值<1/4,RT 夹角 36°。

向量图诊断

左间隔分支阻滞。

向量图讨论

在横面 QRS 环有起始指向右前的较小的向量,QRS 环呈逆顺 8 字形运行,QRS 环最大向量位于左前,最大 QRS 向量角>45°,符合左间隔分支阻滞。左间隔分支阻滞时通常 ST-T 向量正常,本例 ST 向量正常,T 环短小,T/R 比值<1/4,考虑为心肌缺血改变。

心电图特征

窦性 P 波,心率 70 次/分。PR 间期 0.17s。QRS 波群时间正常,V_1 导联呈 R_S 型,$R_{V_2}>R_{V_6}$,V_2 的 R/S>1,V_5、V_6 导联的 q<0.1mV,符合左间隔分支阻滞。T 波在 V_1~V_6 导联倒置呈冠状 T 波,为心肌缺血。

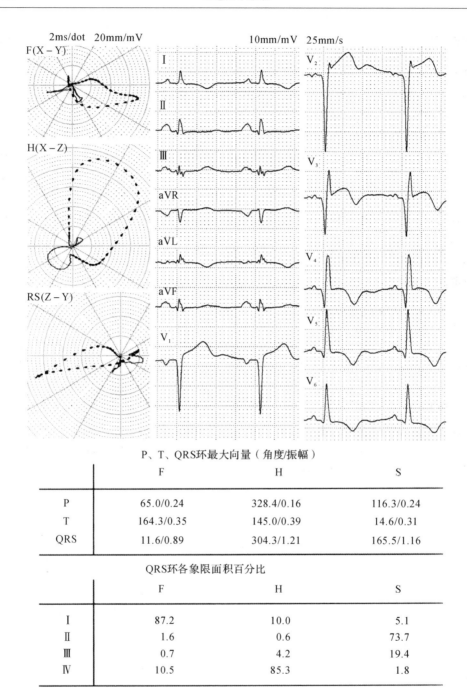

2ms/dot　20mm/mV　　　　　　10mm/mV　25mm/s

F(X－Y)　　　Ⅰ　　　V₂

H(X－Z)　　　Ⅱ　　　V₃

　　　　　　　Ⅲ　　　V₃

　　　　　　　aVR

　　　　　　　aVL　　V₄

RS(Z－Y)　　aVF

　　　　　　　V₁　　 V₅

　　　　　　　　　　 V₆

P、T、QRS环最大向量（角度/振幅）

	F	H	S
P	65.0/0.24	328.4/0.16	116.3/0.24
T	164.3/0.35	145.0/0.39	14.6/0.31
QRS	11.6/0.89	304.3/1.21	165.5/1.16

QRS环各象限面积百分比

	F	H	S
Ⅰ	87.2	10.0	5.1
Ⅱ	1.6	0.6	73.7
Ⅲ	0.7	4.2	19.4
Ⅳ	10.5	85.3	1.8

空间最大向量振幅　1.23（mV）
运行时间　P：112.0　QRS：108.0　T：310.0（ms）
心率　71（次/分）

图例14A　男，77岁。冠心病

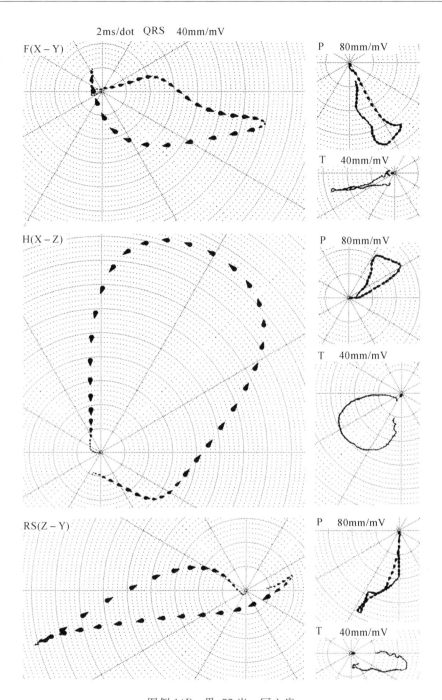

2ms/dot　QRS　40mm/mV

图例 14B　男，77 岁。冠心病

图例 14

向量图特征

图示三个观察面中的 P 环运行时间 112ms，P 环最大向后向量 0.11mV，P 环均位于后方，最大向左 P 向量 0.14mV。QRS 环最大空间向量位于左后下，其最大空间向量振幅 1.23mV，QRS 环运行时间 108ms，心率 71 次/分。

额面：P 环角度为 65°，振幅 0.24mV。QRS 环起始向量位于右下，主体环呈逆钟向运行，最大 QRS 环向量位于左下 12°，振幅 0.89mV，终末向量位于右上。T 环位于右下 164°，RT 夹角 152°。

横面：P 环角度为 −32°，振幅 0.16mV。QRS 环起始 36ms 向量位于右后方，环呈顺钟向运行，最大 QRS 环向量位于左后 304°（−56°），振幅 1.21mV，终末向量由左前转向右前，QRS 环不闭合。ST 向量指向右前，振幅 0.13mV。T 环呈圆形，位于右前 145°，T 环长/宽比值＜2.5，RT 夹角 −159°。

右侧面：P 环角度为 116°，振幅 0.24mV，QRS 环起始向量由后下转为后上，环呈逆钟向运行，最大 QRS 环向量位于后下 166°，振幅 1.16mV，终末向量位于前上，QRS 环不闭合。ST 向量指向前上，振幅 0.10mV。T 环位于前下 15°，RT 夹角 −151°。

向量图诊断

1. 左心房扩大；2. 急性广泛前壁心肌梗死。

向量图讨论

图示三个观察面中的 P 环运行时间＞100ms 及振幅均增高，P 环最大向后向量＞0.05mV，P 环均位于后方，最大向左 P 向量＞0.10mV，符合左心房扩大。

横面 QRS 环起始向前的 QRS 向量消失，QRS 环起始指向右后向量增大，时限延长＞20ms，环呈顺钟向运行，并向左后方展开，最大 QRS 环向量位于左后，符合广泛前壁心肌梗死的特点。ST 向量指向右前，振幅＞0.1mV，T 环呈圆形，T 环长/宽比值＜2.5，RT 夹角明显增大，符合急性期改变。

心电图特征

窦性 P 波，心率 71 次/分。P 波在 Ⅲ、aVF 导联出现双峰，峰距 0.04s，PtfV$_1$＜−0.04mm·s，为左心房扩大。QRS 波群电压在肢体导联均小于 0.50mV，符合肢体导联 QRS 波群低电压。在 aVL 导联 QRS 波群呈 qrsr′型，在 V$_1$～V$_6$ 导联出现病理性 Q 波或 QS 波，Q 波时间 0.04～0.06s，V$_1$～V$_3$ 导联 ST 段抬高，V$_3$～V$_6$ 导联 T 波倒置呈冠状 T 波，符合急性广泛前壁心肌梗死。

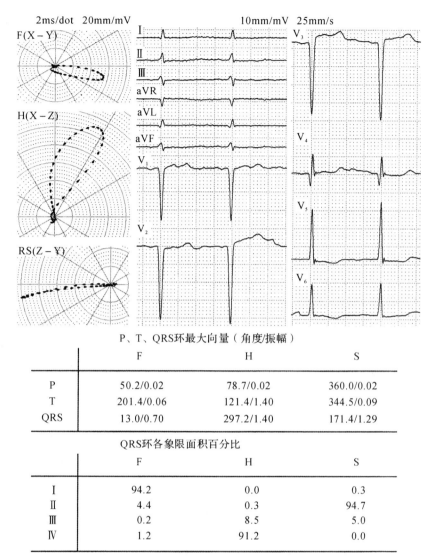

P、T、QRS环最大向量(角度/振幅)			
	F	H	S
P	50.2/0.02	78.7/0.02	360.0/0.02
T	201.4/0.06	121.4/1.40	344.5/0.09
QRS	13.0/0.70	297.2/1.40	171.4/1.29

QRS环各象限面积百分比			
	F	H	S
I	94.2	0.0	0.3
II	4.4	0.3	94.7
III	0.2	8.5	5.0
IV	1.2	91.2	0.0

空间最大向量振幅 1.41(mV)
运行时间 P:76.0 QRS:86.0 T:262.0(ms)
心率 64(次/分)

图例15A 男,70岁。冠心病

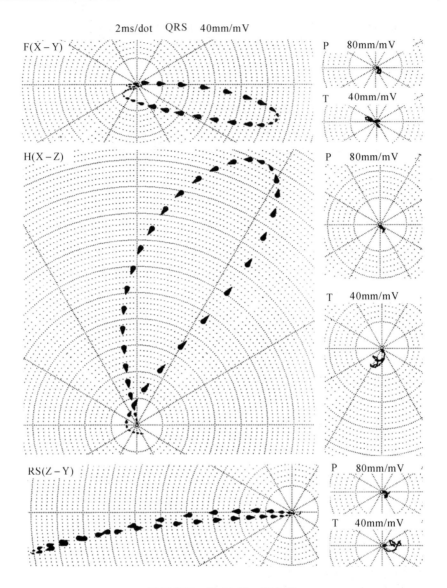

图例 15B　男,70 岁。冠心病

图例 15

向量图特征

QRS 环最大空间向量位于左后下,其最大空间向量振幅 1.41mV,QRS 环运行时间 86ms,心率 64 次/分。

额面:QRS 环起始向量位于右下,环呈逆钟向运行,最大 QRS 环向量位于左下 13°,振幅 0.70mV,终末向量由右下转为左下。T 环短小,位于右上 201°(-159°),T/R 比值< 1/4,RT 夹角-172°。

横面:QRS 环起始 22ms 向量位于右后方,向右向量为 0.075mV,环呈顺钟向运行,向左后展开,最大 QRS 环向量位于左后 297°(-63°),振幅 1.40mV,终末向量由右前转向左前,QRS 环不闭合。ST 向量指向左前,振幅 0.06mV。T 环短小,位于右前 121°,T/R 比值 <1/4,RT 夹角-176°。

右侧面:QRS 环起始向量位于后下,环呈顺逆 8 字形运行,环体未展开,最大 QRS 环向量位于后下 171°,振幅 1.29mV,终末向量位于前方,QRS 环不闭合。ST 向量指向前方,振幅 0.04mV。T 环短小,位于前上 345°(-15°),T/R 比值<1/4,RT 夹角 174°。

向量图诊断

前间壁及前壁心肌梗死。

向量图讨论

横面 QRS 环起始向量位于右后方,环呈顺钟向运行,并向左后方展开,离心支面向左前形成大的凹面,最大 QRS 环向量位于左后,符合前间壁及前壁心肌梗死的特点。ST 向量振幅正常,三个面 T 环短小,T/R 比值<1/4,RT 夹角明显增大,符合心肌缺血表现。

心电图特征

窦性 P 波消失,出现 f 波,心室率 75 次/分,为心房颤动。QRS 波群电压在肢体导联均小于 0.50mV,符合肢体导联 QRS 波群低电压。在 V$_1$~V$_4$ 导联出现病理性 Q 波或 QS 波,V$_5$~V$_6$ 导联 T 波倒置,符合陈旧性前间壁及前壁心肌梗死。

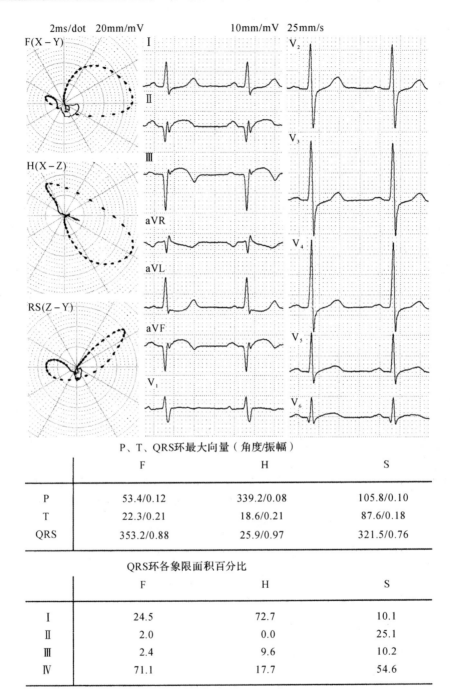

2ms/dot　20mm/mV　　　　　10mm/mV　25mm/s

P、T、QRS环最大向量（角度/振幅）

	F	H	S
P	53.4/0.12	339.2/0.08	105.8/0.10
T	22.3/0.21	18.6/0.21	87.6/0.18
QRS	353.2/0.88	25.9/0.97	321.5/0.76

QRS环各象限面积百分比

	F	H	S
I	24.5	72.7	10.1
II	2.0	0.0	25.1
III	2.4	9.6	10.2
IV	71.1	17.7	54.6

空间最大向量振幅　0.99（mV）
运行时间　P：108.0　QRS：100.0　T：200.0（ms）
心率　69（次/分）

图例16A　男,43岁。冠心病

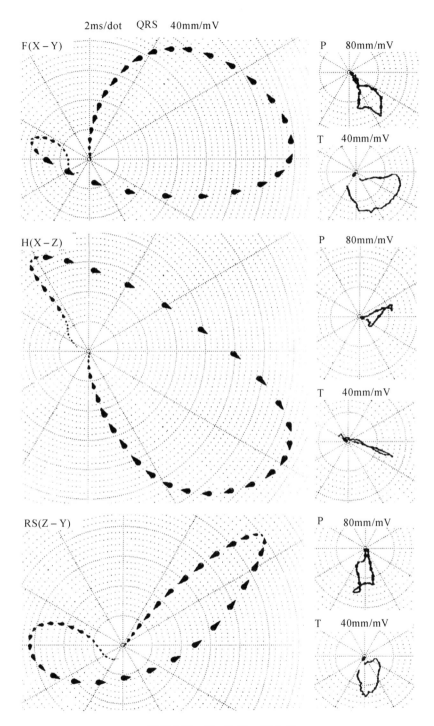

2ms/dot   QRS   40mm/mV

F(X－Y)

P   80mm/mV

T   40mm/mV

H(X－Z)

P   80mm/mV

T   40mm/mV

RS(Z－Y)

P   80mm/mV

T   40mm/mV

图例 16B　男,43 岁。冠心病

图例 16

向量图特征

QRS 环最大空间向量位于左前上,其最大空间向量振幅 0.99mV,QRS 环运行时间 100ms,心率 69 次/分。

额面:QRS 环起始向量位于左上,环呈顺钟向运行,环体向左上展开,起始向上的 QRS 向量(X 轴之上向量)时限 41ms 及振幅 0.48mV,向上向左向量 0.85mV,最大 QRS 环向量位于左上 $-7°$,振幅 0.88mV,终末向量由右上转向左下,QRS 环不闭合。ST 向量指向右下,振幅 0.08mV。T 环位于左下 22°,T 环长/宽比值<2.5,RT 夹角 29°。

横面:QRS 环起始向量位于左前,环呈逆钟向运行,最大 QRS 环向量位于左前 26°,振幅 0.97mV,QRS 环向前面积(72.7%)>全环面积的 70%,向前 QRS 向量时限为 50ms,最大向前 QRS 向量振幅为 0.6mV。终末向量位于右后,QRS 环不闭合。ST 向量指向右后,振幅 0.05mV。T 环呈线形未展开,位于左前 19°,T/R 比值<1/4,RT 夹角 $-7°$。

右侧面:QRS 环起始向量位于前上,环呈顺钟向运行,最大 QRS 环向量位于前上 $-38°$,振幅 0.76mV,终末向量由后上转为后下,QRS 环不闭合。ST 向量指向后下,振幅 0.06mV。T 环位于前下 88°,T 环长/宽比值<2.5,RT 夹角 126°。

向量图诊断

下壁及后壁心肌梗死。

向量图讨论

起始向上的 QRS 向量时限>25ms,向上向左向量>0.3mV,额面最大 QRS 向量角<10°,额面 QRS 环呈顺钟向运行符合下壁心肌梗死。横面 QRS 环向前面积>全环面积的 70%,QRS 环最大向量角在 20°之前,最大向前 QRS 向量振幅为 0.6mV,符合后壁心肌梗死。

心电图特征

窦性 P 波,心率 75 次/分。Ⅱ、Ⅲ、aVF 导联出现病理性 Q 波,r 波小,其 ST 段呈弓背抬高 0.15mV,Ⅲ、aVF 导联 T 波倒置,符合急性下壁心肌梗死。在 $V_2 \sim V_3$ 导联 R/S>1,ST 段呈斜型压低,T 波直立,考虑后壁心肌梗死。

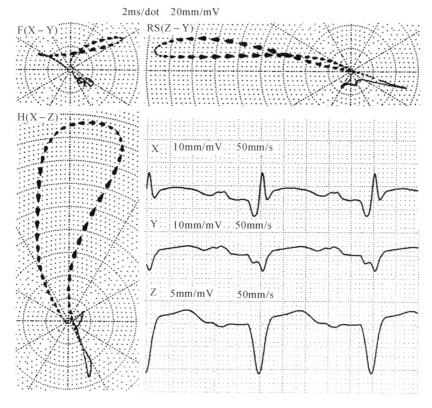

图例 17 男,59 岁。冠心病

图例 17

向量图特征

图示三个观察面中的 P 环运行时间 115ms。QRS 环最大空间向量位于左后上,其最大空间向量振幅 2.19mV,QRS 环运行时间 106ms,心率 120 次/分。

额面:P 环角度为 50°、振幅 0.24mV。QRS 环起始向量位于右上,X 轴之上向量时限 90ms 及振幅 0.35mV,主体环呈顺逆 8 字形运行,最大 QRS 环向量位于左上-30°,振幅 0.67mV,终末向量位于左下,QRS 环不闭合。ST 向量指向左下,振幅 0.19mV。T 环位于右下 36°,RT 夹角 66°。

横面:P 环角度为-32°、振幅 0.20mV,P 环最大向后向量 0.11mV,向后 P 向量/向前 P 向量等于 2,最大向左 P 向量 0.16mV。QRS 环起始 46ms 向量位于右后方,向右向量为 0.35mV,环呈顺钟向运行,最大 QRS 环向量位于左后-82°,振幅 2.18mV,终末向量位于左前,QRS 环不闭合。ST 向量指向左前,振幅 0.37mV。T 环位于左前 69°,RT 夹角 151°。

右侧面:P 环角度为 118°、振幅 0.21mV。QRS 环起始向量位于后上,Z 轴之上向量时限 90ms 及振幅 0.35mV,环呈逆顺 8 字形运行,最大 QRS 环向量位于后上 185°,振幅 2.17mV,终末向量位于前下,QRS 环不闭合。ST 向量指向前下,振幅 0.32mV。T 环位于前下 16°,RT 夹角-169°。

向量图诊断

1. 左心房扩大;2. 急性广泛前壁及下壁心肌梗死。

向量图讨论

图示 P 环运行时间>100ms 及振幅均增高,P 环最大向后向量>0.05mV,最大向左 P 向量>0.10mV,符合左心房扩大。

横面 QRS 环起始向前的 QRS 向量消失,QRS 环起始指向右后向量增大,时限延长>20ms,振幅>0.16mV,环呈顺钟向运行,并向左后方展开,最大 QRS 环向量位于左后,符合广泛前壁心肌梗死的特点。额面及右侧面 QRS 环起始向量向上,X 轴及 Z 轴之上向量时限 90ms 及振幅 0.35mV,额面最大向量角<10°,符合下壁心肌梗死。ST 向量指向右前,振幅>0.1mV,RT 夹角明显增大,符合急性期改变。

心电图特征

正交导联心电图示窦性 P 波,心率 120 次/分。三个导联出现病理性 Q 波及 QS 波;X 导联 ST 段呈弓背抬高 0.25mV,T 波倒置;Y 导联 ST 段抬高 0.15mV,T 波倒置;Z 导联 ST 段抬高 0.40mV,T 波直立,符合急性心肌梗死表现。

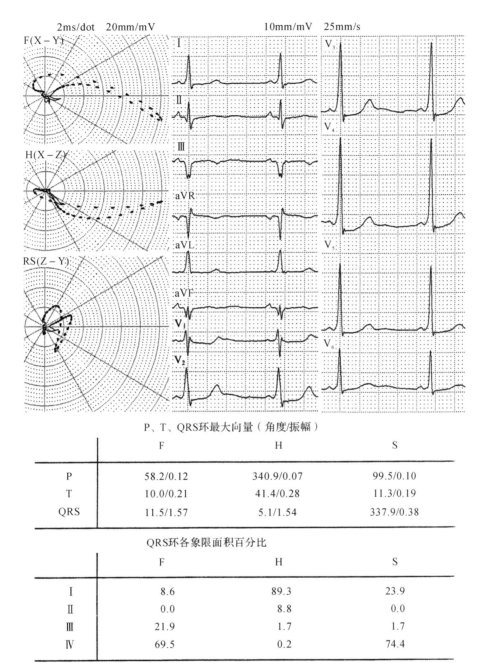

P、T、QRS环最大向量（角度/振幅）			
	F	H	S
P	58.2/0.12	340.9/0.07	99.5/0.10
T	10.0/0.21	41.4/0.28	11.3/0.19
QRS	11.5/1.57	5.1/1.54	337.9/0.38

QRS环各象限面积百分比			
	F	H	S
Ⅰ	8.6	89.3	23.9
Ⅱ	0.0	8.8	0.0
Ⅲ	21.9	1.7	1.7
Ⅳ	69.5	0.2	74.4

空间最大向量振幅　1.58（mV）
运行时间　P：94.0　QRS：106.0　T：212.0（ms）
心率　58（次/分）

图例 18A　女，47 岁。心室预激 A 型

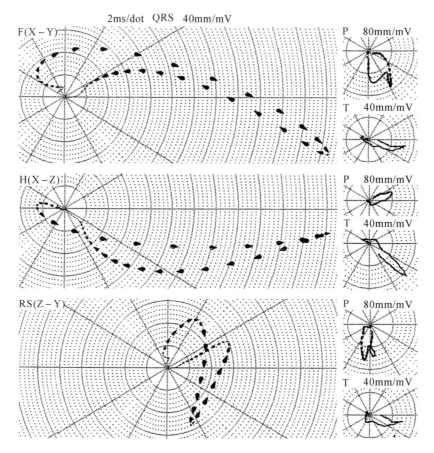

图例 18B　女,47 岁。心室预激 A 型

图例 18

向量图特征

QRS 环最大空间向量位于左前下,其最大空间向量振幅 1.58mV,QRS 环运行时间 106ms,心率 58 次/分。各平面 QRS 环起始向量运行缓慢,泪点密集为 30 ms,δ 向量指向左、前、上。

额面:δ 向量角位于左上,QRS 环起始向量呈弓形顺钟向运行,环体狭窄呈逆钟向运行,最大 QRS 环向量位于左下 12°,振幅 1.57mV,终末向量位于右上,QRS 环不闭合。ST 向量指向右上,振幅 0.05mV。T 环短小位于左下 10°,T/R 比值<1/4,RT 夹角 -2°。

横面:δ 向量角位于左前 50°,QRS 环起始向量位于左前,环呈逆顺 8 字形运行,最大 QRS 环向量位于左前 5°,振幅 1.54mV,终末向量位于右后。T 环短小,位于左前 41°,T/R 比值<1/4,RT 夹角 36°。

右侧面:δ 向量角位于前上,QRS 环起始向量呈顺钟向运行,环呈顺逆 8 字形运行,最大 QRS 环向量位于前上 -22°,振幅 0.38mV,终末向量由后上转为前上。T 环位于前下 11°,RT 夹角 33°。

向量图诊断

心室预激 A 型。

向量图讨论

QRS 环出现起始泪点密集、时限>20ms 的预激向量;QRS 环时限延长>100ms。横面 δ 向量及 QRS 环最大向量指向左前,δ 向量角位于 30°~90°之间,符合心室预激 A 型。

心电图特征

窦性 PP 间期规则,频率 64 次/分。PR 间期 0.08s。QRS 波群起始部有 δ 波,QRS 波群时间 0.11s,PJ 间期 0.20s;V_1~V_6 导联 δ 波正向。V_1~V_6 导联 ST 段压低 0.05~0.1mV。符合心室预激 A 型。

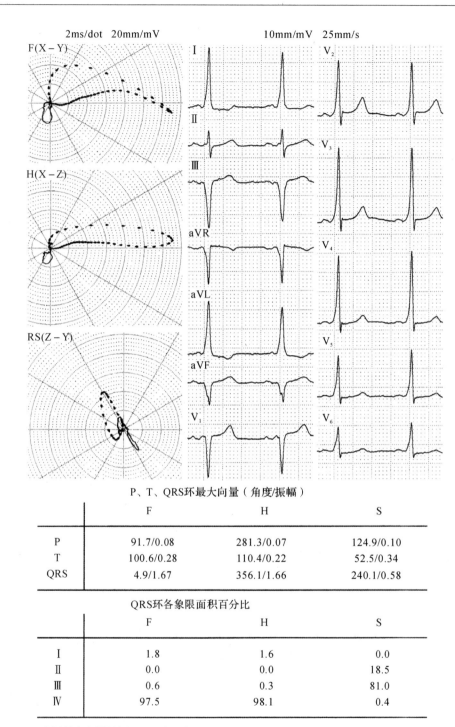

P、T、QRS环最大向量（角度/振幅）			
	F	H	S
P	91.7/0.08	281.3/0.07	124.9/0.10
T	100.6/0.28	110.4/0.22	52.5/0.34
QRS	4.9/1.67	356.1/1.66	240.1/0.58

QRS环各象限面积百分比			
	F	H	S
I	1.8	1.6	0.0
II	0.0	0.0	18.5
III	0.6	0.3	81.0
IV	97.5	98.1	0.4

空间最大向量振幅　1.67（mV）
运行时间　P：80.0　QRS：120.0　T：214.0（ms）
心率　75（次/分）

图例 19A　男，52 岁。心室预激 B 型

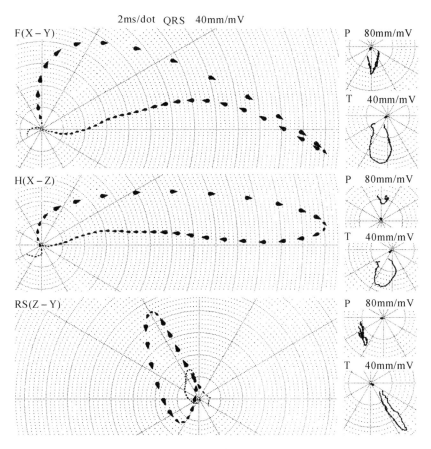

图例 19B　男,52 岁。心室预激 B 型

图例 19

向量图特征

QRS 环最大空间向量振幅 1.67mV,QRS 环运行时间 120ms,心率 75 次/分。各平面 QRS 环起始向量运行缓慢,泪点密集为 40ms,δ 向量指向左、后、上。

额面:δ 向量角位于左上,QRS 环起始向量呈弓形顺钟向运行,主体环呈逆钟向运行,最大 QRS 环向量位于左下 5°,振幅 1.67mV,终末向量由右上转至右下,QRS 环不闭合。ST 向量指向右下,振幅 0.09mV。T 环位于左下 101°,T 环长/宽比值<2.5,T/R 比值<1/4,RT 夹角 96°。

横面:δ 向量角位于左后-10°,QRS 环起始向量呈顺钟向运行,主体环呈逆钟向运行,最大 QRS 环向量位于左后 4°,振幅 1.66mV,终末向量位于右前,QRS 环不闭合。ST 向量指向右前,振幅 0.1mV。T 环呈小圆形,位于右前 110°,T 环长/宽比值<2.5,T/R 比值<1/4,RT 夹角 114°。

右侧面:δ 向量角位于后上,QRS 环起始向量由前下至后下再转至后上,呈顺钟向运行,主体环呈顺钟向运行,最大 QRS 环向量位于后上-120°,振幅 0.58mV,终末向量由前上转至前下,QRS 环不闭合。ST 向量指向前下,振幅 0.07mV。T 环位于前下 53°,RT 夹角 173°。

向量图诊断

心室预激 B 型。

向量图讨论

QRS 环出现起始泪点密集、时限>20ms 的预激向量;QRS 环时限延长>100ms。横面 δ 向量及 QRS 环最大向量指向左后,δ 向量角位于 30°~-60°之间,符合心室预激 B 型。

心电图特征

窦性 P 波,频率 77 次/分。PR 间期 0.09s。QRS 波群起始部有 δ 波,QRS 波群时间 0.14s,PJ 间期 0.23s。V_1~V_6 导联 δ 波正向,V_1 导联 QRS 波群主波负向,V_2~V_6 导联 QRS 波群主波正向。Ⅰ、aVL、V_6 导联 ST 段压低 0.05mV,Ⅰ 导联 T 波低平,aVL 导联 T 波倒置。符合心室预激 B 型。

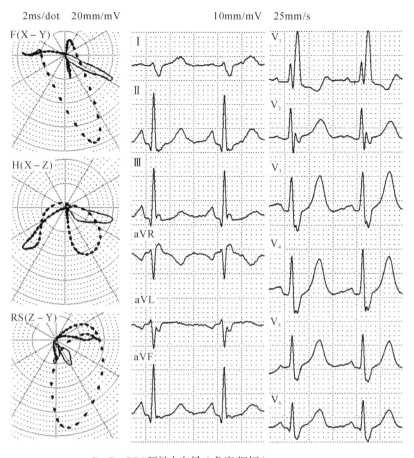

2ms/dot　20mm/mV　　　　　　10mm/mV　　25mm/s

P、T、QRS环最大向量（角度/振幅）

	F	H	S
P	76.1/0.25	333.4/0.07	93.4/0.25
T	26.9/0.57	14.1/0.52	59.6/0.31
QRS	70.0/0.99	136.9/0.62	80.0/0.94

QRS环各象限面积百分比

	F	H	S
I	67.7	73.0	86.2
II	25.0	20.8	4.4
III	3.7	4.4	0.0
IV	3.6	1.8	9.4

空间最大向量振幅　1.00（mV）
运行时间　P: 94.0　QRS: 130.0　T: 238.0（ms）
心率　90（次/分）

图例 20A　女, 80 岁。慢性支气管炎

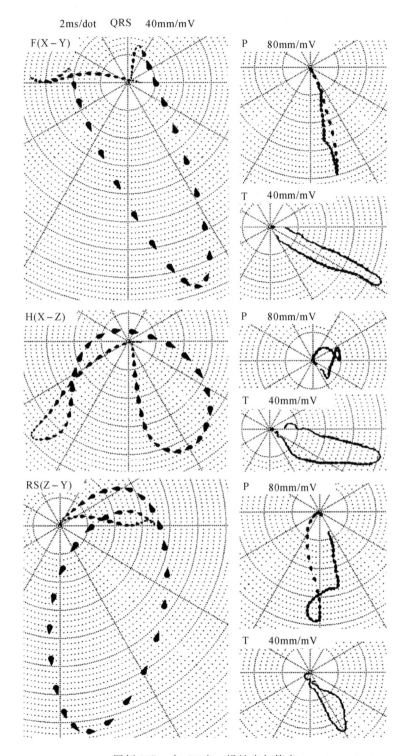

2ms/dot　　QRS　　40mm/mV

F(X－Y)

P　　80mm/mV

T　　40mm/mV

H(X－Z)

P　　80mm/mV

T　　40mm/mV

RS(Z－Y)

P　　80mm/mV

T　　40mm/mV

图例 20B　女,80 岁。慢性支气管炎

图例 20

向量图特征

图示三个观察面中的 P 环运行时间 94ms,P 环向前向量增大,向前 P 向量/向后 P 向量 >1。QRS 环最大空间向量振幅 1.0mV,QRS 环运行时间 130ms,心率 90 次/分。

额面:P 环狭长,呈顺钟向运行,最大 P 向量振幅 0.25mV,最大 P 向量角为 76°。QRS 环呈顺钟向运行,起始向量位于左上,最大 QRS 环向量位于左下 70°,其振幅 0.99mV,终末向量位于右上,可见传导延缓而形成的泪点密集,右下象限面积为全环面积的 25%。T 环位于左下 27°,RT 夹角−43°。

横面:P 环呈逆顺 8 字形运行,最大 P 向量振幅 0.07mV,最大 P 向量角为−27°。QRS 环呈逆逆顺双 8 字形运行,大部分 QRS 环体明显向前向右移位。QRS 环起始向量位于左前,最大 QRS 环向量位于右前 137°,其振幅 0.62mV,终末向量位于右前且泪点密集形成附加环。T 环位于左前 14°,RT 夹角−123°。

右侧面:P 环呈顺逆 8 字形运行,最大 P 向量角为 93°,最大 P 向量振幅 0.24mV。QRS 主体环呈顺钟向运行,大部分 QRS 环体明显向上向前移位。起始向量位于前上,最大 QRS 环向量位于前下 80°,其振幅 0.94mV,终末向量位于前上且泪点密集形成附加环。T 环位于前下 60°,RT 夹角−20°。

向量图诊断

1.右心房扩大;2.完全性右束支阻滞(Ⅱ型)。

向量图讨论

P 环向前向量增大,向前 P 向量/向后 P 向量>1,P 环运行时限正常(小于 100ms),在额面及右侧面最大 P 向量振幅 >0.2mV,符合右心房扩大。QRS 向量环时限>120ms,QRS 向量环终末部泪点密集,形成指向右前上的附加环,在横面 QRS 环呈双 8 字形运行,符合完全性右束支阻滞(Ⅱ型)。QRS 环体明显向前向右移位,额面右下象限面积>20%,并存在完全性右束支阻滞(Ⅱ型),故提示右心室肥大。完全性右束支阻滞合并右心室肥大时,可导致右心室肥大难以诊断。

心电图特征

窦性 P 波,心率 100 次/分。Ⅱ导联 P 波高尖为 0.3mV,PR 间期 0.13s。电轴右偏为 98°,QRS 波群在Ⅱ、Ⅲ、aVF 导联呈 qRs 型,Ⅰ、aVL 导联呈 rS 型,QRS 波群时间为 0.12s,在 V₁ 导联呈 rsR′型,aVR 导联出现终末增宽的 R 波,在Ⅰ、V₃～V₆ 导联出现终末增宽的 s 波,T 波方向与 QRS 波群终末传导延缓部分的方向相反,符合右心房扩大及完全性右束支阻滞。

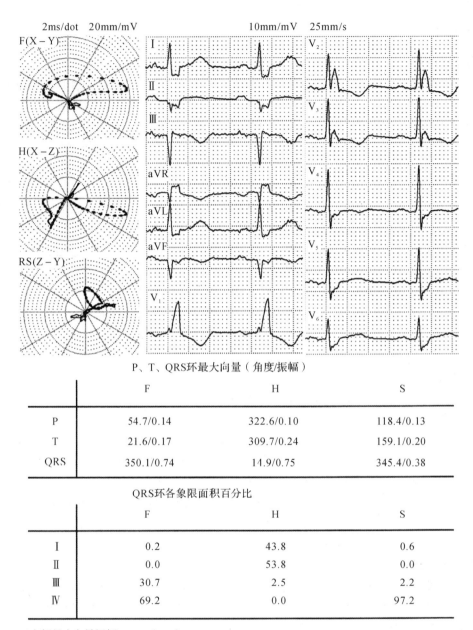

2ms/dot　20mm/mV　　　　　10mm/mV　25mm/s

P、T、QRS环最大向量（角度/振幅）

	F	H	S
P	54.7/0.14	322.6/0.10	118.4/0.13
T	21.6/0.17	309.7/0.24	159.1/0.20
QRS	350.1/0.74	14.9/0.75	345.4/0.38

QRS环各象限面积百分比

	F	H	S
Ⅰ	0.2	43.8	0.6
Ⅱ	0.0	53.8	0.0
Ⅲ	30.7	2.5	2.2
Ⅳ	69.2	0.0	97.2

空间最大向量振幅　0.76（mV）
运行时间　P：138.0　QRS：142.0　T：246.0（ms）
心率　71（次/分）

图例 21A　女，65岁。冠心病：陈旧性下壁心肌梗死

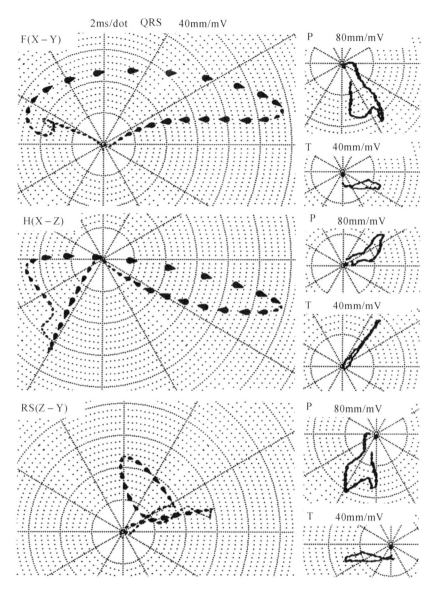

图例 21B　女，65 岁。冠心病:陈旧性下壁心肌梗死

图例 21

向量图特征

图示三个观察面中的 P 环运行时间 138ms,最大向后 P 向量 0.06mV。QRS 环最大空间向量位于左前上,其最大空间向量振幅 0.76mV,QRS 环运行时间 142ms,心率 71 次/分。

额面:P 环角度为 55°,振幅 0.14mV。QRS 环起始向量位于左上呈顺钟向运行,主体环呈逆钟向运行,向左上及右上呈扇形展开,左上象限面积(69%)>全环面积 2/3,位于向上的面积为 99.8%,最大 QRS 环向量位于左上-10°,其振幅 0.74mV,终末向量位于右上且泪点密集形成附加环。T 环短小,位于左下 22°,T/R 比值<1/4,RT 夹角 32°。

横面:P 环位于左后-37°、振幅 0.10mV。QRS 环起始向量位于左前,环呈 8 字形顺钟向运行,最大 QRS 环向量位于左前 15°,振幅 0.75mV,终末向量位于右前且泪点密集形成附加环。T 环呈线形未展开,位于左后-50°,RT 夹角-65°。

右侧面:P 环角度为 118°、振幅 0.13mV。QRS 环起始向量位于前上,环呈逆钟向运行,最大 QRS 环向量位于前上-15°,振幅 0.38mV,终末向量位于前上且泪点密集,见多个扭曲。T 环位于后下 159°,T/R 比值>1/4,RT 夹角 174°。

向量图诊断

1.左心房扩大;2.下壁心肌梗死;3.完全性右束支阻滞(Ⅱ型);4.左前分支阻滞。

向量图讨论

三个观察面中的 P 环运行时间延长,P 环向后下移位,最大向后向量>0.05mV,向前 P 向量消失符合左心房扩大。额面 QRS 环起始向量位于左上呈顺钟向运行,主体环呈逆钟向运行,两者位于向上的面积为 99.8%,额面最大 QRS 向量角<10°,符合下壁心肌梗死。QRS 向量环时限>120ms,QRS 向量环终末部泪点密集,形成指向右前上的附加环,T 向量与 QRS 终末部的附加环方向相反,横面 QRS 环呈 8 字形运行,符合完全性右束支阻滞(Ⅱ型)。额面 QRS 环起始向量位于左上呈顺钟向运行,主体环呈逆钟向运行,向左上及右上呈扇形展开,左上象限面积>全环面积 2/3,符合左前分支阻滞。

下壁心肌梗死与左前分支阻滞的 QRS 环起始向量方向相反,环体运行方向相反,若两者并存时,其起始向量则相互抵消,图形特征则相互掩盖,可以导致图形不典型。本例图形在额面 QRS 环起始向量及离心支指向左上呈顺钟向运行为下壁心肌梗死掩盖了左前分支阻滞起始向右下的向量,主体环及回心支呈逆钟向运行则为左前分支阻滞掩盖了下壁心肌梗死的 QRS 环呈顺钟向运行的特征。

心电图特征

窦性 P 波,心率 71 次/分。PR 间期 0.20s。电轴左偏达-49°,QRS 波群时间 0.13s,QRS 波群在Ⅱ导联呈 QS 型、在Ⅲ、aVF 导联呈 Qr 型,T 波方向与 QRS 波群终末传导延缓部分的方向相反,符合陈旧性下壁心肌梗死,左前分支阻滞图形被下壁心肌梗死掩盖。

在 V₁ 导联出现有切迹的 R 波,Ⅲ、aVR 导联出现终末增宽的 R 波,在Ⅰ、aVL、V₅~V₆ 导联出现终末增宽的 S 波,T 波方向与 QRS 波群终末传导延缓部分的方向相反,符合完全性右束支阻滞。

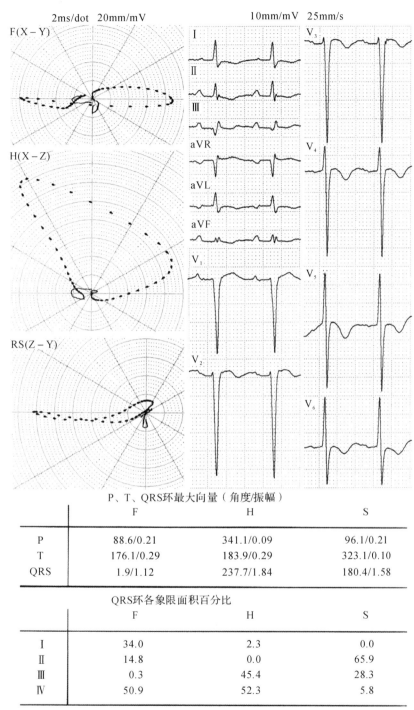

2ms/dot　20mm/mV　　　　10mm/mV　25mm/s

F(X－Y)

H(X－Z)

RS(Z－Y)

I　II　III　aVR　aVL　aVF　V₁　V₂

V₃　V₄　V₅　V₆

P、T、QRS环最大向量（角度/振幅）

	F	H	S
P	88.6/0.21	341.1/0.09	96.1/0.21
T	176.1/0.29	183.9/0.29	323.1/0.10
QRS	1.9/1.12	237.7/1.84	180.4/1.58

QRS环各象限面积百分比

	F	H	S
I	34.0	2.3	0.0
II	14.8	0.0	65.9
III	0.3	45.4	28.3
IV	50.9	52.3	5.8

空间最大向量振幅　1.84（mV）
运行时间　P：90.0　QRS：106.0　T：232.0（ms）
心率　88（次/分）

图例22A　女,80岁。冠心病

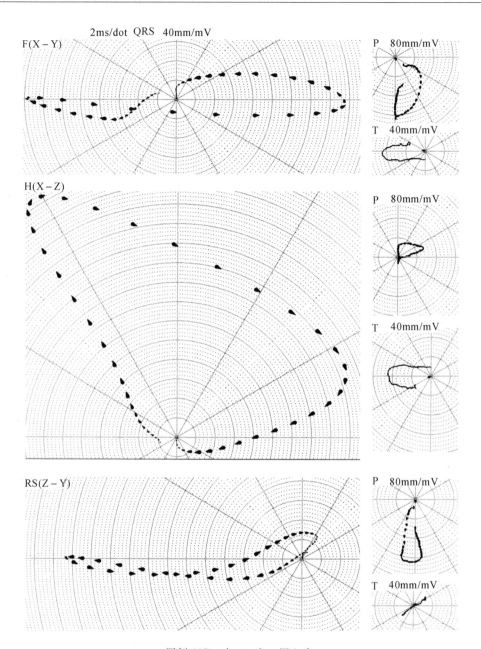

2ms/dot QRS 40mm/mV

F(X - Y)

P 80mm/mV

T 40mm/mV

H(X - Z)

P 80mm/mV

T 40mm/mV

RS(Z - Y)

P 80mm/mV

T 40mm/mV

图例 22B 女,80 岁。冠心病

图例 22

向量图特征

QRS 环最大空间向量振幅 1.84mV,QRS 环运行时间 106ms,心率 88 次/分。

额面:QRS 环呈顺逆 8 字形运行,起始向量向上呈顺钟向运行,起始向上的 QRS 向量时限 38ms 及振幅 0.16mV;向上向左向量 1.1mV;向上指数 1.6。最大 QRS 环向量位于左下 2°,其振幅 1.12mV,终末向量由右下转至右上且 QRS 环未闭合。ST 向量位于右上,振幅 0.11mV;T 环位于右下 176°,RT 夹角 174°。

横面:QRS 环起始向量位于左前,环呈三角形逆钟向运行,最大 QRS 环向量位于右后 238°,振幅 1.84mV,终末向量由右后转至右前,QRS 环未闭合,位于右后面积 45%,最大向右 QRS 向量为 1mV。ST 向量位于右前,振幅 0.11mV;T 环位于右后 184°,T 环长/宽比值<2.5,T/R 比值<1/4,RT 夹角-54°。

右侧面:QRS 环起始向量位于前上,环呈逆顺 8 字形运行,最大 QRS 环向量位于后方 180°,振幅 1.58mV,终末向量位于前上。T 环呈线样未展开,位于前上-37°,T/R 比值<1/4,RT 夹角 143°。

向量图诊断

1.下壁心肌梗死;2.提示右心室肥大。

向量图讨论

额面 QRS 环起始向量向上呈顺钟向运行,起始向上的 QRS 向量时限 38ms;向上向左向量 1.1mV;向上指数 1.6。最大 QRS 环向量位于左下 2°,QRS 环未闭合。ST 向量位于右上,振幅 0.11mV;T 环位于右下 176°,RT 夹角 174°符合下壁心肌梗死。横面位于右后面积 45%,最大向右 QRS 向量为 1mV,ST 向量位于右前,振幅 0.11mV;T 环位于右后 184°,T 环长/宽比值<2.5,T/R 比值<1/4,提示右心室肥大。

心电图特征

窦性 P 波,心率 97 次/分。PR 间期 0.20s。QRS 波群时间 0.09s,QRS 波群在 Ⅱ 导联呈 Rsr′型、Ⅲ 导联呈 qr 型、aVF 导联呈 rsr′型,ST 段无明显压低,T 波除 aVR、V$_1$ 导联直立外其余导联均为倒置,考虑心肌缺血改变。QRS 波群在 V$_5$~V$_6$ 导联呈 RS 型,V$_5$ 导联 R/S<1,V$_5$~V$_6$ 导联 S 波>0.7mV,提示右心室肥大。

本例心电向量图符合下壁心肌梗死,心电图则没有下壁心肌梗死的表现。心电向量图诊断心肌梗死根据 QRS 环起始向量的方位、转向、电压、环体形态等多项指标综合判断做出诊断,而心电图则根据病理性 Q 波的时间及电压来诊断,故向量图在心肌梗死的诊断上优于心电图。

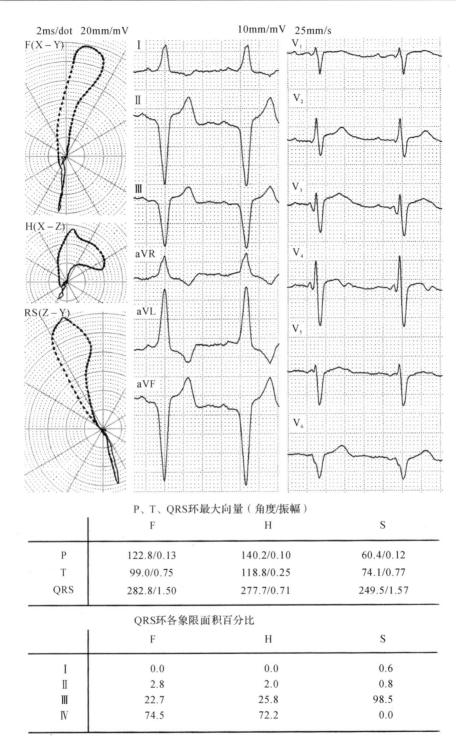

2ms/dot 20mm/mV   10mm/mV 25mm/s

P、T、QRS环最大向量（角度/振幅）

	F	H	S
P	122.8/0.13	140.2/0.10	60.4/0.12
T	99.0/0.75	118.8/0.25	74.1/0.77
QRS	282.8/1.50	277.7/0.71	249.5/1.57

QRS环各象限面积百分比

	F	H	S
I	0.0	0.0	0.6
II	2.8	2.0	0.8
III	22.7	25.8	98.5
IV	74.5	72.2	0.0

空间最大向量振幅 1.60（mV）
运行时间 P：96.0 QRS：180.0 T：286.0（ms）
心率 68（次/分）

图例 23A 男，85 岁。冠心病，三度房室阻滞，双腔起搏器植入术后

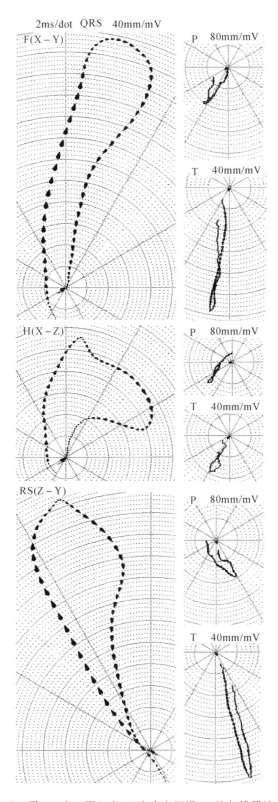

2ms/dot QRS 40mm/mV
F(X－Y)
P 80mm/mV
T 40mm/mV
H(X－Z)
P 80mm/mV
T 40mm/mV
RS(Z－Y)
P 80mm/mV
T 40mm/mV

图例 23B 男,85 岁。冠心病,三度房室阻滞,双腔起搏器植入术后

图例 23

向量图特征

QRS 环最大空间向量位于左后上,其最大空间向量振幅 1.60mV,QRS 环运行时间 180.0ms,心率 68 次/分。QRS 向量环离心支泪点密集。

额面:QRS 环呈逆钟向运行,起始向量位于左上,最大 QRS 环向量位于左上－77°,其振幅 1.50mV,终末向量位于右下,QRS 环未闭合。ST 向量位于右下,其振幅 0.2mV,T 环位于右下 99°,T/R 比值大于 1/4,RT 夹角 176°。

横面:QRS 环起始向量位于左后且泪点密集,QRS 环起始向量呈顺钟向运行,主体环呈逆钟向运行,最大 QRS 环向量位于左后 278°(－82°),其振幅 0.71mV,终末向量位于右前,回心支位于离心支右侧,QRS 环未闭合。ST 向量位于右前,其振幅 0.11mV,T 环位于右下 119°,RT 夹角－159°。

右侧面:QRS 环呈逆钟向运行,起始向量后上,最大 QRS 环向量位于后上 250°,其振幅 1.57mV,终末向量位于前下,QRS 环未闭合。ST 向量位于前下,其振幅 0.21mV,T 环位于前下 74°,RT 夹角－176°。

向量图诊断

右心室心尖部起搏心电向量图。

向量图讨论

本例为双腔起搏器以 VAT 工作模式起搏右心室心尖部,导致 QRS 环最大空间向量位于左后上,QRS 环运行时间延长为 180.0ms。本例右心室心尖部起搏类似于起源于右心室心尖部的室性搏动,其特点为离心支泪点较回心支相对密集,起始 38ms 以内及最大 QRS 向量附近泪点密集更明显。其原因为室性搏动激动开始阶段经心室肌传导,导致离心支除极速度较慢、泪点较密集;当激动传入该侧或对侧束支或分支时,则可以沿着束支或分支快速传导完成除极,使回心支运行加快,泪点较稀疏。Vereckei 在体表心电图诊断宽 QRS 波群心动过速时提出测量心室开始 40ms 除极速度(Vi)与终末 40ms 除极速度(Vt)之比,即 Vi/Vt≤1 者诊断为室性心动过速,与向量图相符。因此用向量图判断室性搏动有其理论依据。室上性搏动如完全性左束支阻滞时由于开始除极是沿着右束支进行,故除极较快,导致 QRS 环离心支运行加快,泪点稀疏;中部至终末部是由于激动穿过室间隔沿着左心室肌传导,故除极较慢,导致 QRS 环回心支运行减慢,泪点密集。完全性右束支阻滞时由于开始除极是沿着左束支进行,故除极较快,导致 QRS 环离心支运行加快,泪点稀疏;最后约在开始除极 60ms 后,左心室除极结束,激动穿过室间隔沿着右心室肌传导,故除极较慢,导致 QRS 环终末部运行减慢,泪点密集,形成附加环。因此,不论是完全性左或右束支阻滞,其除极方式均与室性搏动不同,故导致向量图表现也不相同。

心电图特征

窦性 P 波,心率 68 次/分。AV 间期 180ms。QRS 波群时间 160ms,双腔起搏器呈 VAT 工作模式,为双极性起搏,起搏信号极小难以辨认。Ⅱ、Ⅲ、aVF 及 V₅、V₆ 导联 QRS 波群主波负向为右心室心尖部起搏。心电图诊断:双腔起搏器呈 VAT 工作模式。

附　　录

附录一　正常 PR 间期的最高限度表

心率(次/分)	70 以下	71～90	91～110	111～130	130 以上
成年人	0.20	0.19	0.18	0.17	0.16
14～17 岁	0.19	0.18	0.17	0.16	0.15
7～13 岁	0.18	0.17	0.16	0.15	0.14
1.5～6 岁	0.17	0.165	0.155	0.145	0.135
0～1.5 岁	0.16	0.15	0.145	0.135	0.125

附录二　自 I 、Ⅲ 导联查心电轴表

（单位：(°)）

Ⅲ \ I	−10	−9	−8	−7	−6	−5	−4	−3	−2	−1	0	1	2	3	4	5	6	7	8	9	10
−10	240	242	244	246	248	251	254	257	261	265	−90	−84	−78	−72	−66	−60	−53	−47	−41	−35	−30
−9	238	240	242	244	247	249	252	256	260	264	−90	−83	−77	−70	−63	−56	−49	−42	−36	−30	−25
−8	236	238	240	242	245	247	251	255	259	263	−90	−82	−75	−68	−59	−51	−43	−37	−30	−24	−19
−7	234	236	238	240	243	245	249	253	257	262	−90	−81	−73	−64	−55	−45	−37	−30	−23	−17	−13
−6	232	234	235	237	240	243	246	251	256	261	−90	−80	−70	−60	−49	−39	−30	−22	−16	−11	−7
−5	229	231	233	235	237	240	244	248	254	260	−90	−77	−65	−53	−41	−30	−19	−14	−9	−4	0
−4	226	228	230	231	234	236	240	244	251	258	−90	−74	−58	−43	−30	−19	−11	−5	−1	3	6
−3	223	225	226	228	230	232	235	240	246	255	−90	−68	−50	−30	−15	−7	−1	4	8	11	13
−2	220	221	222	223	224	227	230	234	240	250	−90	−54	−30	−10	−1	6	11	13	16	18	19
−1	215	216	217	218	219	220	222	225	230	240	−90	−30	−2	8	14	18	20	21	22	23	24
0	210	210	210	210	210	210	210	210	210	210	0	30	30	30	30	30	30	30	30	30	30
1	206	204	203	202	200	198	194	187	178	150	90	60	50	44	42	40	39	38	37	36	35
2	199	197	195	193	190	185	179	168	150	124	90	70	60	52	50	47	45	43	42	41	40
3	192	190	188	184	180	173	163	150	132	112	90	75	66	60	56	52	50	48	46	44	43
4	186	184	179	175	169	161	150	137	120	106	90	71	70	65	60	56	54	52	50	48	47
5	180	176	172	166	159	150	139	127	114	103	90	80	74	68	64	60	57	55	53	51	49
6	173	169	161	158	150	141	130	120	110	100	90	82	76	71	67	63	60	58	56	54	52
7	167	162	157	150	143	134	125	116	107	99	90	83	77	73	69	66	63	60	58	56	54
8	161	156	150	144	136	129	120	112	105	98	90	83	79	75	71	68	65	62	60	58	56
9	155	150	145	138	131	125	116	110	103	97	90	84	80	76	73	70	67	64	62	60	58
10	150	145	140	135	127	120	114	108	101	96	90	85	81	77	74	71	68	66	64	62	60

注：如 I 、Ⅲ 导联电压超过表内数字，则均折半后查表。

附录三 自 RR 间期推算心率及 QT 时限表

RR (s)	每分钟心率 (次/分)	QT 时限正常最高值（s）		RR (s)	每分钟心率 (次/分)	QT 时限正常最高值（s）	
		男	女			男	女
0.30	200	0.24	0.25	1.14	53	0.46	0.49
0.32	187	0.25	0.26	1.16	52	0.47	0.49
0.34	176	0.26	0.27	1.18	51	0.47	0.50
0.36	167	0.26	0.27	1.20	50	0.48	0.50
0.38	158	0.27	0.28	1.22	49	0.48	0.51
0.40	150	0.27	0.29	1.24	48	0.48	0.51
0.42	143	0.28	0.30	1.26	48	0.49	0.51
0.44	136	0.29	0.30	1.28	47	0.49	0.51
0.46	130	0.29	0.31	1.30	46	0.49	0.52
0.48	125	0.30	0.32	1.32	45	0.50	0.52
0.50	120	0.31	0.32	1.34	45	0.50	0.53
0.52	115	0.31	0.33	1.36	44	0.51	0.53
0.54	111	0.32	0.34	1.38	43	0.51	0.54
0.56	107	0.32	0.34	1.40	43	0.51	0.54
0.58	103	0.33	0.35	1.42	42	0.52	0.54
0.60	100	0.34	0.35	1.44	41	0.52	0.55
0.62	97	0.34	0.36	1.46	41	0.52	0.55
0.64	94	0.35	0.36	1.48	40	0.53	0.56
0.66	91	0.35	0.37	1.50	40	0.53	0.56
0.68	88	0.36	0.38	1.52	39	0.53	0.56
0.70	86	0.36	0.38	1.54	39	0.54	0.57
0.72	83	0.37	0.39	1.56	38	0.54	0.57
0.74	81	0.37	0.39	1.58	38	0.55	0.57
0.76	79	0.38	0.40	1.60	37	0.55	0.58
0.78	77	0.38	0.40	1.62	37	0.55	0.58
0.80	75	0.39	0.41	1.64	37	0.55	0.58
0.82	73	0.39	0.41	1.66	36	0.56	0.59
0.84	71	0.40	0.42	1.68	36	0.56	0.59
0.86	70	0.40	0.42	1.70	35	0.56	0.59
0.88	68	0.41	0.43	1.72	35	0.57	0.60
0.90	67	0.41	0.43	1.74	34	0.57	0.60
0.92	65	0.42	0.44	1.76	34	0.58	0.61
0.94	64	0.42	0.44	1.78	34	0.58	0.61
0.96	63	0.42	0.45	1.80	33	0.58	0.61
0.98	61	0.43	0.45	1.82	33	0.58	0.62
1.00	60	0.43	0.46	1.84	33	0.58	0.62
1.02	59	0.44	0.46	1.86	32	0.59	0.62
1.04	58	0.44	0.46	1.88	32	0.59	0.62
1.06	57	0.45	0.47	1.90	32	0.60	0.63
1.08	56	0.45	0.47	1.92	31	0.61	0.63
1.10	55	0.45	0.48	1.94	31	0.61	0.63
1.12	54	0.46	0.48	1.96	31	0.61	0.64

附录四　心电图机的操作

心电图机从单导联发展为同步的三导联、六导联及十二导联等机型,仪器的功能在逐渐增加,体积在逐渐减小。同步十二导联心电图机正在逐渐普及,这种仪器多为数字式,具有记忆、储存、自动分析图形及诊断的功能,并能同步记录、打印心电图波形及网上传输心电信息。这些心电图机都是在单导联心电图机的基础上发展起来的,因此单导联心电图机是基础,掌握了单导联心电图机的原理、操作步骤及注意事项等,其他机型的原理及操作将变得容易,故仍以 6511 型单导联心电图机为例说明操作过程。

一、心电图机的各部分名称及功能

（一）正面

心电图机正面为主要操作面板（附图 1）。

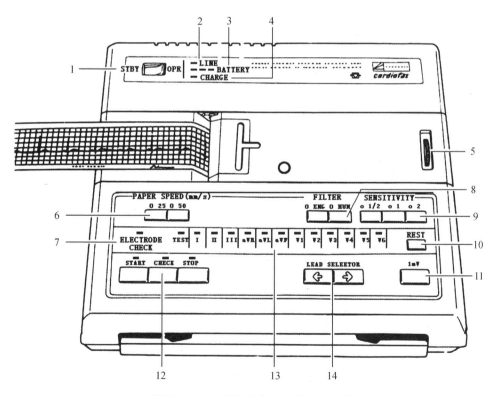

附图 1　6511 型单导联心电图机正面观

1.供电方式选择开关　它与右侧面的电源开关（ON 及 OFF）配合使用时作用为 OPR（OPERATING）ON（交流供电时操作）；OPR OFF（电池供电时操作）；STBY（STANDBY）ON（待机时电池充电）。

2.LINE（交流电源指示灯）　使用交流供电时灯亮。

3. BATTERY(电池电量指示灯)　使用电池供电时灯亮。三只灯同时亮时表示电量充足,两只灯亮表示电量降低,一只灯亮表示电量不足,已需充电。为了节省电能,一些心电图机内安装了节电定时开关。当记录开关处于"STOP"(停止)或"CHECK"(观察)位置1～4min后,节电定时开关会自动关闭电源。再次使用时必须将供电方式选择开关拨回"STBY"后再次拨至"OPR"位置即可使用。

4. CHARGE(充电指示灯)　灯闪表示正在充电,灯亮表示充电完毕。

5. 基线位置调节器　调节描笔位置。

6. PAPER SPEED(走纸速度选择键)　可调节走纸速度,标准的走纸速度为25mm/s。

7. ELECTRODE CHECK(电极异常指示灯)　灯亮时表示电极松脱。

8. FILTER(滤波器选择键)　具有抗交流电干扰(HUM)和抗肌电干扰(EMG)两种滤波器,灯亮时表示该滤波器处于工作状态。

9. SENSITIVITY(灵敏度选择键)　调节心电图的波幅,通常分为5mm/mV(×1/2)、10 mm/mV(×1)及20mm/mV(×2)三挡,标准的为"×1"挡。

10. RESET(封闭键)　当有基线漂移、输入过大或突然发生交流电干扰时按下此键使描笔复零。

11. 1mV(定标键)　标准为点击此键时产生10mm的方波,代表1mV。如果灵敏度调节为"×1/2"时方波减半,调节为"×2"时方波增倍,心电图波形也同时减半或增倍。

12. 记录开关　各按键的功能如下:

操作按键 ＼ 动　作	走纸	描笔	笔温
STOP(停止键)	停止	静止	预热
CHECK(观察键)	停止	摆动	预热
START(走纸键)	走纸	描记波形	加热

13. 导联指示灯　灯亮的导联表示接通的导联。

14. LEAD SELECTOR(导联选择键)　按箭头方向可向前或向后任意选择导联。

(二)右侧面

右侧面有示波器插口、外接输入插口、接地线螺栓、电源开关及交流电源插座(附图2)。

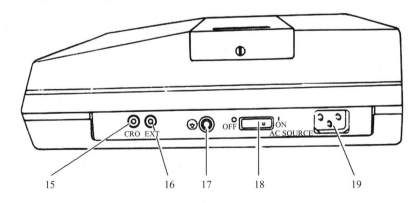

附图2　6511型单导联心电图机右侧面观

15. CRO(示波器插口)　可将心电信号输出到示波器或其他仪器,记录键处于"STOP"时也有被选择导联的心电图信号输出。

16. EXT(外接输入插口)　可输入和描记脉波、心音等外接信号。

17. GND(接地线螺栓)　连接地线,将仪器接地。

18. POWER(电源开关)　与供电方式选择开关配合使用。

19. AC SOURCE(交流电源插座)　使用供电或向内装电池充电时,连接交流220V电源。

(三)左侧面

左侧面有记录纸盖开放钮、电池盒及导联线插座(附图3)。

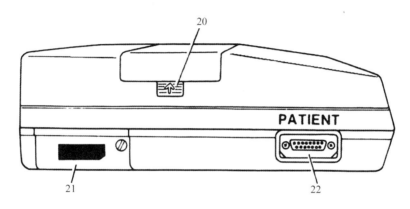

附图3　6511型单导联心电图机左侧面观

20. 记录纸盖开放钮　按下此钮便可开盖取、放记录纸。

21. 电池盒　旋松螺丝,卸下盖子便可安装电池。装入电池后,在无交流电时也可以使用本机。在交流供电时如果突然停电,本机将立即自动转为电池供电。

22. PATIENT(导联线插座)　连接导联线。

二、操作步骤

(一)准备工作

1. 室内温度不低于18℃,以防因寒冷而引起的肌电干扰。

2. 心电图机与地线的连接　将地线的一端连接心电图机的接地螺栓,另一端连接大地。良好的接地能防止机器漏电伤及患者,应避免地线与自来水管相连接。

3. 将导联线连接至导联线插座。

4. 将三芯电源线插入心电图机的交流电源插座,电源插头连接到交流电源。

5. 安装卷筒记录纸

(1)按下记录纸盖开放钮,取下记录纸盖(附图4A)。

(2)将纸轴穿入卷筒纸里,拉出记录纸约10cm后将记录纸沿槽沟装入(附图4B)。

(3)将记录纸盖的导轴顺着导沟装入,关上记录纸盖(附图4C)。

5. 安装电极　将导联线的四肢电极、胸电极和相应的导联线电极插柱接好,插柱必须插紧。

(1)用酒精清洁安装电极部位的皮肤。

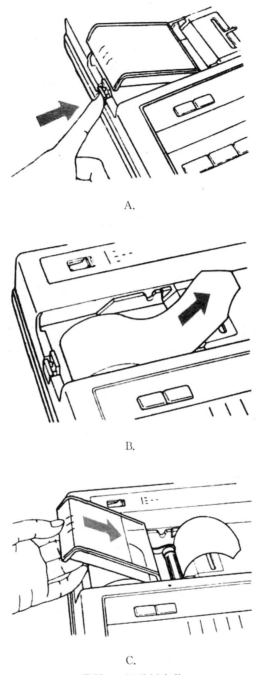

A.

B.

C.

附图4 记录纸安装

（2）在清洁的皮肤上涂上少量的导电膏。

（3）将电极板表面涂上一层少量导电膏（若没有导电膏而用生理盐水代替时可能会出现干扰现象）。先连接四肢电极，将红、黄、绿、黑四种颜色的电极分别连接至右上肢、左上肢、左下肢、右下肢的下端内侧，黑色电极（右下肢）为接地电极。胸导联（白色导联线）电极按规定部位安放。V₁～V₆分别用红、黄、绿、棕、黑、紫六种颜色代表。女性乳房下垂者应托起乳房,将 V_3、V_4、V_5 电极安放在乳房下缘胸壁上。描记 V_7、V_8、V_9 导联时取仰卧位,电极使用扁平的吸杯电极或一次性监护电极。心电图机上通常无 V_7~V_9 导联,描记时可以用任何常规胸导联代替。例如将 V_1、V_2 及 V_3 导联分别放在 V_7、V_8 及 V_9 导联的位置上,导联选择开关置于 V_1、V_2 及 V_3,这样记录出的就是 V_7、V_8 及 V_9 导联心电图。同理,若将常规胸导联置于右胸相应的部位,则可以记录右胸导联心电图。

(二)记录操作

1.打开电源开关至"ON"位置,此时交流电源接通。供电方式选择开关拨至"OPR"位置即可进行操作。

2.按下记录开关的"START"键,开始走纸,走纸后再点击"1mV"定标键描记 1mV 方波(目前的心电图机多为自动定标)。检查描迹、笔温是否适当。检查 1mV 方波幅度是否为 10mm(当灵敏度置于"×1"挡时)。

3.按下"LEAD SELECTOR"(导联选择)键,选择Ⅰ导联,此时Ⅰ导联指示灯亮。

4.按下"CHECK"键,描笔开始摆动,此时观察有无伪差及描笔位置是否适当。

5.按下"START"键,开始走纸并描记Ⅰ导联心电图。

6.按下"CHECK"键,停止走纸。

7.按下导联选择键,选择Ⅱ导联。以同样操作方式直至完成 V_6 导联后按下"STOP"键,停止描记。在描记时,如果电极异常指示灯亮,则应检查电极是否连接好。

由于心电图机设置了自动封闭电路,因此在转换导联时,只要操作导联选择键就可以连续描记全导联的心电图,不必在转换导联时每次都按下"CHECK"键而停止一次走纸。

三、注意事项

(一)滤波器的使用

滤波器可以对抗肌电和交流电干扰,在使用滤波器之前,必须查明患者和周围情况,以排除干扰原因。在无法排除干扰时才能使用滤波器。一旦使用滤波器,描出的图形稍有失真。如果同时使用肌电和交流电干扰两种滤波器时,图形失真可能较大,故应尽量不使用滤波器。

常见的干扰原因:①皮肤处理不好,导致电极与皮肤间的接触电阻过大而引起交流电干扰,此时可再次用酒精清洁皮肤,涂上导电膏或生理盐水以排除干扰;②患者过分紧张、肢体悬空、天气寒冷等导致肌体颤抖,引起肌电干扰,此时应分别排除。

(二)笔温、阻尼和灵敏度的调节

在心电图机正面,打开描笔上面的盖板即可看到调节笔温(TEMP)、阻尼(DAMP)和灵敏度(GAIN)的旋钮(附图 5)。进行调节时须将滤波器拨至"OFF"位置,然后用本机内配备的螺丝刀进行调节。

1.调节笔温　在更换了新描笔之后或描记的心电图波形较淡时,调节笔温旋钮,以使心电图形达到最佳。

2.调节阻尼　当点击"1mV"定标键时产生的 10mm 方波出现阻尼不足或阻尼过度时,可造成心电图波形失真,故应调节阻尼使其恢复正常。

3.调节灵敏度　将心电图机的灵敏度键置于"1",导联选择键置于"TEST"位置后,点击定标键,记录 1mV 波形。当 1mV 波形不是 10mm 时,调节灵敏度微调器(GAIN),使其达到 10mm 的标准波幅。

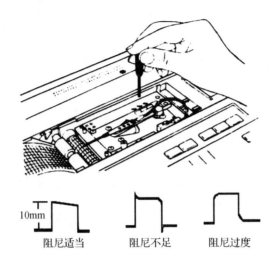

10mm

阻尼适当　　　阻尼不足　　　阻尼过度

附图 5　笔温、阻尼和灵敏度调节

(三)操作完毕后的处理

1.关闭电源开关,使其位于"OFF"位置。

2.擦干净电极板上的导电膏或生理盐水,以防止对电极板的腐蚀。

附录五　心电图模拟考试题

（时间 2 小时）

一、单选题（每题 1 分，共 10 分）

1. 请指出下述哪项是错误的　　　　　　　　　　　　　　　　（　　）
   A. 一度房室阻滞时成年人的 PR 间期为 0.18s
   B. 正常人Ⅲ导联 P 波、QRS 主波及 T 波可正向，也可负向
   C. aVR 导联右上肢电极为正极
   D. 詹姆斯（James）束是连接心房与心室的旁路
   E. 空隙现象属于伪超常传导

2. 以下不属于双侧心室肥大诊断标准的是　　　　　　　　　　（　　）
   A. 近似正常心电图　　　　　　　　　B. 右心室肥大伴电轴左偏
   C. 左心室肥大伴电轴右偏　　　　　　D. 出现两侧心室肥大特点
   E. V_5、V_6 导联 q 波消失且 QRS 波群增宽伴切迹

3. 属于低血钾改变的是　　　　　　　　　　　　　　　　　　（　　）
   A. T 波高耸　　　　　　　　　　　　B. ST 段平直延长
   C. P 波电压增高　　　　　　　　　　D. U 波降低及 TU 融合
   E. 以上均不是

4. Ⅰ型心房扑动常见的频率是　　　　　　　　　　　　　　　（　　）
   A. 100～200 次/分　　　　　　　　　B. 200～300 次/分
   C. 300～430 次/分　　　　　　　　　D. 250～350 次/分
   E. 300～600 次/分

5. 不符合典型心室预激心电图诊断标准的是　　　　　　　　　（　　）
   A. PR 间期<0.12s　　　　　　　　　B. QRS 波群起始部有 δ 波
   C. QRS 波群时间>0.12s　　　　　　D. PJ 间期<0.27s
   E. 以上均不是

6. 延迟出现的 QRS 波群，时间 0.08s，P 波倒置，RP¯ 间期 0.13s，最可能的诊断是

   　　　　　　　　　　　　　　　　　　　　　　　　　　　　（　　）
   A. 房性逸搏　　　　　　　　　　　　B. 房室交接性逸搏
   C. 高位室性逸搏伴逆传阻滞　　　　　D. 房性逸搏伴逆传阻滞
   E. 房室交接性逸搏伴逆传阻滞

7. 宽 QRS 波群心动过速时以下不利于室性心动过速的是　　　（　　）
   A. 心动过速的节律绝对不齐　　　　　B. 心室夺获
   C. QRS 波群电轴-120°　　　　　　　D. V_1～V_6 的 QRS 波群呈 R 型
   E. V_1～V_6 的 QRS 波群呈 QS 型

8. 心电图呈现正常 QRS 波群→不完全性束支阻滞→完全性束支阻滞的序列改变属于

   　　　　　　　　　　　　　　　　　　　　　　　　　　　　（　　）
   A. 直接显示性束支内文氏现象　　　　B. 不完全隐匿性束支内文氏现象

C.完全隐匿性束支内文氏现象 D.房室结内的隐匿性传导现象

E.以上均不是

9.关于房室交接区的交替性文氏周期 A 型心电图表现,以下正确的是 （ ）

A.房室结上层为文氏周期 B.房室结下层为 2∶1 阻滞区

C.长间歇中有连续 2 次 P 波未下传 D.符合公式 $x=(n-1)\div 2$

E.以上均不是

10.关于 VDD 起搏器,以下叙述正确的是 （ ）

A.属于双腔起搏器 B.顺序起搏心房和心室

C.只对心室有感知功能 D.有抗快速心律失常功能

E.以上均不是

二、**多选题**(每题 2 分,共 10 分)

1.以下关于房室旁路的叙述,正确的是 （ ）

A.是心房肌纤维 B.较常出现递减性传导

C.随年龄增长可以消退 D.是形成典型心室预激的旁路

E.是房室之间的肌桥

2.下述正确的是 （ ）

A.房性重叠波是心房分离的表现 B.ST 段>0.16s 表明已延长

C.正常 $PtfV_1<-0.02mm\cdot s$ D.儿童胸导联 QRS 波群常较成年人高

E.电交替要求波幅相差≥0.1mV

3.当Ⅲ导联 QRS 波群呈 rS 型时,其电轴可以位于 （ ）

A.第 1 象限 B.第 2 象限

C.第 3 象限 D.第 4 象限

E.第 1、2、3 象限

4.与加速性自身心律有关的是 （ ）

A.常由折返激动引起 B.可以有温醒现象

C.频率常小于 100 次/分 D.属于生理性保护现象

E.电复律治疗有效

5.以下正确的是 （ ）

A.心室内瘢痕是晚电位形成的基础 B.不完全性右束支阻滞属于心律失常

C.HV 间期 50ms 属于延长 D.$R_{aVL}+S_{V_3}>2.8mV$ 是左室肥大指标

E.复极方向对向探查电极时记录出负向的波

三、**是非题**(每题 1 分,共 10 分)

1.在常规十二导联中,Q 波时间≥0.03s 应视为异常 （ ）

2.aVF 及 V_1 导联的负极均位于中心电端 （ ）

3.心肌梗死的坏死波是由梗死部位对侧正常心肌除极产生的 （ ）

4.原发性心肌病和心肌梗死均可以出现病理性 Q 波 （ ）

5.持续性窦性停搏与三度窦房阻滞体表心电图表现完全相同 （ ）

6.触发活动是形成折返性心律失常的基础 （ ）

7. 反复搏动与逸搏-夺获性搏动体表心电图难以区分　　　　　　　　（　　）

8. 二度二型房室阻滞常见的阻滞部位在房室结　　　　　　　　　　（　　）

9. 左间隔分支阻滞时其特征性改变在水平面,因此异常心电图表现在胸导联　（　　）

10. 逆文氏现象又称为反文氏现象　　　　　　　　　　　　　　　　（　　）

四、填空题(每空 1 分,共 10 分)

1. 额面电轴＋155°时最靠近的导联是_____。

2. 冠状动脉痉挛发作时心电图改变是以_____为特征。

3. 干扰是指心肌正处于前一次激动的_____,对接踵而来的一次激动不应激或应激迟缓的现象。

4. 隐匿性期前收缩二联律时,各显性期前收缩之间的窦性搏动数目呈_____,符合公式_____的规律。

5. Ashman 现象是用来解释_____的。

6. 频率依赖性传导阻滞又称为_____。

7. 胸痛一天的男性患者,50 岁,心电图示 Ⅱ、Ⅲ、aVF 导联出现 Q 波及冠状 T 波伴 ST 段抬高,在 Ⅲ 导联为 0.5mV、aVF 导联为 0.3mV、Ⅱ 导联为 0.1mV,可诊断为_____,还应考虑合并_____。

8. 镜像右位心时,aVR 与 aVL 导联图形_____。

五、名词解释(每题 3 分,共 15 分)

1. 隐匿性传导　2. 韦金斯基现象　3. 磁铁频率　4. 并行心律　5. 分层阻滞

六、问答题(每题 10 分,共 20 分)

1. 试述宽 QRS 波群心动过速 Vereckei aVR 导联新的四步诊断法?

2. 如何鉴别慢-快型房室结折返性心动过速与顺向型房室折返性心动过速?

七、阅图题(25 分)

要求:描述心电图特征(7 分),写出正确诊断(10)及诊断依据(3 分),画出肢体导联及胸导联的梯形图(5 分)。

附图　女性,69 岁,心悸、胸闷 1 周。

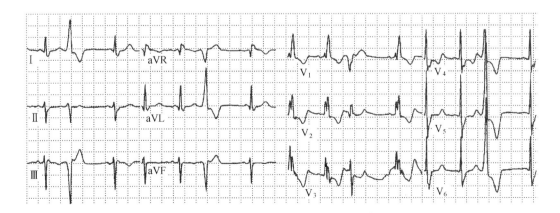

心电图模拟考试题参考答案

一、单选题

1. D　2. E　3. C　4. D　5. C　6. B　7. A　8. A　9. E　10. A

二、多选题

1. A、C、D、E　2. A、B、D、E　3. A、C、D　4. B、C　5. B、D、E

三、是非题

1. ×　2. ✓　3. ✓　4. ✓　5. ✓　6. ×　7. ×　8. ×　9. ✓　10. ×

四、填空题

1. −aVL　2. ST 段抬高　3. 生理不应期　4. 奇数、$2n+1$　5. 差异性传导

6. 相性传导阻滞　7. 急性下壁心肌梗死、急性右室梗死　8. 互换

五、名词解释

1. 隐匿性传导(见"隐匿性传导"章)　2. 韦金斯基现象(见"心律失常"章)　3. 磁铁频率(见"起搏心电图"章)　4. 并行心律(见"并行心律"章)　5. 分层阻滞(见"分层阻滞"章)

六、问答题

1. Vereckei aVR 导联新的四步诊断法(见宽 QRS 波群心动过速章)。

2. 慢-快型房室结折返性心动过速与顺向型房室折返性心动过速鉴别点(见"阵发性室上性心动过速"章)。

七、阅图题

(一)心电图特征:P 波在Ⅰ、Ⅱ、aVF、$V_4 \sim V_6$ 导联直立,在 aVR 导联倒置。P 波规律出现,PR 间期 0.14s。QRS 波群在 V_1 呈 rsR′型,Ⅲ及 aVR 出现终末增宽的 r 波,Ⅰ、aVL、V_5 及 V_6 出现终末增宽的 s 波,QRS 波群时间 0.12s。T 波与 QRS 波群终末增宽的向量方向相反。在Ⅱ、Ⅲ、aVF 的 QRS 波群呈 rS 型,Ⅰ、aVL 的 QRS 波群呈 qRs 型,$R_{aVL} > R_I$,电轴左偏约−60°。可见提前出现的宽大畸形的 QRS 波群,其前无 P 波,QRS 波群主波与 T 波方向相反,其 QRS 波群方向在Ⅰ、aVL、$V_4 \sim V_6$ 主波正向,在Ⅱ、Ⅲ、aVF、aVR、V_1 主波负向,偶联间期相等,代偿间歇完全。

(二)心电图诊断及诊断依据

1. 窦性心律:依据:P 波在Ⅰ、Ⅱ、aVF、$V_4 \sim V_6$ 导联直立,aVR 导联倒置。

2. 室内双支阻滞

(1)完全性右束支阻滞:依据:①QRS 波群时间 0.12s;②V_1 呈 rsR′型,Ⅲ及 aVR 的 QRS 波群出现终末增宽的 r 波,Ⅰ、aVL、V_5 及 V_6 的 QRS 波群出现终末增宽的 s 波;③T 波与 QRS 波群终末增宽的向量方向相反。

(2)左前分支阻滞:依据:①Ⅱ、Ⅲ、aVF 的 QRS 波群呈 rS 型,Ⅰ、aVL 呈 qR 型;②电轴

左偏超过－30°。

3.室性期前收缩(起源于右心室下部);依据:①提前出现的宽大畸形的 QRS 波群,其 QRS 波群在Ⅰ、aVL、V₄～V₆ 主波正向,在Ⅱ、Ⅲ、aVF、aVR、V₁ 主波负向,其前无 P 波, QRS 波群主波与 T 波方向相反;②代偿间歇完全。

(三)梯形图

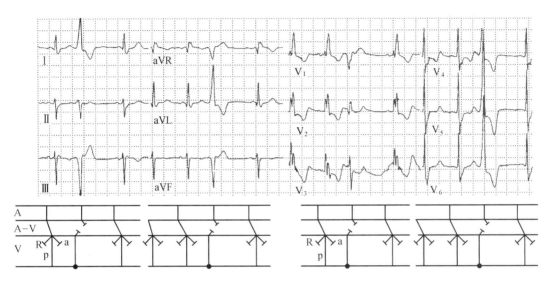

R.右束支   a.左前分支   p.左后分支

附录六　心电轴及钟向转位测量盘在心电教学中的应用

目前的教科书教学属于平面的教学,没有立体感。为了弥补这一缺陷,我们研发了教学模具——心电轴及钟向转位测量盘,使学生能够动态直观地看到平均心电轴的测定以及钟向转位的判断,便于理解心电轴及钟向转位的意义。

一、模具构成

模具正面是将额面六轴系统的六个肢体导联每隔 30°均匀排开,制作成一个圆盘,导联中心为心脏所在,配上可以转动的指针。每两个导联之间将 30°平均分为 4 等份,每份代表 7.5°。将 I 导联定为 0°,由此顺钟向转至 180°为正角度;逆钟向转至−180°为负角度。正面用于心电轴的测定(图 1)。

模具的背面为水平面的十六个胸导联,由两个叠加的圆盘构成,大圆盘代表胸壁,其外围是胸导联所在的位置,大圆盘为固定盘;小圆盘位于大圆盘之上,可以转动,代表左右心室。右心室(RV)位于右前,左心室(LV)位于左后。左右心室相应的位置为六个正常的 QRS 波群,分别呈 rS-RS-Rs 波形,六个 QRS 波形对应于六个常规胸导联,即 $V_1 \sim V_6$ 导联。背面用于钟向转位的判断(图 2)。

模具有大(直径 30cm)小(直径 10cm)两种。大的教师用,便于课堂讲解;小的学生用,可随身携带,便于学生学习。

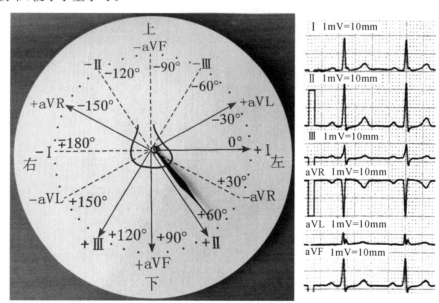

图 1　男性,46 岁。正常心电图

六个肢体导联中 QRS 波群振幅最高的 II 导联为 1.1mV(减去负向波),电轴则靠近 II 导联,在 60°左右,次高的−aVR 导联为 1.0mV(绝对值),指针自 60°向−aVR 导联转动一个等份,电轴为 52.5°。若 II 与−aVR 导联 QRS 波群振幅等高,则指针应位于 II 与−aVR 导联中间,电轴则为 45°。

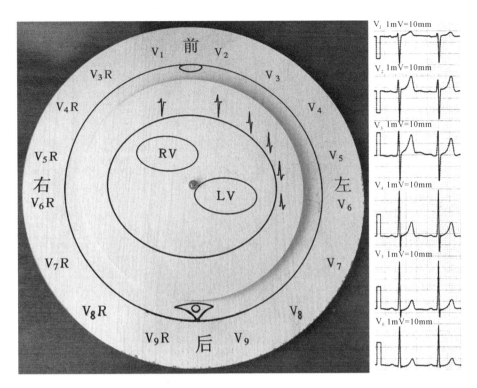

图 2　男性,46 岁。正常心电图

六个胸导联中 QRS 波群在 V_1 及 V_2 呈 rS 型、在 V_3 呈 RS 型、在 $V_4 \sim V_6$ 呈 Rs 型,无钟向转位。

二、教学应用

(一)心电轴测定

根据心电向量原理,先找出六个肢体导联中 QRS 波群振幅最高的导联,心电轴即在该导联附近,此时将指针转向这个最高导联;再找出六个肢体导联中振幅次高的导联,心电轴即位于最高与次高导联之间而靠近振幅最高的导联,此时将指针由最高导联向次高导联转动一个等份,指针所指的就是心电轴度数(图 1、图 3、图 4)。若最高导联为两个相邻导联且 QRS 波群振幅等高,则指针位于这两个导联中间,电轴则为指针所指的度数。

(二)钟向转位判断

自心尖部朝心底部方向观察,设想心脏可循其本身长轴作顺钟向或逆钟向转位。正常 QRS 波群在 V_1 及 V_2 导联呈 rS 型、在 V_3 导联呈 RS 型(左心室及右心室的过渡波形),R 与 S 之比等于或接近于 1,在 $V_{4\sim6}$ 导联呈 Rs 型,此时无钟向转位(图 2)。如果 V_3 的过渡波形逆时针转至 V_2 或 V_1 或更右,使 V_2 或 V_1 等导联 QRS 波群呈 RS 型,称逆钟向转位(图 5)。如果 V_3 的过渡波形顺时针转至 $V_{4\sim6}$ 或更左,使 V_4 或 V_5 或 V_6 等导联 QRS 波群呈 RS 型,称顺钟向转位(图 6)。钟向转位的实质是在某些因素作用下,导致左或右心室肥大等,使左及右心室电量比例失衡而使其电位发生变化,可伴有心脏解剖位置的轻度转位,但在临床上心脏的解剖位置则难以发生较大的转位。

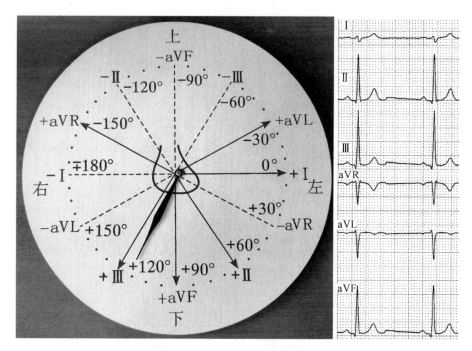

图 3　男性,56 岁。左后分支阻滞,电轴右偏

六个肢体导联中 QRS 波群振幅最高的Ⅲ导联为 1.9mV,次高的 aVF 导联为 1.6mV。电轴 112.5°。

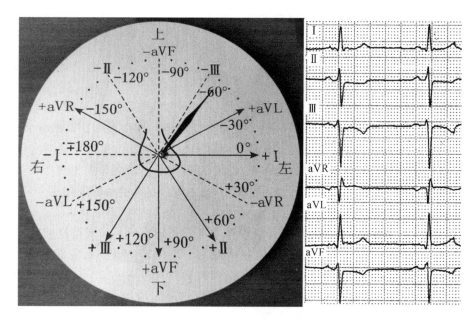

图 4　男性,65 岁。左前分支阻滞,电轴左偏

六个肢体导联中 QRS 波群振幅最高的Ⅲ导联为 -1.2mV,次高的 aVL 导联为 0.9mV(aVF 导联 -0.8mV)。电轴 -52.5°。

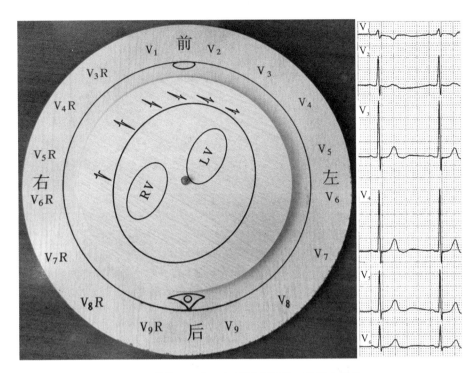

图 5　男性,79 岁。左间隔支阻滞。逆钟向转位

　　六个胸导联中 V₁ 的 QRS 波群接近于 RS 型,但仍然以 R 为主,据此推测 R 与 S 振幅相等的图形应位于 V₃R 与 V₁ 之间(本次心电图未记录 V₃R),此时逆钟向转动小圆盘,使 RS 型随着小圆盘转动而移动至 V₃R 与 V₁ 之间,即完成了逆钟向转位。

　　该模具根据心电图额面六轴系统及心电向量原理设计了心电轴测量盘,借助指针测量心电轴的度数,开创了一种新的心电轴测量方法。测量盘背面主要展示了水平面六轴系统,通过心脏图形及与其对应的心电图图形的转动判断钟向转位,对于钟向转位的判断增加了动态效果,既直观又便于理解。一种模具将两种内容巧妙地结合在一起,并且把临床上用到的二十二个导联全部在模具中展示出来。

　　心电轴及钟向转位测量盘可以帮助教师更好地进行心电学的基础教学,帮助学生更好的理解及掌握心电学知识。模具有助于学生在学习心电基础知识的过程中更好地理解和掌握心电学原理,也适用于临床医生快速判断心电轴。

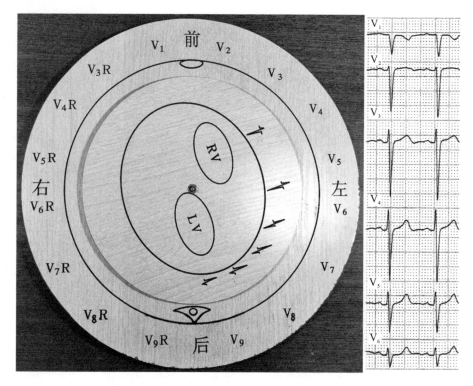

图 6　女性,49 岁。右心室肥大,顺钟向转位

　　六个胸导联中 V_6 的 QRS 波群接近于 RS 型,但仍然以 S 为主,据此推测 R 与 S 振幅相等的图形应位于 V_6 与 V_7 之间(本次心电图未记录 V_7),此时顺钟向转动小圆盘,使 RS 型随着小圆盘转动而移动至 V_6 与 V_7 之间,即完成了顺钟向转位。

　　注:心电轴及钟向转位测量盘于 2015 年获发明专利授权,专利号 2012 1 0418978.0,发明人为潘大明、陈海霞、黄晓惠

附录七　心电图与心电向量图实验操作板在教学中的应用

付新艳,黄　蕾,蒋文婷,潘大明[@]

(杭州师范大学医学院,浙江 杭州 310036)

摘　要:目前全国各个高等医学院校在心电图学的实验教学中,都是针对心电图机的操作,没有针对心电图与心电向量图图形变化的操作练习。为了克服现有心电图学在实验教学中存在的上述缺陷,填补心电图实验教学的这些空白,我们研制出了心电图与心电向量图实验操作板。这种操作板可反复进行心电图与心电向量图的正常图形与异常图形的实验教学演示及操作练习,使得心电图与心电向量图实验教学内容及方法得以革新。

关键词:心电图;心电向量图;操作板;教学应用

The application of electrocardiogram and vectorcardiogram experiment operation board in teaching

FU Xinyan,HUANG Lei,JIANG Wenting,PAN Daming[@]

(Medical college of Hangzhou Normal University,Hangzhou 310036,China)

Abstract:At present there is no operational practice in electrocardiogram(ECG) and vectorcardiogram(VCG) graphic changes,but the electrocardiogram machine in the electrocardiography experimental teaching in the higher medical colleges and universities. In order to overcome the existing defects and fill the blank of the electrocardiography experimental teaching,we developed the electrocardiogram and vectorcardiogram experiment operation board. It can be repeatedly used to display normal and abnormal graphics of electrocardiogram and vectorcardiogram, which makes an innovation in content and method of electrocardiography experimental teaching.

Key Words:electrocardiogram;vectorcardiogram;operation board;teaching application

心电图学是医学生的必修科目,是执业医师资格考试的必考内容。心电科室是每一个医院必备的科室,心电图检查已经成为常规检查项目。因此,心电图的判读是每一位医学生必须掌握的基本功,心电向量图是对心电图的补充。目前全国各个高等医学院校在教授心电图方面,普遍存在学时数少,一些图形难以记忆,导致学生对心电图的学习效果不佳。在心电图学的实验教学中,所有的操作训练都只是针对心电图机的操作[1],没有针对心电图与心电向量图图形变化的操作练习[2,3]。为了克服现有心电图学在实验教学中存在的上述缺陷及填补心电图实验教学的这些空白,我们研制出了心电图与心电向量图实验操作板。这种操作板巧妙地将心电图与心电向量图结合在一起,可反复进行心电图与心电向量图的正常图形与异常图形的实验教学演示及操作练习,使得心电图与心电向量图实验教学内容及方法得以革新。

1. 作品简介

操作板的制作采用铁质白板,操作板正面为心电图操作面,该面刻上正方形的刻度,用于心电图时间及振幅的测量;操作板背面为心电向量图操作面,该面刻上同心圆刻度,用于记录心电向量环振幅。心电图操作面采用可以灵活弯曲的磁性线段进行心电图正常图形及异常图形的操作,还可以进行 12 个常规导联心电图的模拟操作。磁性线段由空心的 0.5mm 长的磁性小管串成。心电向量图操作面采用泪滴状及球状磁珠进行正常及异常心电向量图的操作并进行心电向量环时间测定,还可以进行 F(额面)、H(水平面)、RS(右侧面)三个平面的模拟操作。将空心的泪滴状及球状磁珠按照不同的比例串成不同的实验磁条模式,例如正常心电向量环磁条(可以用于正常心电向量图、左前及左后分支阻滞、右心室肥大、心肌梗死等心电向量图的操作)、左心室肥大向量环磁条、左及右束支阻滞向量环磁条、心室预激向量环磁条等。磁条可以灵活弯曲,用于正常及异常心电向量图的操作,心电向量图以三个平面上的心电向量环表示。泪滴状磁珠在环体中表示运行速度快,其大头代表环体运行方向;球状磁珠在环体中表示运行速度慢。QRS 环用磁条表示,P 及 T 环用磁性线段表示。每个磁珠代表一个点(dot),即泪点,表示时间 2ms。

2. 教学应用

操作板利用磁珠及磁性线段的磁性在带有刻度的铁质白板上灵活操作,可以摆出正常及异常的心电图及心电向量图,并且可以反复进行心电实验教学演示及操作练习。使用磁性线段在操作板的心电图操作面进行正常及异常心电图的操作;使用特定的磁条在操作板的心电向量图操作面进行正常及异常心电向量图的操作。举例如下。

2.1　心电图的操作

2.1.1　正常心电图的操作　选择磁性线段在 II 导联进行心电图各波、段的操作。在 II 导联可见 P 波呈圆钝形,时间为 0.08s,P 波振幅为 0.1mV。PR 间期 0.18s。QRS 波群呈 R 型,时间为 0.08s,振幅为 0.9mV。ST 段无抬高、压低,时间 0.08s。T 波升支较缓,降支较陡,呈现出两支不对称且底部宽阔的特征,振幅大于 R 波的十分之一。U 波直立且小而圆钝,振幅小于 T 波的二分之一(图 1)。

2.1.2　急性下壁心肌梗死心电图的操作　选择磁性线段在 aVF 导联进行心电图各波、段的操作。在 aVF 导联可见 P 波呈圆钝形,时间为 0.08s,P 波振幅为 0.1mV。PR 间期 0.14s。QRS 波群呈 QS 型,时间为 0.08s,振幅为 0.7mV。ST 段呈弓背型抬高 0.3mV。T 波呈现对称倒置的特征(冠状 T 波),振幅为 0.45mV。U 波未见(图 2)。

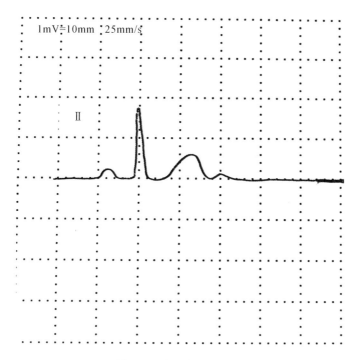

图 1　正常心电图Ⅱ导联

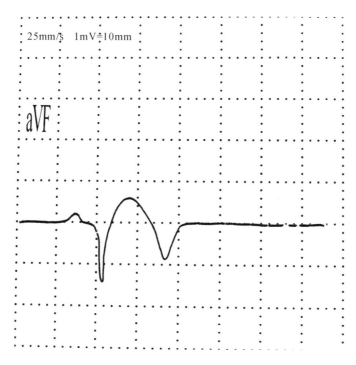

图 2　急性下壁心肌梗死 aVF 导联

2.1.3　完全性右束支阻滞心电图的操作　选择磁性线段在 V_1 导联进行心电图各波、段的操作。在 V_1 导联可见 P 波呈圆钝形,时间为 0.08s,P 波振幅为 0.1mV。PR 间期 0.20s。QRS 波群呈 rsR′ 型,时间为 0.16s,R′ 波最高振幅为 0.6mV。ST 段呈斜行压低 0.1mV,并与 QRS 波群终末传导延缓部分的方向相反。T 波呈现出两支不对称倒置、底部宽阔的特征,振幅为 0.3mV。U 波未见(图 3)。

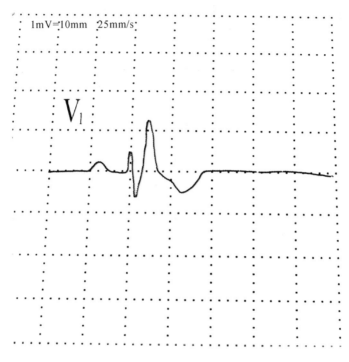

图 3　完全性右束支阻滞 V_1 导联

2.2　心电向量图的操作

2.2.1　正常心电向量图的操作　选择正常心电向量图磁条及 T 向量环操作的磁性线段在 F 面进行 QRS 环及 T 环的操作。F 面可见 QRS 环主体位于左下方,起始向量左下,终末向量右下,全环呈顺钟向运行,运行时间是 92ms(46 个点),起始 10ms(5 个点)及终末 26ms(13 个点)运行较缓(泪点较密集),中部运行较快(泪点稀疏),最大 QRS 向量角为 45°,最大向量振幅是 1.625mV,环呈柳叶形。T 环方位与 QRS 环大体一致,环体位于左下,最大 T 向量角位于左下,QRS-T 夹角为 5°(图 4)。

2.2.2　广泛前壁心肌梗死心电向量图的操作　选择正常心电向量图磁条及 T 向量环操作的磁性线段在 H 面进行 QRS 环及 T 环的操作。H 面 QRS 环起始向量移向右后,再转至左后,环呈顺钟向运行,全环位于 X 轴之后,最大向量角 −92°,最大向量振幅 1.55mV,向右向量振幅 0.3mV,向右后向量时限 36ms,环体运行时间 92ms(46 个点),起始 10ms(5 个点)及终末 26ms(13 个点)运行略缓(泪点较密集),中部运行较快(泪点稀疏)。T 环位于左前,最大 T 向量角位于左前,QRS-T 夹角为 168°(图 5)。

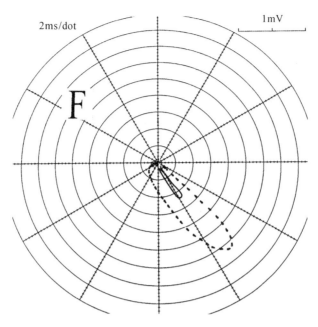

图 4　正常心电向量图 F 面

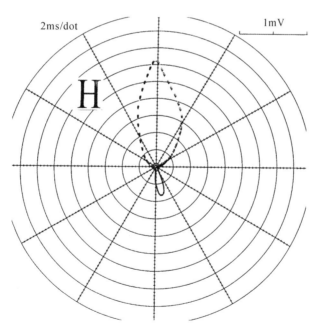

图 5　广泛前壁心肌梗死 H 面

2.2.3　完全性左束支阻滞心电向量图的操作　　选择左束支阻滞向量环磁条及 T 向量环操作的磁性线段在 H 面进行 QRS 环及 T 环的操作。H 面 QRS 环主体位于左后,呈双扭曲形,主体环呈顺钟向运行,运行时间 156ms(78 个点),最大向量振幅 2.05mV,起始向量向右前 10ms(5 个点)、终末向量向左后 14ms(7 个点)及 QRS 环中部至终末部泪点密集,回心支位于离心支左侧。T 环位于右前,QRS-T 夹角为－163°(图 6)。

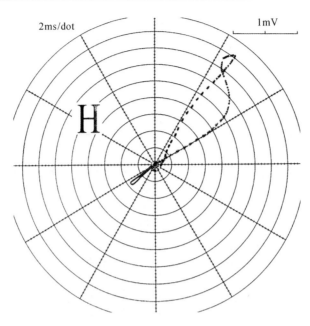

图 6　完全性左束支阻滞 H 面

2.2.4　心室预激 A 型心电向量图的操作　选择心室预激向量环磁条及 T 向量环操作的磁性线段在 H 面进行 QRS 环及 T 环的操作。H 面 δ 向量角为 88°，QRS 环体移向左前呈逆钟向运行，最大向量振幅 1.5mV，环体运行时间 124ms(62 个点)，起始泪点密集为 40ms(20 个点)。T 环位于右后，最大 T 向量角位于右后，QRS-T 夹角为 175°(图 7)。

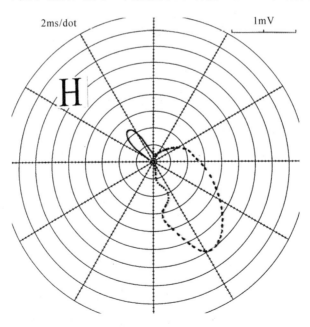

图 7　心室预激 A 型 H 面

2.2.5　左心室肥大心电向量图的操作　选择左心室肥大向量环磁条及 T 向量环操作的磁性线段在 H 面进行 QRS 环及 T 环的操作。H 面 QRS 环向左后方移位，环体呈逆钟向运行,最大向量振幅 2.5mV,整个环运行时间 96ms(48 个点),起始向量向左前为 18ms(9 个点,)及终末向量向右后为 28ms(14 个点),中部运行较快(泪点稀疏)。T 环位于右前,QRS-T 夹角为 145°(图 8)。

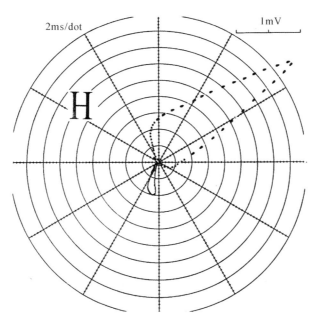

图 8　左心室肥大 H 面

该模具开创了一种新的心电图与心电向量图实验教学方法,其特点是可以根据不同的心电图及心电向量图的诊断摆出相应的图形。模具可以加深对心电图及心电向量图正常及异常图形诊断标准的记忆及理解,在心电实验教学中具有可行性及实用性,并且已经在心电教学中应用,属于一种创新产品。

参考文献

[1]潘大明.心电图学教程[M].杭州:浙江大学出版社,2008:314-319.

[2]万学红,卢雪峰.诊断学[M].8 版.北京:人民卫生出版社,2013:483-535.

[3]李岳春,革丽莎.住院医师心电图诊断能力训练新模式[J].浙江医学教育,2015,14(1):23-24.

作者简介:付新艳(1993—),女,安徽阜阳人,杭州师范大学医学院 2011 级临床专业心电模块本科生(现已硕士研究生毕业,留校从事临床心内科)

基金项目:

2014 年浙江省大学生科技创新活动计划暨新苗人才计划科研立项项目(No.2014R421059)

杭州师范大学 2014—2015 学年"本科生创新能力提升工程"科研立项项目(No.CX2014121)

@**通讯作者:**潘大明 pandaming1234@163.com

注:心电图与心电向量图实验操作板于 2017 年获发明专利授权,专利号 2015 1 0130013.5.

发明人:潘大明、付新艳、黄蕾、蒋文婷

该作品荣获 2015 年浙江省第十四届"挑战杯—创智下沙"大学生课外学术科技作品竞赛三等奖。

该论文发表在《浙江医学教育》,2015,14(5):10-14.

参考文献

[1]Chou T,Helm R A,Kaplan S. Clinical Vectorcardiography[M]. 2th ed. New York：Grune & Stratton,1978.

[2]Wagner GS,Strauss DG. Marriott's practical electrocardiography [M]. 12th ed. Philadelphia：Lippincott Williams & Wilkins,2014.

[3]陈新. 黄宛临床心电图学[M]. 6 版. 北京：人民卫生出版社,2008.

[4]格青. 心电图诊断：速览及详解[M]. 王吉云,主译. 北京：人民卫生出版社,2008.

[5]何方田. 危急重症心电图学[M]. 杭州：浙江大学出版社,2021.

[6]赫塞尔森. 起搏器心电图简释[M]. 吴立群,张代富,主译. 北京：人民卫生出版社,2005.

[7]李春山. 心电向量图入门[M]. 乌鲁木齐：新疆科学技术出版社,2012.

[8]鲁端. 碎裂 QRS 波群与临床[J]. 心电与循环,2017,36(4)：217-223＋227.

[9]倪红林,潘大明,张国强. 心房颤动伴室性期前收缩及心室内差异性传导的特征：aVR 导联法与传统方法的比较[J]. 心电与循环,2014,33(3)：247-248.

[10]潘医歌. Brugada 波心电图表现形式及与右束支传导阻滞的鉴别诊断[J]. 心电与循环,2016,35(4)：273-275.

[11]苏拉维茨,尼兰斯. 周氏实用心电图学：第 6 版[M]. 郭继鸿,洪江,主译. 北京：北京大学医学出版社,2011.

[12]吴祥. 心律失常梯形图解法[M]. 杭州：浙江大学出版社,2006.